Du und Dein Schmerz

DR. MED. JÖRG A. STUCKENSEN

Du und Dein Schmerz

Warum nicht einfach umprogrammieren?

Eine Anleitung mit konkreten Übungen und Abbildungen

Teil 2 der Schmerztrilogie

Redaktionelle Mitarbeit: Christa Arnet

Illustrationen: Järvi Kotkas

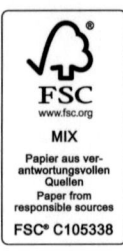

Bibliografische Information der Deutschen Nationalbibliothek:
Die Deutsche Nationalbibliothek verzeichnet diese Publikation
in der Deutschen Nationalbibliografie; detaillierte bibliografische
Daten sind im Internet über https://portal.dnb.de/ abrufbar.

© 2020 Jörg A. Stuckensen
Redaktionelle Mitarbeit: Christa Arnet
Illustrationen: © Järvi Kotkas
Satz, Umschlaggestaltung, Herstellung und Verlag:
BoD - Books on Demand, Norderstedt

ISBN: 978-3-7494-1892-3

Inhalt

Kapitel 3 – Die Mechanik der Faszie

Vorwort

Erkenne dich selbst!

In dieser wunderbaren, vielfältigen Welt haben alle Lebewesen, Pflanzen wie Tiere, unzählige Tricks und Täuschungsmanöver entwickelt, um die Umwelt reinzulegen. Überall in der Natur gibt es »Fakes«, die eine falsche Realität imitieren und Schwächen verbergen. Wir Menschen sind da nicht ausgenommen. Wir wollen immer möglichst vorteilhaft aussehen, wenigstens wenn wir bewusst agieren und wach sind. Nicht nur Schminke und Mode, wie Schuhe, die unsere Füße verkrüppeln, sondern auch unsere Haltung sagt an, wer wir sind. Auf »Brust raus, Bauch rein« sind Generationen gedrillt worden. Der ideale Waschbrettbauch ist das hehre Ziel heute noch, auch bei Frauen. Dabei verlieren wir den Blick für die Realität. Wir bauen eine Illusion auf, die in Wirklichkeit so nicht besteht.

> *Mein Ziel für Sie ist: Sie sollen lernen, sich wertefrei zu beobachten und Ihre Schwächen selbst zu analysieren. Seien Sie auf eine ausgeglichene Haltung bedacht, innerlich und äußerlich.*

In diesem Buch dreht sich praktisch alles um ein paar wenige Übungen, welche die wesentlichen Verspannungen des Körpers mit der darauf folgenden Haltungsänderung praktisch neutralisieren. Kurz gesagt geht es um die Beweglichkeit der Lendenwirbelsäule. Hier liegt die wesentliche Schaltstelle, die den Oberkörper mit den Beinen verbindet.

Die Belastungsstraßen ziehen sich vom Fuß bis zum Kopf, aber die Schmerzen werden unterschiedlich in den verschiedenen Bereichen wahrgenommen.

Ein Fehler wäre es jetzt, auf den Schmerz los zu gehen und allein an dieser Stelle etwas zu verändern. Die Funktionen des Körpers sind alle miteinander verbunden, ein staatliches Schienennetz. Würden Sie sich wundern, wenn beispielsweise in Basel über längere Zeit ein Güterstau ist, dass im Tessin das eigentliche Problem liegt, weil dort der Weitertransport nach Italien Schwierigkeiten macht?

Im Mittelpunkt steht die sogenannte Overhang-Übung, eine leicht verständliche, einfache Haltung, die wenig Zeit in Anspruch nimmt. Sie ist die Grundübung bei jeder Art von Schmerz, egal wo im Körper. Denn sie ist die einzige Übung, die den Körper wieder gerade richtet und aus seiner falsch eingerasteten Spannung bringt. Ohne dieses Geraderichten verändern Sie nichts. Das haben Sie vermutlich seit Jahren im jetzigen Gesundheitssystem erfahren. War es nicht so, dass jede Therapie ein wenig Linderung und Hoffnung brachte, aber dass Sie sich mit der Zeit immer weniger bewegten und die Pein zurückkehrte?

Natürlich werden in diesem Buch auch Ihre speziellen Beschwerden an all den verschiedenen Schmerzpunkten berücksichtigt. Dazu gibt es einige spezielle Übungen, die es ebenfalls in sich haben. Sie lassen sich alle miteinander kombinieren. Sie müssen sich indessen klar sein, dass Sie hier keine Wunderwaffe finden, die alles von selbst löst. Es ist harte Arbeit. Wenn Sie es richtig machen, müssen Sie einiges in Ihrem Leben komplett anders angehen. Danach winkt Ihnen, wenn Sie früh anfangen, bis ins hohe Alter ein Leben ohne Schmerzen. Zusätzlich bekommen Sie ein geschmeidiges, lockeres Auftreten, das Ihnen nur so nebenbei so viele Glückshormone beschert, wie Sie wollen.

Zur Unterstützung wäre es wünschenswert, im Umfeld eine aufgeklärte, wache, rücksichtsvolle, lebendige Gesellschaft und vertraute Partner zu haben, die helfen können, sich selbst objektiver zu sehen, sich zu verbessern und zu verwirklichen.

Viel Glück dabei!

Bindegewebe ohne Bobs   Bindegewebe mit Bobs

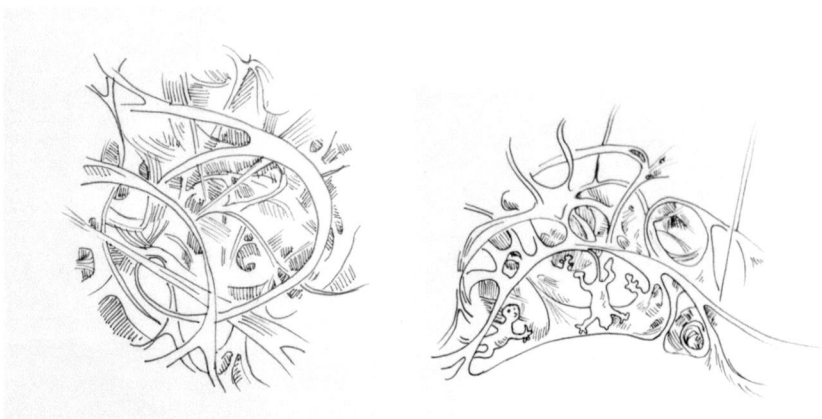

Wir leben, wie im Märchen …

Die Heinzelmännchen (»BOBS«)
von August Kopisch (1836)

Wie war zu Cölln es doch vordem
mit Heinzelmännchen so bequem!
Denn, war man faul, man legte sich
hin auf die Bank und pflegte sich:
Da kamen bei Nacht,
eh' man es gedacht,
die Männlein und schwärmten
und klappten und lärmten
und rupften
und zupften
und hüpften und trabten
und putzten und schabten
und eh ein Faulpelz noch erwacht,
war all' sein Tagewerk bereits gemacht!

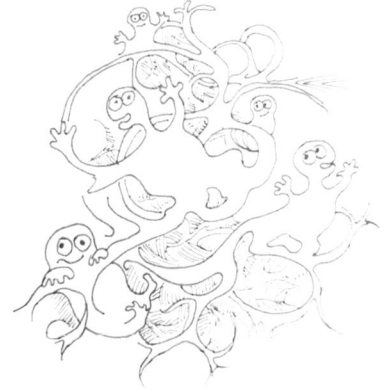

Die Heinzelmännchen existieren immer noch, bei uns im Körper. Sobald etwas nicht stimmt, etwas nicht passt, die Kräfteverhältnisse sich verändern, sofort werden sie es korrigieren und reparieren. Den ganzen Tag und noch intensiver im Ruhezustand und bei Nacht. Alle lebenden Systeme besitzen diese Fähigkeit zur Reparatur. Nur, bei uns Menschen scheinen wirkliche Lebewesen zu agieren mit Intelligenz, Herz, Seele und mit einer kaum enden wollenden Fantasie, die sinnvolle Korrekturen vornehmen, im Team-work Ausbesserungsarbeiten erledigen und völlig neue Konstrukte perfekt bauen. Wir wollen diese Wesen liebevoll Bobs nennen. Sie werden uns in diesem Buch begleiten.

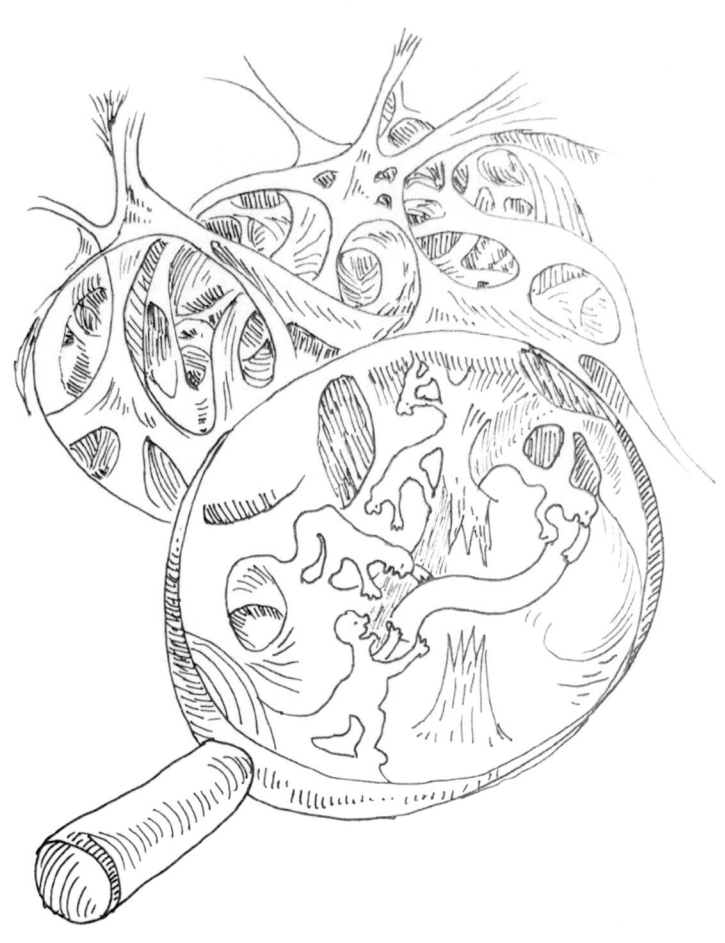

Kapitel 1

Körper und Gehirn

Bewegung und Schmerz

Zu Beginn erst einmal eine Aufmunterung. Die gute Nachricht ist, wenn Sie Schmerzen haben, ist bei Ihnen höchstwahrscheinlich nichts kaputt und mit einer neuen Einstellung zu Ihrem Problem werden Sie einen anderen, nicht ganz selbstverständlichen Weg aus ihrem Dilemma finden. Trotzdem wird es nicht leicht sein. Wie immer sind mehrere Wege möglich. Versuchen Sie das bei Ihnen als Krankheit eingestufte Phänomen neu zu betrachten.

Aus der Spannung der Gegensätze entsteht Leben

Es gibt ein Gesetz, das überall in der Natur in einem gleichbleibenden Takt regelmäßig vorkommt. Spannung und Entspannung, Kontraktion und Distraktion, hin und her, der ewige Ausschlag eines Pendels. Der Wechsel zwischen zwei Polen, zwischen Minus und Plus. Das Urphänomen, das aus diesen Gegensätzen lebt und ohne das es in diesem Universum gar nichts geben könnte. Ein Gesetz, dem alles unterworfen ist. Sei es hell oder dunkel, die Wellenform oder die Quanten-Körnigkeit der Materie, unser Ein- oder Ausatmen.

Nun ist es nicht selbstverständlich, wie wir es üblicherweise bei einem Pendel gewohnt sind, dass die Zeitspanne der einzelnen Phasen gleich ist.

> *Es ist gerade diese Spannung oder Asymmetrie,*
> *die eine lebendige Atmosphäre erschafft.*

Der Clou liegt im Ringen um die Vorherrschaft, im stetigen Einstellen auf eine neue Situation, im Schaffen einer Aura von Kampf und Ungleichheit.

Das ist unbedingt notwendig, um eine lebendige Welt zu schaffen, die sich selbstständig weiter entwickelt, ständig besser, komplexer und differenzierter wird und unter den gegebenen Bedingungen immer die beste Möglichkeit sucht. Fairness gibt es nicht. Es gilt eine komplexe Strategie zu entwickeln.

> *Dabei ist es häufig wichtiger, Allianzen zu knüpfen und Partner zu finden als sich stark durchzusetzen.*

Häufig sind die Vorteile klar auf einer Seite und keiner kümmert sich darum. Sicher ist eins, alle anderen Beteiligten in unserer Umgebung haben ähnliche Voraussetzungen und sind mit demselben Willen sich zu behaupten ausgestattet worden. Jeder will das Beste für sich und steht damit automatisch gegen den Rest der Welt. Ziel ist, selbst durchzukommen ohne Schaden zu erleiden und die wohlmöglich beste Position einzunehmen. Das geht nicht ohne laufende Niederlagen, aber auch nicht ohne große Siege. Es gibt kein Ziel. Keiner der Beteiligten hat irgendeine Ahnung, was die Zukunft bringt und wie es weitergehen soll. Jeder hat seine Eigenschaften und Stärken und wirft diese jeden Tag in die Waagschale. Immer wieder gibt es ganz unvorbereitet Katastrophen kosmischen Ausmaßes, die wieder völlig neue Verhältnisse schaffen, in dem alle bisherigen Regeln und Vorteile ungültig werden. Ein täglicher Kampf einer gegen alle oder zumindest einer Gruppe gegen alle anderen! Entsprechend gibt es langweilige Phasen, wo sich praktisch nichts oder nicht viel ändert und abrupte, katastrophenähnliche Situationen, die es erforderlich machen, alle Kräfte zu bündeln und sich zusammenzuschließen, um wenigstens als Art zu überleben.

Corvid-19 hat uns einen Geschmack davon gegeben, wie das in einer relativ harmlosen Art aussehen kann. Es kommt plötzlich, unerwartet und wir als Menschen müssen erkennen, dass trotz aller Arroganz unser Wissen gleich Null ist. Die geballte Kraft aller intelligenten Wissenschaftler braucht mindestens ein paar Jahre, um mit diesem »kleinen« Problem einigermaßen fertig zu werden.

Zeit, die eigenen Probleme zu verstehen und neue Wege einzuschlagen

Wie lange schlagen Sie sich schon mit Ihren Schmerzen herum? Wie oft haben Sie eine Lösung gesucht? War es nicht immer derselbe Lösungsansatz, der Ihnen vorgeschlagen wurde, nur irgendwie auf eine andere Art? Und hat Sie das in irgendeiner Weise weiter geführt?

Allein die Voruntersuchung zur schon klaren Diagnose haben Ihre Franchise aufgefressen. Eine Rolle mag auch die immer größer werdende Hoffnungslosigkeit spielen, Ihre Schmerzen endgültig in den Griff zu bekommen. Sie werden gezwungen zu resignieren und sich auf eine »Endlösung«, sprich Operation, langsam vorzubereiten.

Machen Sie sich bitte die Mühe, Ihr Problem von Grund auf zu verstehen. Wir sind keine Maschinen, wir sind keine Autos, die man in die Inspektion geben oder reparieren kann. Wir müssen uns selbst heilen. Es sind nicht die Ärzte und Medikamente, die das tun. Diese können nur die Voraussetzungen dafür schaffen, dass Sie es leichter haben. Alle Tricks und Mittel dafür sind in unserem Körper vorhanden. Sie müssen nur richtig aktiviert und eingesetzt werden. Dafür müssen Sie auf das richtige Pferd setzen. D.h., sie müssen sich Gedanken machen und sich informieren. Diese Arbeit kann Ihnen kein System abnehmen. Für Ihre eigene Heilung brauchen Sie zudem Einsicht, Willen und ein wenig Hilfe von außen. Das Rüstzeug dafür soll Ihnen durch diese Bücher gegeben werden.

Jede normale Bewegung ist Spannung und Entspannung.

Wir sind zwar keine Dampfmaschine, aber im Prinzip funktioniert unsere Vorwärtsbewegung ähnlich. Der Dampf, der uns bei jeder Bewegung nach vorne getrieben hat, muss wieder abgelassen werden. Das bedeutet Spannung und Entspannung. Dieses Gesetz gilt auch in Ruhe oder im Stehen, da auch hier eine Stabilität nur erreicht werden kann, wenn laufend für eine Balance gesorgt wird. Das alles spielt sich in Millisekunden ab. Auch den Wachsoldaten vor dem Buckingham Palast ist es nicht möglich, den ganzen Tag ihre Position zu halten. Hier sieht man von weitem schon die Dauerspannung. Dieses einfache Stehen ist Schwerstarbeit. In einer Bewegung sollte immer ein harmonischer Ausgleich zwischen Spannung und Entspannung gefunden werden. Wenn das nicht gelingt, kommt es zu Verwerfungen und zu Schäden auf beiden Seiten.

Dieser durch Fehlbelastung immer schwieriger werdende Wechsel bleibt dann irgendwann auf einer Seite stehen, langsam, immer zögerlicher oder auch plötzlich. Wie eine alte Pendeluhr, die mit ihrem Pendel hängen geblieben ist. Einfach so. Halten Sie es jetzt für klüger, das Pendel auszuwechseln oder sollte man sich vielmehr um den Antrieb kümmern? Oder ist es besser, den Bremseffekt zu verstehen, die Ursache? Die Idee, durch Gymnastik die Beweglichkeit zu erhöhen ist naheliegend und richtig, führt aber nur in einer Anfangsphase zum Erfolg. Wir wollen versuchen, den Mechanismus zu verstehen, der jede Bewegung hemmt.

Was ist das Wesentliche? Wo liegt der Anfang? Ein Zustand, der normalerweise nur für kurze Zeit vorhanden ist.

> *Die Anspannung dauert einfach zu lange.*
> *Die sinnvolle Entspannung bleibt aus.*

Zudem gibt es kaum eine Ruhephase zum Ausgleich. Schon wieder ist die nächste Anspannung da. Auf die Dauer wird das betroffene Gewebe überlastet. Es ermüdet, die Spannung geht verloren. Es leiert einfach aus. So wie ein überstrapaziertes Gummiband seine Elastizität verliert. Das ist genau der Bereich auf den wir mit dem Finger zeigen, wenn wir Schmerzen haben. Meistens auf der Rückseite, am Po oder am Rücken oder in der Nähe eines Gelenks.

Der Auslöser der Verspannung ist jedoch der Gegenpol auf der Vorderseite. Um das zu verstehen, wollen wir auf die grundsätzliche Konstruktion unseres Körpers und das Prinzip unserer Einmaligkeit eingehen: Wir leben praktisch in einer Blase, die sich eigenständig und unabhängig bewegen kann und Leben nicht nur auf diesem Planeten möglich macht. Wir sind tatsächlich etwas Besonderes.

Tensegrity – das architektonische Prinzip des Körpers

Bei all den Therapieformen herrscht noch weiterhin die Vorstellung, der Körper sei nach dem Prinzip einer römischen Brücke oder einer gotischen Kathedrale konstruiert, bei dem ein Stein auf dem anderen liegt und entsprechend die unteren Teile den Druck der darüber liegenden Konstruktionen aushalten müssen. Vor allen Dingen gilt das für die Wirbelsäule.

Den verblüffenden Fähigkeiten der Faszien, den Myofaszialen Leitbahnen, den funktionalen Verhältnissen der regionalen Muskelfächer, hat man nicht die gebührende Beachtung geschenkt. Die Muskelgesetze, ihr Verhalten und ihre Beziehung zueinander kennt man nicht oder sie werden bei jeder Überlegung außer Acht gelassen. Vor allen Dingen die von außen sichtbare Haltung und eine Fehlstellung der Gelenke wird nicht weiter kommentiert. Das Geheimnis der Faszie schlummert noch immer im Dunkeln.

Das Prinzip von »Tensegrity« (Kraftverteilung im Körper) sollte jeder moderne Mensch in der Schule lernen. Dann würde der Unsinn vom Gleitwirbel junge Menschen weniger verunsichern. Dabei arbeiten moderne Architekten jeden Tag ganz selbstverständlich mit diesen Gesetzen und wir alle bewundern mit Stolz die Leistungen bei außergewöhnlichen Brückenkonstruktionen und Gebäuden von über 800 m Höhe. Auch in Erdbebengebieten gibt es keinen anderen Weg, als nach dieser Erkenntnis zu bauen.

Unsere Fußsohlen werden nicht unter den Druck gesetzt, den Ihre Waage objektiv anzeigt (50-90 kg), sondern im Inneren des Körpers wird jeder Druck, wo immer er auch herkommen mag, möglichst gleichmäßig auf jede Zelle des Körpers verteilt, idealerweise. Die Verteilung geht über die Faszien. Diese können und müssen entsprechend trainiert werden. Stuntmänner und –frauen, aber auch Extremsportler können Stürze und Unfälle überstehen, die für Normalsterbliche tödlich sind, weil ihr Gewebe nicht so einseitig auf den Vorfall reagiert und sie schneller und besser die auftretenden Kräfte verteilen können. Sie vermeiden eine Verletzung, weil sie spontan einen Spannungsausgleich besser im Körper herstellen können. Entsprechend mutet die »Druck nach unten Theorie« der klassischen Medizin, die für die Knochen gelten soll, mittelalterlich an. Verständlich, weil sie unserer täglichen Erfahrung entspricht.

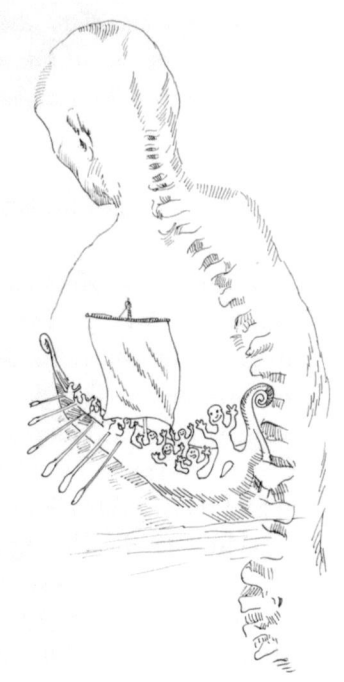

Jeder in unserer Gesellschaft hat irgendwann Schmerzen im Bewegungsapparat. Ganz nebenbei akzeptieren wir ohne großes Murren ein fast geradliniges Ansteigen der Beschwerden mit zunehmendem Alter. Die Kurve der Kosten hat traditionell jedes Jahr einen noch größeren Steigungswinkel, d.h. die Kosten nehmen zu. Aber auch das scheint uns nicht sehr zu beunruhigen.

Dieses Geld könnte wahrlich für wichtigere Probleme ausgegeben werden, und zwar für richtige Krankheiten. Wenn man versuchen würde, einfach die weichen Elemente, Muskeln und Sehnen mit ihrer Funktion, in die Betrachtung mit einzubeziehen, und nicht nur die Knochen und Gelenke betrachtet, würde man ganz anders denken müssen. Wir haben einfach nur versäumt, frühzeitig die Kontraktionen um die Gelenke herum zu lösen. Das könnte eigentlich jeder selber machen. Dann gäbe es da keine Probleme mehr. Je eher man das versteht und etwas dagegen unternimmt, umso weniger werden uns die Verspannungen belästigen und in Zukunft etwas kosten.

Das Prinzip Tensegrity schreibt vor: Baue einen Körper, in dem sich die festen Elemente nie irgendwo berühren, sondern nur mit elastischen Seilen oder ähnlichen, weichen Konstruktionen verbunden sind. In diesem Modell wechseln sich also immer starre Elemente, wie hier bei uns die Knochen, mit elastischen Elementen ab, unsere Muskel und Sehnen. Die statischen

Elemente sind für den Druck zuständig, der immer von außen kommt, und die elastischen Elemente für den Zug, der als Gegendruck nach außen strebt.

> *So entstehen Spannung und Gegendruck,*
> *was bedeutet, die Kräfte heben sich gegenseitig auf.*

Erst einmal eine ungewöhnliche Sicht, solange wir die Schwerkraft nicht verstanden haben.

Aber es ist tatsächlich so und das macht klar, wir schweben eigentlich selbständig wie in einer Blase. Dass das praktisch wirklich auch so funktioniert, und nicht nur eine oberflächliche Behauptung ist, beweisen die Astronauten in ihrer Raumkapsel. Dieser Zustand des Schwebens sollte eigentlich unser Ideal sein. Denn wenn wir diesen aufrecht hielten, und das funktioniert im Prinzip durchaus, würden wir auch keine Probleme mit dem Bewegungsapparat haben, weil keine Spannungskräfte den Körper deformieren könnten. Auf der Erde sind wir zwar der Schwerkraft unterworfen, aber eigentlich müssten wir sie nicht registrieren und sie sollte uns auch grundsätzlich gar keine Probleme bereiten. Wir alle haben diesen Zustand eine kurze Zeit in unserem Leben durchlebt und kennen gelernt, und zwar zwischen dem 4.-8. Lebensjahr. Daran sich zu erinnern ist ein Trick, wie man seine eigene ideale Position in der Haltung wieder verbessern kann.

> *Beweglichkeit ist also nicht nur ein körperliches Phänomen,*
> *das mit Muskeln zu tun hat, sondern entscheidend ist unsere eigene*
> *Vorstellung von uns selbst. Der Kopf muss sich zuerst verändern.*
> *Ohne das wird sich der Körper nur schwer umformen.*

Wie wir oben schon gesehen haben, ist das Hauptproblem in der heutigen klassischen Medizin das Beurteilen der Wirbelsäule. Auch hier muss natürlich das Prinzip Tensegrity angewendet werden.

Leichter ist das zu verstehen, wenn Sie sich die Wirbelsäule als eine Konstruktion vorstellen, die eher einem Schiffsmast gleicht als einer Säule. Bei großen Seglern war die Takelage oben kleiner als unten zum Deck hin. Egal woher der Wind kam, die Kräfte wurden immer horizontal auf den Mast verteilt. Damit wurde das Boot *eher nach oben gehoben* als nach unten in die See gedrückt. Es wurde leichter. Nur so war man wendiger und konnte schneller durchs Wasser gleiten, was immer das Ziel war.

Ähnlichen Kräften ist unsere Wirbelsäule ausgesetzt und so funktioniert sie auch. Nur bei außergewöhnlichen Belastungen, wenn man wirklich etwas Schweres hebt, kommt es kurzzeitig zu einem gering erhöhten Druck. Die meiste Kraft wird wieder in die Peripherie abgeleitet, eigentlich in jede einzelne Zelle des Körpers. Das gilt es sich permanent vor Augen zu halten.

Der gering erhöhte Druck auf die Wirbelsäule bei Belastung und Bewegung ist normal und freut die Zwischenwirbelscheiben, weil dadurch die zwischen den Knochen gelagerte Knorpelmasse wie ein Schwamm mehr oder minder zusammengepresst wird. Darauf hat der Knorpel schon lange gewartet, denn durch diesen Saugakt beim wieder Ausdehnen wird er gut ernährt. Auch unsere steife, unbewegliche Art zu gehen, bei dem die Wirbelsäule kaum nach rechts und links gedreht wird, führt auf die Dauer zu einer Mangelversorgung des Knorpelgewebes, das bekannterweise nicht durch Blutgefäße versorgt wird. Die Vorstellung einer zu stark belasteten Wirbelsäule bei einem sitzenden Bürojob ist zumindest problematisch.

Wie tickt unser Gehirn – Muster erkennen oder Logik?

Unser Gehirn ist eigentlich recht einfach aufgebaut. Was wir gelernt haben, bedeutet Muster zu erkennen, ungeordnete Dinge irgendwie in einen Zusammenhang mit der Gegenwart zu bringen. Darin sind wir als Menschen ziemlich gut. Je schneller und je mehr wir Verbindungen erkennen können, die einen Sinn machen, umso intelligenter sind wir. In einer dreidimensionalen Welt ist es enorm wichtig, sehr viele auch kleine Dinge in der richtigen Entfernung unterscheiden zu können. Deswegen ist unser Auge primär das wichtigste Sinnesorgan mit dem wir operieren. Es ist ein »Sinnesorgan«, weil wir damit am leichtesten und schnellsten auch Dingen einen »Sinn« zu ordnen können.

Als Menschen zum ersten Mal ihre Augen auf den nächtlichen Himmel richteten, haben sie sofort bekannte Strukturen entdeckt. Da waren Tiere und Menschen zu sehen, alle sehr weit entfernt und auch Gegenstände, wie zum Beispiel einen Wagen mit Deichsel. Wenn Sie selbst heute gedankenverloren Wolken betrachten und begeistert sind, wie die sich verändern, dann werden Sie auch laufend irgendwelche Gestalten sehen, Gesichter entdecken und bekannte Formen finden, die sich dauernd verändern und Neues entstehen lassen. Das alles müssen wir trainieren. Als Babys lernen wir schon Gesichter zu unterscheiden. Dabei müssen wir auf die kleinsten Unterschiede achten. Die komplexen Muster jedes einzelnen Menschen müssen wir speichern. Wir können selbst bei Zwillingen die winzigsten Unterschiede sofort erkennen, wenn wir es gewohnt sind.

In der eigenen Kultur kennen wir uns sehr gut aus. Hier haben wir jede Menge Muster gespeichert. Die meisten Europäer haben jedoch Schwierigkeiten, wenn es darum geht, Gesichter aus dem afrikanischen oder asiatischen Kulturkreis zu erkennen und zu differenzieren. Davon haben wir nicht genügend Muster in unserer Ablage. Wir registrieren nicht genügend Einzelheiten, und nicht selten wird man den Kommentar hören: »Die sehen doch alle gleich aus«.

Mit dem Erkennen logischer Zusammenhänge tun wir uns schwer. Unser Neocortex kann nicht so gut damit umgehen und funkt uns immer wieder dazwischen. Einfache logische Prozesse bekommen wir ganz gut hin. Sobald es komplizierter wird, müssen wir hingegen eine andere Lösung finden. Die häufigste Antwort wird wieder sein, es mit Mustern zu probieren. Wie funktioniert das und wie sieht solch eine Lösung aus?

Hat Schach etwas mit Intelligenz zu tun?

Der unterschiedliche Mechanismus ist am einfachsten an einem Schachspiel zu erklären, eines der königlichen Spiele. Ist das wirklich unsere Intelligenz, die hier auf dem Prüfstand steht? Wie geht der Kampf Logik gegen Muster aus?

Wir denken Schachspielen sei ein Logik-Spiel. Ist es auch. Die Spielregeln haben eine innere, nicht zu verändernde Logik. Aber wir Menschen spielen es nicht logisch. Der Anfänger versucht es noch, kommt aber damit nicht weit. Er ist nach wenigen Zügen Schach-Matt. Der Meister löst die Probleme nicht über Logik. Das würde viel zu lange dauern. Der Trick ist, sich Datenblöcke zu merken (Stellungen im Schach-Spiel, im Prinzip Fotos von Schachbrettern).

Garry Kasparow, der Weltmeister im Schachspiel, wurde zum ersten Mal 1997 von einem Computer besiegt. Kasparow war damals in der Lage 100.000 Schachpositionen zu erkennen und in weniger als einer Sekunde darauf zu reagieren. Er hatte keine Probleme, gleichzeitig gegen 100 Gegner zu spielen mit jeweils 2 Sekunden Entscheidungszeit. Sein Computergegner mit Namen »Deep Blue« konnte die Probleme nur auf logischem Wege lösen. Diese (heute kleine) Maschine war damals vor 23 Jahren in der Lage in 1 Sekunde 200 Millionen verschiedene Züge und Gegenzüge zu analysieren und zu bewerten. Seitdem ist offensichtlich, wir müssen uns in logischen Fragen geschlagen geben. Keine Chance in der Zukunft ohne Computer! Aber das ist ja nicht so schlimm, wir lernen damit umzugehen. So haben wir plötzlich beides, die emotionalen Bewertungsgrundlagen und ein unbestechliches logisches Prinzip. Wie wir beides anwenden, muss jeder selbst entscheiden.

Theory of Mind – Wie komme ich in den Kopf des Anderen?

Auch Tiere reagieren auf Muster und können das in vielen Fällen wirklich schneller und präziser als wir Menschen. Das liegt eben daran, dass keine kritischen Instanzen diese Abläufe infrage stellen oder bewerten wollen.

Wie schwierig ist es für einen Torwart im Fußball einen Elfmeter zu halten? Die besten Torhüter bei Weltmeisterschaften halten von vier Schüssen nur einen Ball (25%). Was da alles im Kopf vorgeht? Höchste Konzentration, voll von theoretischen Überlegungen, Zweifeln und Analysen, verhindert ein besseres Ergebnis. Auch ein nicht so gut trainierter Schäferhund hat da weniger Probleme. Für ihn ist das ein Spiel, das er sofort kann. Hier gibt es nichts zu lernen und auch nichts zu überlegen Er denkt nicht, er zögert nicht, er reagierte einfach, ist wesentlich schneller und hat ein besseres Ergebnis.

Früher, in der Wildnis, war also das Erkennen von Mustern zu einem wirklich erfolgreichen Prinzip geworden. Innerhalb der eigenen Umwelt war jedes Lebewesen darin geschult. Die besondere Weiterentwicklung beim Menschen bestand darin, dass es nicht genügte, sich gegenseitig äußerlich zu erkennen. Es musste ein *Gefühl* der Gemeinsamkeit her. Der Zusammenschluss in kleinen Gruppen, das Bilden von Gesellschaften hat uns einen riesigen, unschätzbaren Vorteil gebracht. Die große Frage war, wie kann ich in das Gehirn des anderen eindringen, wie kann ich wissen, was mein Gegenüber denkt? Es geht darum, möglichst rasch zu erkennen, was in dem anderen Kopf vorgeht und dann Wahrscheinlichkeiten zu berechnen und zu folgern, was der andere vorhat und wie er wahrscheinlich in Zukunft reagieren wird. Aber wie kann man in den Kopf des anderen vordringen?

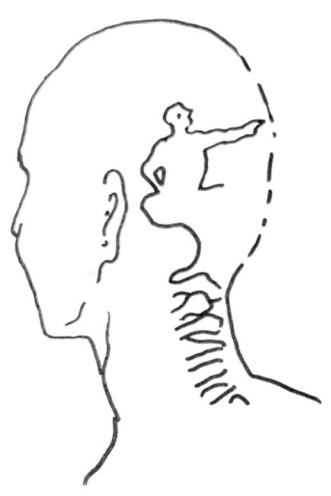

Die Antwort ist einfach. Indem man zu verstehen versucht, wie sich der andere momentan *fühlt*. Es geht also darum, Emotionen zu erkennen. Die ausgeschütteten Hormone in unserem Körper, die bewirken, dass wir Trauer und Furcht, Aggression und Überraschung, Kampf und Flucht empfinden, verändern auch unsere Haltung, unsere Hautfarbe und vor allen Dingen das Gesicht. Wir laufen rot an und ziehen uns gekrümmt zusammen. 25 kleine Gesichtsmuskeln auf jeder Seite haben sich entwickelt und sind beweglich geworden, so dass praktisch jede Form von Grimasse möglich ist. Die gesamte Palette der Empfindungen können wir also alleine durch unsere Mimik ausdrücken. Aber auch unsere »Körpersprache« kann sehr ausdrucksvoll sein. Beides sind Kommunikationsmittel, die ohne Laute einhergehen.

Für die gemeinsame Jagd bedeutet das eine interessante Technik, die ungeahnte Vorteile bringt.

Aber auch im zwischenmenschlichen Bereich hat sich etwas verändert. Unsere emotionalen Informationen haben wir freiwillig anderen zur Verfügung gestellt. Wir haben uns praktisch nackt präsentiert und in gewisser Weise auch ausgeliefert. Dafür haben wir aber auch Zuwendung bekommen. Das Gefühl des Alleinseins war gemindert und das Teilen wurde langsam zu einem »Mitteilen«. Dadurch wurde der persönliche Boden für jeden einzelnen breiter und stabiler. Man war nicht mehr ein einzelner Halm, der beim leisesten Wind umknickte, sondern ein kräftiges Bündel, das so manchen Sturm aushalten konnte, eine Gemeinschaft. Eine Verbindung war geschaffen, die so leicht nicht mehr aufgegeben werden konnte.

> *Wir sind also in jeder Situation irgendwo für einander zuständig und verantwortlich, egal was passiert und vor allen Dingen, wir haben Verständnis für einander.*

Wir sind in der Lage zu fühlen, was in einem anderen vorgeht. Das *Ver-stehen* setzt voraus, dass wir Stehen und der ruhige Kopf oben den Überblick über alles hat und sofort beurteilen kann, wie es um den anderen steht, wie er sich fühlt. Die Haltung verrät es sofort. Ein Vorgang, den wir zurecht »menschlich« nennen.

Um besser deuten zu können, was der andere meint, hat sich schon recht bald der Trick eingebürgert, einfach dieselbe Pose einzunehmen und die Mimik nachzuahmen. Diese Nachahmung hat gewaltige Vorteile, man kann den anderen nicht nur verstehen, man kann ihn auch manipulieren.

Jeder der sich in Ihrer Anwesenheit so bewegt wie Sie selbst, ist Ihnen sofort sympathisch. Egal ob Sie die Arme verschränken, sich vorbeugen oder den Kopf schief halten, ob Sie lächeln oder die Augenbrauen erstaunt hochziehen, immer wird es so sein, dass Ihr Gegenüber sich als Spiegel erkennt. Dadurch stellt sich automatisch ein gemeinsames Wir-Gefühl ein, das Hindernisse beseitigt und Vertrauen einflößt. Unsere Spiegelneuronen schaffen eine neue Einheit, verknüpfen gleiche Hirnbereiche in unterschiedlichen Köpfen. Eine erstaunliche Möglichkeit. Eine Koordination wird geschaffen, eine Gleichschaltung von extrem wichtigen Nachrichtenzentralen, die materiell und physisch nicht miteinander verbunden sind, zum Beispiel durch ein gemeinsames Nervensystem (oder durch Faszien).

Plötzlich kann ich denken, sehen und fühlen wie der andere. So findet bewusst oder unbewusst eine Hinwendung oder auch Gleichschaltung statt, manche mögen es auch Manipulation nennen, der wir uns nur schwer entziehen können.

Diese Fähigkeiten, Gefühle, Bedürfnisse, Ideen, Absichten, Erwartungen und Meinungen bei anderen zu erkennen und sich entsprechend sofort darauf einzustellen und danach zu richten, ist nicht angeboren. Es ist ein Lernprozess. Schon zu Beginn des vierten Lebensjahrs haben die meisten Kinder gelernt sich vorzustellen, was ein anderes Kind meint und denken wird (nämlich das, was sie selbst auch denken).

Die Keksdose

Ein Beispiel, wie das funktioniert. Der kleine Kai sitzt an einem Tisch. Davor eine Keksdose. Der Versuchsleiter öffnet die Dose. Kai macht ein enttäuschtes Gesicht. In der Dose sind Buntstifte. Nun fragt der Versuchsleiter ganz harmlos »Wenn wir jetzt Klaus reinholen, was meinst du wird er denken was in der Dose ist?« Wie aus der Pistole geschossen sagt Kai: »Ist doch klar, Kekse!«

Kai kann sich also in Klaus hineinversetzen. Er weiß, da Klaus die Dose mit den Stiften bisher noch nicht gesehen hat, wird er genauso wie er selbst annehmen, in der Kiste befänden sich Kekse. Kai ist also fähig, einem anderen Jungen eine Überzeugung zuzuschreiben, die seiner eigenen Erfahrung entspricht, obwohl er weiß, dass das nicht die Realität ist. Eine ganz schön weit entwickelte Psyche.

Weitere ähnliche Tests zeigen dieselben Ergebnisse. Im Alter von vier bis fünf Jahren können Kinder also zwischen Glauben und Realität unterscheiden. Sie wissen, es gibt Überzeugungen, die nicht der Realität entsprechen. Eigene Erfahrungen und Vorstellungen stehen gegen logisches Denken.

Aber genau diese schon früh erworbene Fähigkeit macht klar, es ist nicht unbedingt vorteilhaft, in der menschlichen Gemeinschaft nach einem logischen Prinzip vorzugehen. Macht man es trotzdem, so wird man wahrscheinlich zum Sonderling und aus der menschlichen Gemeinschaft abgesondert. Das ist das Problem der Autisten. Sie kommen mit dem normalen, sozialen Leben nicht klar, obwohl sie geniale Spezialeigenschaften haben und immer klare Antworten geben.

Sie selbst sind also völlig normal, wenn Sie alles das nicht für real halten, was ich hier versuche mit logischen Argumenten zu erklären. Mit der erkenntnistheoretischen Einsicht Realität erfassen zu können, werden wir uns später noch auseinandersetzen. Deswegen muss ich an dieser Stelle an Ihr Gefühl und wohl auch an Ihre Emotionen appellieren. Achten Sie darauf, was Sie innerlich spüren, womit Sie nicht zufrieden sind, was Zweifel in Ihnen auslöst, was Sie sich einfach nicht erklären können, was Sie aber auch zur Verzweiflung bringt. Lassen Sie das in sich arbeiten. Und natürlich hoffe ich, dass Ihr sehnlichster Wunsch Sie weiterhin antreibt, das zu suchen, was Sie wirklich möchten, nämlich eine Lösung für Ihre Schmerzen zu finden.

Therapie ist Ordnung wiederherstellen

Therapie ist also nicht etwas, was unbedingt verändert oder ersetzt. Therapie heißt eigentlich in unserem Fall lediglich, die Ordnung wiederherzustellen. Die Ordnung, wie sie früher war und die von Anfang an die Funktion bestimmt hat. Das betrifft sowohl die zelluläre Ebene als auch ganze Systeme, wie zum Beispiel in den meisten Fällen bei Schmerzen des Bewegungsapparates, das Faszien-System (Muskel, Sehnen, Faszien). Das Problem hierbei ist natürlich die Frage: »Was ist nicht in Ordnung?« Ist es tatsächlich ein fehlgestellter Knochen oder ein eingeklemmter Nerv, oder haben wir es mit viel allgemeineren und tiefer sitzenden Problemen zu tun? Die können dann natürlich auch nicht durch eine einfache Operation oder eine Dehnungsübung bereinigt werden.

Wir sollten immer wieder die Einheit, die Gesamtheit des Körpers im Auge behalten, also die Faszienbahnen, die den Körper von unten nach oben durchziehen und dabei die einzelnen Teilabschnitte miteinander verbinden. Die perfekte Funktion ist die Hauptsache. Aber unsere Probleme sind nicht nur körperlicher Art.

Offensichtlich kommt der Schmerz nicht nur aus dem bewussten Bereich des Gehirns, sondern ist deutlich auch im Unterbewussten verankert. Er ist ein tief einschneidender Effekt. Aber er ist vordergründig. Er soll Aufmerksamkeit erregen und uns wachrütteln. Er soll eine Warnung sein, dass im Falle eines Nichtbeachtens tatsächlich körperliche Schäden eintreten werden.

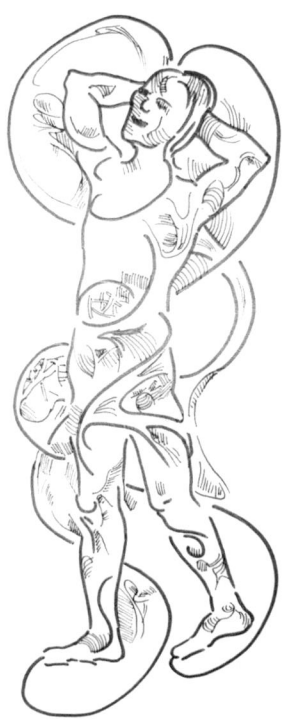

Wenn Sie diesen Gedanken konsequent weiterdenken, dann will uns der Schmerz davor warnen, im Alter das zu erleben, was wir heute Alterserkrankungen nennen. Dazu gehört die Unbeweglichkeit auf körperlicher Ebene, vom Einfrieren der Gelenke bis zu Parkinson, kombiniert mit der geistigen Ebene, die sich dann in Kraftlosigkeit, Alzheimer oder Demenz äußert. Dazu rechnen kann man auch den unorganisierten Wildwuchs von einzelnen Zellklumpen in verschiedenen Organen, was wir dann als Krebs bezeichnen. Alle diese Erkrankungen haben eines gemeinsam: Wir haben trotz unterschiedlicher Ansätze und Theorien bisher keinen wirklichen Erfolg beim Ausschalten.

Aber Sie wissen selbst intuitiv ganz genau, außer dem Schmerz, der jetzt plötzlich etwas Reales darstellt, drängen noch andere Probleme in den Vordergrund. Das äußert sich dann in einem unruhigen Schlaf mit wüsten Träumen. Oder in einem permanent unguten Gefühl. Vielleicht macht sich auch ein tiefes Empfinden von Ungerechtigkeit und Unzufriedenheit breit. Ängste und das Gefühl gemobbt zu werden können sich immer wieder in die Gedanken schleichen. Alle diese Schimären beschäftigen uns wie in einer Endlosschleife. Perseveration nennt man dieses Karussell. Das ist uns auch mehr oder minder bewusst. Im Zurückdrängen dieser mahnenden Geister sind wir sehr gut. Sie lassen sich aber nicht so leicht verdrängen. Von der Psychoebene wird sehr erfolgreich auf die Körperebene gewechselt. Wenn das eigene Ich auf psychischer Ebene kein entsprechendes Gehör findet, wird jetzt die Aufmerksamkeit des Körpers erzwungen mit der brutalen Forderung,

> *»Ändere deine innere und äußere Haltung!«*

Ist das eine Art von Erpressung?

Das heißt im Klartext: Die Veränderung der äußeren Haltung oder der Versuch, die Schmerzen zu beseitigen werden alleine das eigentliche Problem nicht lösen. Es ist komplexer. Da aber Kranksein und der Aufenthalt in einer Klinik gleichzeitig bedeuten, eine Ruheperiode einzulegen (praktisch eine Regression in die körperliche und geistige Kindheit), ist genügend Zeit da (hoffentlich), wichtige Dinge zur Ruhe kommen zu lassen, zu erkennen und zu verändern. Diesen Effekt haben wir Gott sei Dank auch bei jeder Operation, mag sie auch noch so unsinnig sein. Die Wirkung ist tatsächlich frappierend.

Der Start ins Leben

Wir müssen annehmen, dass wir als Neugeborene ziemlich perfekt sind und zu dieser Zeit den höchsten Grad an Ordnung haben, der uns von der Natur vorgegeben ist. Vor wirklich äußerer Gefahr waren wir alle im Mutterleib sicher geschützt (bis auf wenige Ausnahmen). Die Geburt war ein furchtbarer Schock.

Erst den Kopf deformieren lassen, dann durchgepresst werden durch einen viel zu engen Kanal, und dann nicht etwa die Erlösung, sondern ein weiteres grauenvolles Erlebnis. Die ersten 10 – 12 Minuten sind ein einziger furchtbarer Kampf. »Wo kriege ich Sauerstoff her? Ich atme doch schon so tief und intensiv wie es geht. Muss ich denn jetzt ersticken? Ich bin schon ganz blau! Wie kriege ich denn bloß das Loch in meinem Herzen zu?« Wir bekommen also ganz direkt den richtigen Eindruck, wie es draußen in der Welt zugeht.

Bisher war der Lungenkreislauf noch nicht angeschlossen. Den brauchten wir bislang nicht. Die Versorgung ging bequem von der Plazenta durch die rechte Herzkammer sofort in die linke Herzkammer durch ein großes Loch in der Zwischenwand, mitten durch das Herz. Dieses Loch muss jetzt verschwinden, und zwar möglichst rasch, weil wir jetzt über die Lunge Sauerstoff beziehen. Es schließt sich aber nur sehr langsam und so wird fast nur verbrauchtes, venöses Blut in alle Organe gepresst. Der Lungenkreislauf aber funktioniert noch nicht richtig. Die Lunge ist nach dem ersten großen Schrei zwar entfaltet, doch durch das Loch in der Herzkammer kommt immer noch zu wenig rotes Sauerstoffblut. Die ersten 10 Minuten sind wir einfach nur blau. Furchtbar, was jeder von uns da durchmachen musste.

Dieses Erlebnis ist wohl der Auslöser der Urangst, die uns womöglich unser ganzes Leben begleitet, Angst vor dem Ersticken. Natürlich gibt es in der modernen Geburtshilfe Gegenmaßnahmen wie Pufferung des Blutes und konzentrierten Sauerstoff zum Atmen. Eine Hilfe, die routinemäßig angewendet werden sollte.

Jeder weitere Tag des Lebens bringt neue Gefahren, weil wir ab jetzt allen möglichen Situationen und Kräften ausgeliefert sind, die offensichtlich dieselbe Absicht haben, nämlich so lange wie möglich ihre eigene Ordnung beizubehalten. Das führt zu Auseinandersetzungen und zu Kämpfen. Sei es ein Fehler im System, der nicht sofort ausgeglichen werden kann (solche Fehler passieren am laufenden Band), seien es Verletzungen oder Angriffe von außen, wir stehen in jeder Sekunde einer unwirtlichen Welt gegenüber und müssen unsere eigene Ordnung verteidigen. Unsere Abwehrmaßnahmen sind vielfältig, Aber auch die Angreifer können gefährlich sein und uns übel mitspielen.

Wir brauchen den Austausch mit der Umwelt. Wir müssen atmen, wir müssen unsere Temperatur aufrechterhalten, wir müssen uns bewegen und unsere Position verändern, sonst kommen wir nicht zu unserer Nahrung oder können sonstige Bedürfnisse befriedigen. D.h. laufend gibt es irgendwelche Viren, Bakterien, Gifte, Schwermetalle, und jede Menge unbekannte Substanzen mit denen wir fertig werden müssen. Wir müssen sie analysieren können und entscheiden, welche für uns nützlich sind und welche nicht. Und wir müssen ein Abwehrsystem installieren und es immer auf dem neusten Stand halten. Die Invasoren der Umwelt müssen auf Abstand gehalten werden oder wir müssen sie vernichten. Nur so können wir wachsen, größer werden und gedeihen.

Zellen müssen sich immer wieder neu teilen. Damit entsteht automatisch die Möglichkeit, dass sich Fehler einschleichen. Auch Außengefahren können wir wohl nicht ganz vermeiden, so dass an der einen oder anderen Stelle die Ordnung nicht mehr so ganz aufrechterhalten werden kann. Der Körper wird natürlich sofort versuchen, dieses Manko zu beheben. Aber möglicherweise ist er in dem einen oder anderen Fall nicht in der Lage, die entsprechenden Abwehrmaßnahmen vernünftig zu gestalten. Sei es weil die Invasion zu mächtig ist oder auch, weil in so kurzer Zeit keine adäquaten Abwehrmaßnahmen gebildet werden können.

Stress und Verspannung

Bis auf wenige Ausnahmen (einige viszerale Schmerzen, Tumore) kommen alle chronischen Schmerzen aus dem Bewegungsapparat. Inzwischen ist auch unbestritten, dass das neuromyofasziale System (hauptsächlich das Bindegewebe) dafür verantwortlich ist. Erst wenn Knochen oder Knorpel durch den permanent erhöhten Druck zerstört sind oder aufgeraut (nicht deformiert), können sie Schmerzen hervorrufen (also erst sehr spät).

Was tut sich im Bindegewebe, was verändert sich, dass wir Jahre oder gar Jahrzehnte dieser Tortur ausgeliefert sind? Es ist ganz einfach und für jeden Schmerz dasselbe, für den Gelenkschmerz (Knie), den Nervenschmerz (Ischias) oder Muskelschmerz (Po).

Schmerz ist Verspannung durch Überdehnung oder Verkürzung mit Verhärtung des Bindegewebes der neuromyofaszialen Einheit. Dabei verkleben die Myofibrillen miteinander. Selbst bei einem sanften, längeren Zusammenziehen (Dauerkontraktion) wird mit der Zeit Wasser aus dem Gewebe gepresst. Die betroffenen Zellen werden nicht mehr richtig versorgt. Metabolite und Toxine sammeln sich an. Ein fataler Kreislauf hat begonnen. Verkürzung der Glieder mit Einschränkung der Bewegung, Verlust von Kraft und schließlich Schmerzen. Die Ursache ist immer die gleiche, die Wege zur Verspannung dagegen sind so zahlreich und individuell, wie die Menschen selbst.

Hart und Weich abwechseln, das ist die geniale Idee

Die Konstruktion unseres Körpers ist perfekt und genial. Die ideale Mischung aus nicht deformierbaren, harten Anteilen (Knochen), festen, aber biegsamen, plastischen Elementen (Bänder, Sehnen) und weichen, elastischen und verformbaren Motoren (Muskeln). Trotz hoher eigener Beweglichkeit kann ein beachtlicher Druck oder Schlag von außen unbeschadet absorbiert werden, indem die Hauptlast nicht über die Knochen läuft, sondern blitzschnell über das Bindegewebe auf alle Teile des Körpers verteilt wird. Das geschieht schneller als Nerven diese Information weiterleiten könnten (Tensegrity Modell). Dieser Effekt kann durch Training deutlich erhöht werden, wie tibetanische Mönche in einer eindrucksvollen Show täglich zeigen. Zu starke Traumata können jedoch nicht kompensiert werden und führen zu Verletzungen.

Grundsätzlich bezieht sich ein Chronischer Schmerz auf eine schmerzhafte Erfahrung in der Vergangenheit, wie akut und aktuell er sich auch immer darstellt. Das Ereignis muss gar nicht bewusst sein oder erinnert werden. Zudem können schmerzhafte Erfahrungen auch kumuliert werden. Dabei muss es sich nicht allein um einen körperlichen Schmerz handeln.

Viel häufiger in unseren modernen Zeiten spielt psychischer Stress eine

Rolle. Die dadurch entstandenen Sorgen und Probleme werden beständig hin und her gewälzt, lähmen die Aktivität und verstärken den Schmerz. Zumindest verhindern sie, dass er abnimmt. Es ist wie eine Spirale, die immer größere Kreise zieht.

Verletzungen werden gespeichert

Keiner kann den kleinen Prellungen und Zerrungen des Alltags oder größeren Verletzungen (Unfällen) ausweichen. Die direkten Angriffe auf unseren Körper registrieren wir und können uns daran erinnern. Viel weniger ist uns bewusst, wie viele Alltagssituationen uns ebenfalls übel mitspielen, weil wir sie in unserem Körper speichern.

Subtile Ereignisse werden wir möglicherweise gar nicht mit einem Trauma in Verbindung bringen. Oder hätten Sie gedacht, dass Traumata durch Knall (Explosionen) oder Kälte (Unterkühlung) auch gespeichert werden? Eher verstehen und nachvollziehen können wir den tiefen »Eindruck«, der entsteht, wenn wir eine gewaltsame (Todes-)Szene mit ansehen müssen. Immer wenn andere Menschen uns Verletzungen zuführen, kommt es zu nachhaltigen, schwer lösbaren Verspannungen. Dazu zählen Misshandlungen, schwere Schläge, Vergewaltigungen, Überfälle oder gar Folter. Leicht vergessen werden auch die von innen wirkenden Verletzungen, eben direkte Schädigungen des faszialen Gewebes durch Krankheiten, die durch Viren und Bakterien hervorgerufen werden. Infektionskrankheiten spielen eine besondere Rolle.

»Dumme Angewohnheiten«

Harmlos aussehende Faktoren aus der Rubrik »dumme Angewohnheiten« können genauso tiefgreifende Dauerverspannungen hervorrufen. Darunter fallen das einseitige Tragen einer Tasche oder die Attitüde, eine Schulter einseitig hoch zu ziehen. Auch wenn Sie nur einfach die Gewohnheit haben, lässig auf einem Standbein zu stehen oder Ihr kleines Kind viele Monate auf derselben Hüfte zu tragen und es dann wohlmöglich noch jeden Tag aus der vierten Wohnetage runter und rauf zu schleppen, werden Sie die verschobene Haltung unter Umständen ein Leben lang nicht mehr verändern.

Auch eine andere kleine Kuriosität, die manch eine vornehme Dame pflegt, kann Folgen haben, nämlich eine Verkürzung der inneren Oberschenkelmuskulatur (Adduktoren) durch die Angewohnheit, im Sitzen die Beine züchtig übereinander zu schlagen (zusammenzupressen), so dass die Unterschenkel elegant verblüffend parallel verlaufen. Durch diese einseitige Kontraktion einer ganzen Muskelgruppe wird die gesamte Spannung im Körper umgestellt. Wie immer ist auch in diesem Falle die Gegenmuskulatur betroffen. Das sind die Oberschenkel-Abduktoren, die hinteren Glutealmuskeln, die das Gesäß formen. Sie werden überempfindlich und reagieren zu heftig auf nur leichten Stress. Diese Muskeln sind die Hauptleidtragenden des gesamten Systems der Rückseite. So wie vorne die Hüfte abknickt, sich der Winkel zwischen Becken und Oberschenkel verkleinert, werden die entgegenstehenden Muskelgruppen der Hinterseite sich verlängern müssen. Sie werden also unterschiedlich lang auseinandergezogen. Das tut weh. Mit abgewandelten Folgen, je nach dem, wo die Muskeln anatomisch liegen.

Kleine Winkelverschiebungen zwischen der Säule Oberkörper und dem Bewegungssystem Beine erzeugen andere Beschwerden. Von Kreuzschmerzen im oberen Lendenwirbelbereich angefangen, über die typischen Schmerzen am Übergang von Lendenwirbelsäule zu Becken (L5-S1), dem unklaren, nicht genau definierten Druck im Ilio-Sakral-Gelenk (ISG), dem wechselnden, unangenehmen Brennen in der äusseren Po Region, abstrahlend in die Beine. Hier wird es nebulös und unerklärlich.

Der Schmerz kann überall auftreten,

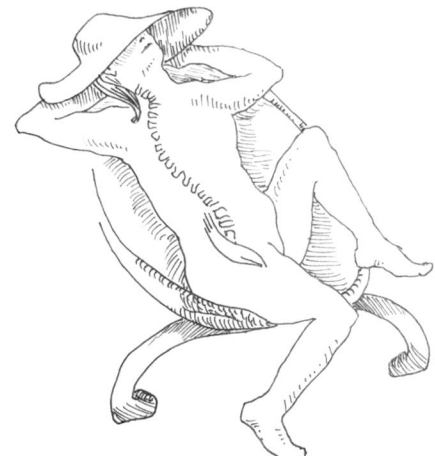

im Oberschenkel, seitlich oder hinten, entlang des Knies oder den Unterschenkeln entlang bis zu den Zehen. Besonders beliebt ist der Weg über die Außenseite. Hier kommt allerdings die Medizinerelite in einen Erklärungsnotstand. Denn diese Phänomene an den Beinen sind nicht erklärbar durch Nerven. Die Nervenverläufe sind völlig anders. Also kann man nur schwer vermitteln, dass irgendein Zusammenhang besteht zwischen einem gequetschten Nerventeil im Wirbelkörperbereich und den unerklärlichen Taubheitsgefühlen in den kleinen Zehen und am äußeren Unterschenkel. Die häufigste Diagnose ist Ischias.

Arbeitsplatz und psychischer Stress

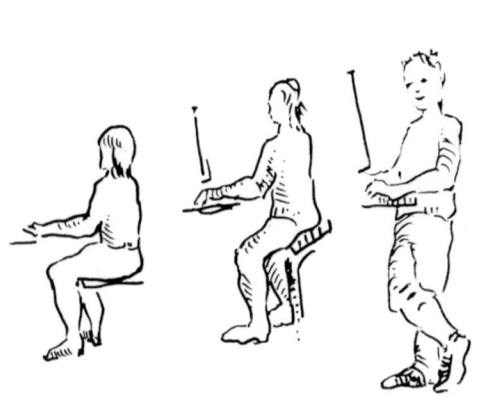

Zunehmend zwingt uns der Fortschritt an einem monotonen Arbeitsplatz zu lange eine unnatürliche Fehlhaltung einzunehmen (Computer, Fließband, Frisöse, Fernfahrer). Schwer zu vermeiden für die Betroffenen sind auch folgende Haltungsschäden: Große Menschen neigen dazu, mit zusammengezogenen Schultern und nach unten geneigtem Kopf zu verspannen, weil sie meistens auf ihre Mitmenschen herabblicken (müssen).

Kleine Personen müssen eher nach oben blicken. Mit durchgedrücktem Kreuz werden sie ihren Kopf eher in den Nacken werfen und versuchen, ihren Rücken nach hinten durchzudrücken.

Ein nicht zu unterschätzender Faktor, ist der psychische Stress. Emotionale Dauerbelastungen durch Langzeitarbeitslosigkeit, drohender Jobverlust, Trennung, Scheidung, Verlust eines lieben Menschen, Krankheit und jede Art, jede größere Veränderung bis hin zum Leistungseinbruch (Burnout).

Alles kann zur Dauerkontraktion und zur Verschiebung von Gelenken und Knochen führen. Inaktivität und Bewegungsmangel (Sitzen), ungesunde Sportarten und die unbewusste Einnahme von Chemie in Form von Hormonen, unpassenden Nahrungsmitteln und Bakterientoxinen und auch Schmerzmitteln, bieten eine weitere Gefahr.

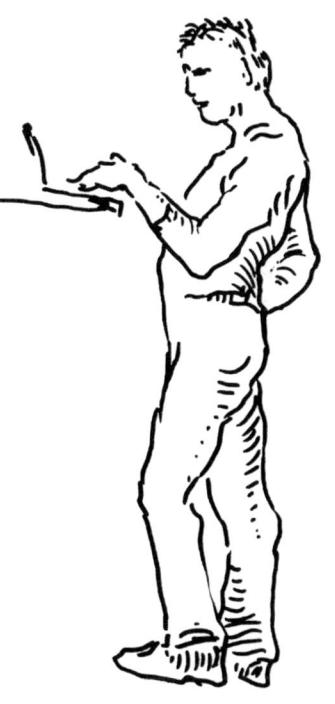

Es sind aber nicht nur die großen Ereignisse, die unsere Haltung verändern. Täglich prasseln auf uns Schläge ein, die wir erst einmal wegstecken müssen. Wir beugen uns jedes Mal ein wenig, wenn wir vor Zorn den Buckel krümmen, uns vor Angst ducken oder in depressiver Stimmung die Schulten hängen lassen. Jede negative Emotion führt zu einer Verkrampfung und mit der Zeit zu einer Dauerkontraktion. Es scheint also völlig normal, wenn alte Menschen über Jahrzehnte mehr und mehr verbogen, verkrümmt und kaum beweglich mit Schmerzen ihr Dasein fristen. Physische und psychische Verletzungen haben zu Ungleichgewicht (Belastung eines Beines, Beckenschiefstand) und Deformation (Senkfuß, O-Beine, Buckel) im Körper geführt. Die psychosomatischen Korrelate lassen sich praktisch für jedes Organ finden, werden aber nur selten mit Fehlstellungen in Verbindung gebracht. Einige Beispiele: Depression, Stimm- und Sprachstörung, Herzbeschwerden, Atemprobleme und Asthma, Angst, Nervosität, Bauchbeschwerden, Sexualstörung. Mit der somatischen Entspannung bessern sich, ja verschwinden häufig die psychischen und vegetativen Beschwerden. Aber wie sieht die Zukunft aus? Auch wenn wir ziemlich befreit sein sollten aus unserer Verspannung, so sind wir doch jeden weiteren Tag den Knüppeln des Schicksals und deren Schlägen ausgeliefert.

Drehen Sie die Zeitmaschine um

Kann man aus diesem Kreislauf aussteigen? Können wir unsere Abhängigkeit verringern? Ist es möglich, negative Emotionen zu vermeiden und sich dem Strudel zu entziehen? Die Lösung ist verblüffend einfach. Wir müssen die Zeitmaschine einfach umdrehen. So unglaublich es klingen mag, es geht. Die Lösung scheint fast zu simpel. Die Zeitschiene wird einfach umgepolt, eine Reise von der Gegenwart in die Vergangenheit. Wir fangen gleich an. Zuerst suchen wir uns die Region mit den heftigsten Einschränkungen. Die Schmerzen müssen zunächst vermindert oder beseitigt werden, damit wir wieder normal reagieren können. Da eine Dauerverspannung der Anfang der Veränderung war, gilt es die inzwischen plastische Verformung des Bindegewebes wieder zu lösen, oder einfacher ausgedrückt, den Faszienapparat wieder ins Lot zu bringen. Soweit ist das alles ganz gut verständlich.

Die Lösung – Täter und Opfer identifizieren

Die Schwierigkeit bei der Behandlung kommt jetzt. Denn es ist nicht der zusammengezogene, kontrahierte Muskel (Täter), den wir oft gar nicht identifizieren können, sondern der gegenüberliegende Muskel, das Opfer. Nur hier empfinden wir die Schmerzen. Da wir auch an dieser Stelle die Quelle des Übels vermuten, hat das zur Folge, dass auch hier mit Begeisterung behandelt wird. Das kann aber nicht zu einem bleibenden Erfolg führen, da als Wichtigstes die Täter wieder in ihre normale Position zurückgeführt werden müssen. Erst in einem zweiten Schritt muss der gegenüberliegende, überdehnte Muskel mit seiner Faszie wieder verkürzt werden.

Die längere Unbeweglichkeit während der Schmerzphase hat Muskelbäuche miteinander verkleben lassen. Eine sanfte Lösung sorgt wieder für Beweglichkeit. Passende, regelmäßig durchgeführte Lockerungsübungen zu Hause verhindern den Rückfall. Viel mehr muss man nicht machen. Der

Körper wird ganz von alleine die für ihn richtige Ausrichtung finden. Wenn die übrige noch verspannte Myofasziale Leitbahn ebenfalls befreit wird, hat sich die Haltung und oft auch der Ausdruck der Person verändert. Aufrecht, selbstbewusst, locker und schmerzfrei wird das Leben leichter. Jetzt brauchen wir nur noch ein paar Ideen, um nicht wieder in den alten Trott zurück zu fallen. Kurz ein Überblick:

- Regelmäßig bewegen (Gymnastik, Sport oder einfach nur gehen)
- Regelmäßige Entspannungsübungen der bekannten Schwachstellen
- Nach jeder körperlichen Belastung (Repetitive Strain) und psychischem Stress sofort entspannen (die Overhang Übung)
- Antistresstraining (Atemübung, Yoga, Meditation)
- Negative Emotionen vermeiden

Kann man wirklich eine negative Emotion über den Körper beeinflussen? Man kann. Der einfachste Beweis ist der Test mit dem Bleistift.

Bleistifttest – öfter lächeln

Versuchen Sie es gleich selbst. Nehmen Sie einen Bleistift, stecken Sie ihn quer in den Mund, beißen Sie die Zähne leicht zusammen, vermeiden Sie aber Lippenberührung mit dem Stift. Können Sie jetzt noch schwarze Gedanken haben? Versuchen Sie einmal gedanklich, Ihren Chef zu ermorden. Sie müssen lachen? Sehen Sie! Die Gesichtsmuskeln verhindern alleine das Denken. Lächeln Sie öfter! Das wirkt auch.

Sie merken, nur Sie selbst haben es in der Hand. Sie selbst bestimmen den Grad Ihrer Schmerzen und Ihrer Beweglichkeit. Lassen Sie nicht andere die Entscheidung treffen. Informieren Sie sich ausreichend und gut. Studieren Sie Ihr Problem und lernen Sie es erkennen und verstehen. Dann können Sie das Richtige für sich auswählen. Denken Sie daran, solange keine unwiederbringlichen Schäden im Knochen bestehen, kann der Körper eine

Deformierung oder einen Haltungsschaden von selbst korrigieren. Meine Erfahrung in der täglichen Praxis führt zu folgender Theorie:

> *Verspannungen entstehen durch Verletzungen, Stress und Überlastung und werden im Muskel-Sehnen-Faszien-System gespeichert.*

Verletzt werden können wir:
körperlich (Unfall)
emotional (Beleidigung, Missachtung, Mobbing, Burnout)
mental (unterschiedliche Anschauung)

- Chronische Schmerzen entstehen also durch Verletzungen.
- Die Verletzungen sind nie in der Gegenwart. Sie ereigneten sich in der Vergangenheit. Die physischen Narben sind verheilt.
- Gefühlte Schmerzen sind also Erinnerungen und Koppelungen an vergangene Verletzungen.
- Durch die Lösung von Verspannungen werden die Schmerzen gelöscht, aber nicht immer die Erinnerungen.

Die Erinnerungen sind häufig nur schemenhaft und manchmal auch gar nicht mehr vorhanden. Die schmerzhaften Kontraktionen, die sich in Knotenbildung des Gewebes oder auch Fehlstellung von Knochen zeigt (z.B. am Fuß), behindern natürlich die Bewegungen. Jeder Therapeut kennt die beeindruckenden Momente, wenn diese Verspannungen gelöst werden, häufig durch eine ausgesprochen schmerzliche Prozedur. Der automatisch ausgestoßene Schrei, oder sollte man sagen Urschrei, verändert die Situation sofort total. Diese kleine Manipulation an einem schmerzhaften Punkt hat eine tatsächlich große Wirkung. Der Körper entspannt und oft kommt es zu einem hemmungslosen Schluchzen und plötzlichen Tränenwasserfall. Nach ein paar Minuten (manchmal kann es auch länger dauern) ist dann alles vorbei. Wir sehen ein dankbar strahlendes Lächeln und einen glücklichen, entspannten Menschen. Plötzlich ist auch wieder die Erinnerung da, die Erinnerung an das Trauma, die so lange Zeit blockiert war.

Ein Trick schmerzfrei zu leben besteht darin, locker und spannungsfrei zu bleiben. Akute Schmerzen mit erneuten Verspannungen wird es allerdings immer wieder geben durch unvermeidbare Unfälle und Verletzungen. Aber wir wissen ja jetzt, wie wir leicht wieder da herauskommen können.

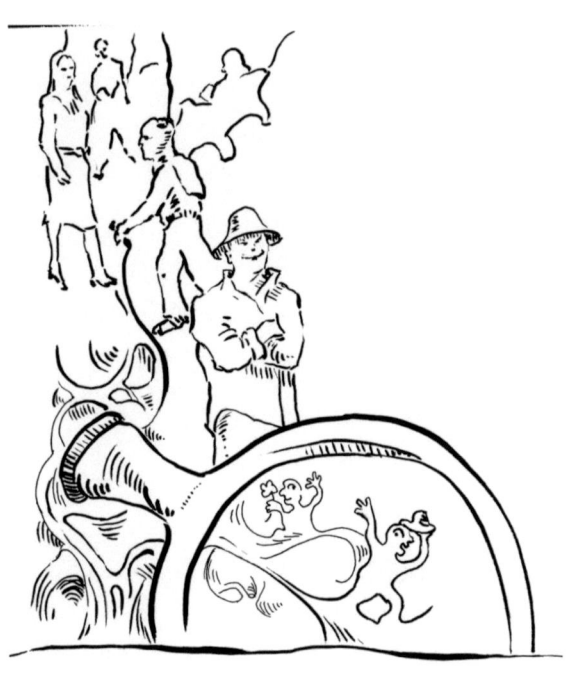

Kapitel 2

Wo kommen wir her?

Die Entwicklung von Körper und Geist

Im Laufe der Entwicklung haben sich die Statur und die Haltung des Menschen ziemlich verändert. Daraus ergibt sich die Frage: Was ist im Laufe der Zeit anders geworden? Dass sich einiges verändert hat, ist klar. Kann man das von außen sehen? Haben sich nur einige besondere Teile gewandelt und weiterentwickelt? Oder hat sich grundsätzlich unser Baumaterial verändert? Ist das von uns so wenig beachtete Bindegewebe das eigentliche Geheimnis des Körpers? Steckt hier das Geheimnis des Lebens? Werden hier mit Fantasie immer wieder neue Konstruktionen und Möglichkeiten ausgedacht? Zum Teil aus demselben Material, zum Teil aber auch mit kleinen Abänderungen? Steckt hier die Dynamik der Weiterentwicklung? Oder war eher die Weiterentwicklung unseres Gehirns maßgebend. Liegt hier das Geheimnis begründet? Wie ist das geschehen? Wann hat das eingesetzt? Warum sind nur wir solche Lebewesen?

Es gibt hier nicht ein entweder oder, sondern das Gehirn und dieses besondere Bindegewebe, das wir Faszie nennen, sind inhärent miteinander verknüpft. Ohne die Entwicklung des einen hätte es die Entwicklung des anderen auch nicht gegeben. Aber wie hängt das Ganze zusammen? Wie hat es sich entwickelt und welche Konsequenzen können wir daraus ziehen? Eine weitere Frage ist die: Warum haben wir in der Vergangenheit so wenig dieser engen Verbindung Beachtung geschenkt? Die gemeinsame Sicht und das Wissen um diese Verknüpfung können uns weiterhelfen in unserer Forschung und Therapie. Vielleicht können wir dadurch unnötige Sackgassen vermeiden, die uns nur Schmerzen, Ärger und Unbeweglichkeit bescheren.

Und dann die Frage: Warum haben wir das Geheimnis der Faszie nicht schon früher entdeckt, dieses weiße, zähe, eigentlich lästige Gewebe, das uns beim Grillsteak eher stört? Wieso kann man sich so schwer von der

Vorstellung verabschieden, die Knochen seien die tragenden Elemente der menschlichen Konstruktion, die unsere eigentliche Haltung ausmachen? Es reicht, wenn wir nur die ungefähr 2 Millionen letzten Jahre betrachten. Sicher ist, dass es unzählige Variationen von Menschenmodellen gegeben hat, die wir nicht mehr zurückverfolgen können und die offensichtlich auch keine Rolle in der weiteren Entwicklung der Geschichte gespielt haben. Alle Ausgeschiedenen haben das große Los nicht gezogen. Aber wir. Deswegen scheint es mir interessant, ungefähr festzulegen, welche zusätzlich erworbenen Fähigkeiten uns einen Vorteil vor anderen Mitkonkurrenten verschafft haben. Das Ergebnis ist nicht überraschend, aber trotzdem einigermaßen aufregend. Was wir feststellen können, ist eine extreme Beschleunigung der Entwicklung, besonders in der letzten Zeit. Das hat zweifellos damit zu tun, dass diejenigen Eigenschaften, die sich als ein wenig besser herausgestellt haben, immer mehr verfeinert wurden und sich dadurch in kleinen, aber offensichtlich entscheidenden Sprüngen eine größere Überlebenschance ergab. Hoffentlich werden wir nicht übermütig.

Das Ende der Dinosaurier

Wir beginnen unsere Reise mit der gut dokumentierten Katastrophe eines Asteroidenabsturzes zwischen dem heutigen Mexiko und der Südküste der USA. Wie jedes Kind lernt, sind damals die Dinosaurier ausgestorben. Was nach der Kollision mit diesem Weltraumstein auf der Erde geschah wird noch ein wenig hin und her diskutiert. Am wahrscheinlichsten ist dies. Nach dem Aufprall hat sich das Meerwasser durch die riesige Bremsenergie massiv auf über 50° C erwärmt. In bunter Folge rasten daraufhin Megazyklone mit Windgeschwindigkeiten von über 800 Stundenkilometer (nahe Schallgrenze) über die Oberfläche des Planeten und vernichteten fast alles. Innerhalb von ein paar Tagen wurde die ganze obere Ozonschicht zerstört. Was an Leben übriggeblieben war, wurde durch die anschießende kaum gebremste Dauerstrahlung über die nächsten 1.000 Jahre weitgehend ausgelöscht, alle Tiere und teilweise auch die Pflanzen. Bis auf die, die irgendwohin abtauchen und wirklich lange warten konnten, entweder im Wasser oder unter der Erde. Unsere entfernten Vorfahren gehörten auch dazu, Mäuse aus dem Säugetierprogramm.

Es ist durchaus wahrscheinlich, dass durch diesen mächtigen Vorfall der eiserne Erdkern in Schwingung versetzt wurde und rund um den Globus Vulkane die Erdkruste durchbrachen. Die dadurch entstandene massive, langdauernde Wirkung auf das Klima und deren Folgen sind weiter unten erwähnt.

Paläontologen haben sodann herausgefunden, dass sich die Klimatemperatur der Erde schon 1000 Jahre vor dem Crash mit dem Asteroiden um ein paar Grad erhöht hatte. 80 % aller Lebewesen haben das nicht überstanden. Würden heute 8 Milliarden Menschen überleben können, wenn in den nächsten Jahrzehnten die Hälfte aller Lebensformen untergingen, zusätzlich zum Landschwund durch steigende Meere?

Die Dinos von damals störte das nicht, sorgte der erhöhte CO_2 Gehalt der Atmosphäre doch für ein üppigeres Pflanzenwachstum und damit für leichtere Nahrung. Ein paar wurden in ihrer 40-50-jährigen Lebenszeit riesig. Einige erreichten sogar die Größe eines mittleren Boeing-Jets. Was für eine Wachstumsgeschwindigkeit! Aus einem Ei mit 1 kg Gewicht wurden Wesen von 100 Tonnen und mehr. Übrigens, gegen die Überhitzung einer so großen Masse hatten sie eine gute Lösung gefunden, nämlich innere Luftkanäle zu entwickeln, selbst in den Knochen.

Eintritt auf die Weltbühne

Bis vor kurzem hatten wir noch keine Vorstellung von einer Faszie, wie sie funktioniert und welche phänomenalen Eigenschaften ihr innewohnen. Heute wissen wir sehr viel mehr. Ich möchte zeigen, wie die Fähigkeiten der Faszie die Veränderung des Menschen möglich machte. Ohne diese Sicht ist eigentlich eine vernünftige Interpretation unserer Entwicklung gar nicht möglich. Dabei geht es vor allen Dingen darum, zu verstehen wie ein Körper überhaupt mechanisch funktioniert und welche neuen Anforderungen an ihn gestellt wurden. Nur durch dieses Wissen können Fehler vermieden werden.

Wieder ein Entwicklungssprung

Doch nicht nur der Körper hat sich verändert. Auch die Fähigkeiten des Gehirns haben sich ziemlich gesteigert. Eine fast beängstigende Beschleunigung ist seit kurzem zu beobachten. Ein Großteil der rasanten Geistesentwicklung der letzten 10.000 Jahre haben viele von uns selbst miterlebt. Ja, Sie haben richtig gelesen, Sie waren dabei. Sie haben die Entwicklung am eigenen Leibe mitgemacht, auch wenn Ihnen das vielleicht nicht bewusst ist. Und genau darum geht es mir: Wenn wir nicht kollektiv der beschleunigten Entwicklung folgen, ist die Gefahr groß, dass sich wieder eine Elite bildet, wie so häufig in der Geschichte der Menschheit, die versucht die Masse zu entmündigen. Wir sind auf dem guten Wege dahin. Das ist auch der Grund, warum zurzeit nur wenige souveräne Staaten glauben, dass sie alleine überleben können, in der Zange zwischen Weltkonzernen und politischen Machtblöcken. Etwas sollten wir gelernt haben aus der Menschheitsgeschichte der vergangenen 12.000 Jahre. Das Wesen des Menschen hat sich nicht geändert und größenwahnsinnige Ideen sind immer noch in Mode.

Dschinni

Vielleicht haben die späteren Märchenerzähler diese Entwicklung intuitiv vorausgeahnt und in ein sehr anschauliches Märchen verpackt, oder ist es ein Mythos? Das Märchen von Aladdins Wunderlampe.

Ohne es zu ahnen besitzt ein tumber Tor einen Schatz in einer bauchigen Flasche (oder Lampe). Die kann ein wenig an eine Kopfform erinnern. Darin ist ein Flaschengeist (Dschinni, englisch und deutsch »ein Genie«) gefangen. Ein Geist also, lange eingesperrt, ein Wesen aus uralten Zeiten, aus einer mystischen Vergangenheit, der unter bestimmten Bedingungen ungeheure Kräfte entfaltet und Wünsche wahr werden lässt. Der kleine Junge, der die Lampe gefunden hatte, konnte anfangs nichts damit anfangen, wusste auch nicht, wie man so eine Lampe zum Funktionieren bringen kann. Zuerst war alles nur eine Spielerei. Erst als die Flasche durch mehrere Hände ging war plötzlich allen klar, was man da in der Hand hatte und welche Möglichkeiten sich daraus ergaben. Dann erwachte die Gier und es wurde für alle gefährlich.

Es ist ein wunderbares Märchenbild, das mit viel Fantasie anschaulich beschreibt, wie Kraft- und Machtentwicklung sich aufblähen und welche ungeheure Energie flüchtige, nebulöse Gedanken entfalten können. Aus diesem Kopf können tatsächlich riesige Atompilze aufsteigen, die ohne kontrolliertes Gewissen entweder helfen oder zerstören.

Schöner kann man exponentielles Wachstum in drei Dimensionen und deren Geschwindigkeit gar nicht darstellen. Aus dem daumengroßen ohnmächtigen Winzling wird innerhalb von Sekunden ein wolkenumspannender, allmächtiger Riese, der alle materiellen Wünsche sofort erfüllen kann. Starke Emotionen und ein Wechselbad der Gefühle sind beteiligt. Zu Beginn herrscht große Freude, wenn der Geist aus der Flasche schießt. Dann die plötzliche Erkenntnis, hier entsteht etwas Ungeheuerliches, auch Bedrohliches. Kann man damit fertig werden? Ist dieses riesige, furchterregende Ungetüm noch zu lenken?

Wer ist der Herr dieses Geistes? Ist er gut oder schlecht? Das wird die Zukunft weisen. Wir alle haben das selbst in der Hand.

Was machen wir mit der uns angebotenen Energie?

Wir haben wirklich Glück gehabt, immer wieder, sonst hätten wir es nicht geschafft, die heutigen Menschen zu sein. Wer in allem einen tieferen Sinn zu sehen versucht, der könnte auf die Idee kommen, unsere Kreuzschmerzen und die Probleme mit dem Rücken sollten uns kollektiv daran erinnern, welch unverschämtes Glück wir gehabt haben, überhaupt auf dieser Erde zu sein.

Nach fünf großen Katastrophen, die jedes Mal fast alles Leben auf unserem Planeten vernichtet haben, die letzte vor 66 Mio. Jahren, als sich die Dinosaurier verabschiedeten, haben wir uns von vierbeinigen mäuseähnlichen Cynodonten zu zweibeinigen Superhirnen entwickelt. Diese letzte Phase war gar nicht selbstverständlich und einfach. Von den Bäumen runter, auf zwei Beinen gehen, war schon eine Leistung. Aber die richtige Dynamik mit einer enormen Beschleunigung der weiteren Entwicklung wurde entschieden durch die Frage: »Wofür wollen wir mehr Energie aufwenden, für große Muskeln oder ein größeres Gehirn?« (Die Kernfrage in diesem Universum überhaupt: »Wo kriegen wir die Energie her und was machen wir damit?«)

Die Entscheidung: Muskeln oder Gehirn?

Unsere Vettern und Cousinen, die sich für größere Kraft und längere Arme entschieden haben (z.B. die Neandertaler), weil sie dachten, damit könnten sie mehr und besser Mammuts erledigen, haben offensichtlich Pech gehabt. Sie sind ausgestorben. Die pfiffigen Typen, die gewagt haben, ihre Nahrung in Gehirn zu investieren (unsere Vorfahren), haben das große Los gezogen. Dabei war das Ganze ziemlich riskant. Bei den damaligen Klimaverhältnissen gab es nur wenig Nahrung. Das Problem: Unser Turbogehirn verbraucht alleine 20-30 % der zur Verfügung stehenden Energie pro Tag, ohne eine sichtbare Leistung zu erbringen. Dann braucht die Aufzucht der Nachkommen erheblich länger, bis sie sich selbst ernähren können und ganz am Anfang muss auch noch das Kind viel zu früh geboren werden, da der immer größer werdende Kopf sonst die Mutter sprengen würde. Jeder Schritt hoch risikobelastet. Aber es hat sich gelohnt.

Der Kopf hat sich also durchgesetzt. Er sitzt ganz oben in einer beherrschenden Stellung und er bestimmt weiterhin auch, was die anderen Teile des Körpers machen sollen. Er hat als einziger den Durchblick (die Ahnung) in die Zukunft zu blicken, zu wissen was gut und böse ist und was richtig und falsch, Götter gleich eben. Aber er kann sich auch irren.

Und das tut er ziemlich oft. Das nennen wir dann lernen und je mehr Leute sich irren, umso mehr und schneller lernen wir und so werden wir weiter in rasantem Tempo in der Evolution vorangetrieben. Es kommt einem so vor, als brauche es einen kollektiven Pool von Gehirnen, der erst angefüllt werden muss, bevor er dann seine Grenzen überschreitet, praktisch überläuft und damit ein neues Projekt der Evolution anfängt. Der nächste Pool muss dann auch wieder so lange gefüllt werden, bis er ausfließt. Der einfache Mechanismus dieses Bildes würde anschaulich erklären, warum die eine Entwicklung Millionen Jahre in Anspruch nimmt und die andere in ein paar Monaten abgelaufen ist. Wie bei einem Waschvorgang muss also eine Idee immer wieder in einer Einzelprüfung durchgewalkt werden, bis schließlich ein sauberes Ergebnis erkennbar ist. Je mehr von dem vorhanden ist, was wir Intelligenz nennen, umso schneller geht das Ganze (dabei muss es nicht unsere eigene Intelligenz sein).

Klima und Ausbreitung unserer Spezies

Die Periode von unserer Auferstehung als Mäusezwerge vor 66 Millionen Jahren bis zur Erscheinung des ersten Menschen soll uns nicht weiter beschäftigen.

Seit wann laufen wir schon mit einem Körper herum, der so aussieht wie unser heutiger? Seit wann haben wir genau diese Wirbelsäule, bei welcher der Kopf ganz oben sitzt? Wie lange haben wir schon die geniale Konstruktion unserer Schultern und der damit verbunden Hände mit der unglaublichen Idee des gegenüberstehenden Daumens, der uns alles zu bauen und konstruieren ermöglicht? Und wann ist der erste Mensch mit genau demselben Fuß herumgelaufen, den wir heute noch einfach nur bewundern müssen, mit dem man auf einem Bein aufrecht stehen kann, aber der auch in Bewegung, also im Laufen völlig neue, vorher nie da gewesene Eigenschaften aufweist? Das ist alles zur selben Zeit entstanden, war einfach so da, an vielen Stellen der Erde gleichzeitig. Für uns mag es schon ein wenig kurios anmuten, eigentlich ungeheuer weitsichtig, diese Konstruktion schon perfekt zu einer Zeit vorzufinden, in der man noch nicht annähernd ahnen konnte, was damit zu machen möglich ist.

Mit neusten archäologischen Bestimmungsmethoden und Analysen von Zellen haben wir einen Einblick in das damalige Leben erhalten, fast so, als lägen Facebook Accounts vor uns. Durch die DNA im Zellkern erfahren wir etwas über den Stammbaum, jetzige und frühere Wohnorte, Lieblingsspeisen, den Beruf, Haustiere, Krankheiten usw. Unsere Kraftwerke in den Zellen, die Mitochondrien sind praktisch eingewanderte Fremdlinge in jede einzelne unserer Zellen, mit denen wir schon sehr früh, noch im Zellentwicklungsstadium eine Symbiose eingegangen sind. Sie gehören zu uns, haben jedoch eine völlig andere DNA, bezeichnet als mtDNA (mitochondrale DNA), sind aber auch in derselben Zelle zu Hause mit dem Zellkern. Deren genetisches Schicksal durch die Generationen war ein völlig anderes als das des Zellkerns. Führen wir beide Entwicklungslinien zusammen, so kann man über 100.000 Jahre Wanderungsbewegungen nachverfolgen und Standortbestimmungen durchführen, ähnlich wie heute in der Kriminaltechnik die Navi-Ortung funktioniert, indem man die Schnittstellen der Strahlen ausmacht. Von Fundorten aus allen Teilen der Erde haben wir also heute eine genügend exakte Möglichkeit, Verwandtschaftsverhältnisse aufzuklären, diverse Aufenthaltsorte zu bestimmen und Zeitabschnitte zu beurteilen. Mit physikalischen Analysen und chemischen Korrelaten können wir uns ganz gut ein Bild machen über die frühere Umwelt, die damals gewachsenen Pflanzen, die zur Verfügung stehende Nahrung, den Verlauf des Alltags und die angewandten Arbeitstechniken unser damaligen Vorfahren.

Da steht er nun, der moderne Mensch und wartet und wartet. Worauf wartet er eigentlich? Darauf, dass sich sein Gehirn endlich auch weiterentwickelt und ihm damit die Möglichkeit gibt, quasi zu explodieren. Eine Beschleunigung der Entwicklung ungeahnten Ausmaßes. Wie wir sehen werden, zwei völlig verschiedene Phasen also. Soll das wichtig sein? Ich denke, wir brauchen die Antwort und das Wissen, um beurteilen zu können, was sich möglicherweise verändern lässt. Wo wir ansetzen können und wo es wenig Sinn macht. Was es zu respektieren gilt und mit welchen Gegebenheiten wir uns abfinden müssen, weil wir sie einfach nicht verändern können ohne wesentliche Risiken an unserem Körper einzugehen (z.B. durch genetische Manipulation oder Operationen). Auf der anderen Seite besteht geradezu die Verpflichtung, zu überdenken, wie wir die in unsere Köpfe und Seelen eingebrannten »Wahrheiten«, die wir uns in der ersten Zeit unserer Zivilisation angeeignet haben, langsam wieder aus unseren Vorstellungen raus bekommen, um das menschliche Zusammenleben harmonischer und friedfertiger zu gestalten (in der unmittelbaren Umgebung), und vor allem ehrlicher (in der gesamten Welt).

Das Klima bestimmt die Kultur

Der alles bestimmende Einfluss auf die Entwicklung unseres Planeten ist immer das Klima gewesen. Die äußeren klimatischen und atmosphärischen Bedingungen haben über Sein und Untergang bestimmt. In Zeiten günstigen Klimas haben sich Hochkulturen entwickelt und große Reiche gebildet.

Die Menschen hatten alles im Überfluss, konnten philosophische Gedanken entwickeln und große Kunstwerke erschaffen. Man war tolerant. Schnell stiegen die Bevölkerungszahlen und es war relativ friedlich. Wenn durch veränderte Sonneneinstrahlung und ungewöhnliche Vulkanaktivitäten das Wetter sich drastisch verschlechterte, dann verschob sich das Klima. In einigen Teilen wurde es dann trocken und es entstanden Wüstenlandschaften. In anderen Teilen kam es zu Dauerregen und Überschwemmungen. Alles verfaulte. (Kennen wir das nicht alles auch aus den heutigen Nachrichten?) Die Leute hatten nichts mehr zu essen und wurden krank. Soziale Unruhen, Kämpfe, Kriege, Krankheiten, Seuchen und Tod waren die Folge. Die vier Apokalyptischen Reiter der Offenbarung des Johannes haben immer wieder nacheinander die Menschheit heimgesucht.

> *Das Klima war letztlich immer der Auslöser,*
> *weil die Ressourcen knapp wurden.*

In solchen Zeiten wandten sich die Menschen wieder mehr ihrem Glauben zu. Sie erinnerten sich erneut an ihre Götter, die sie gnädig stimmen sollten. Dem üblichen Muster folgend, suchte man wieder einmal nach Schuldigen, verfolgte Minderheiten und verbrannte sie. Alles Leben muss diesen recht unterschiedlichen und unerbittlichen Zyklen folgen in der Vergangenheit und auch in Zukunft (?).

Vor 2,5 Millionen Jahren lebte in den dichten Urwäldern Afrikas ein Mensch, den wir schon als solchen ansprechen würden, begegnete er uns heute auf der Bahnhofstraße in Zürich. Zugegeben, ein bisschen gedrungen wirkte er schon. Der Kopf scheint ein bisschen kleiner und ausgeprägte Muskeln in Schultern und Oberarmen lassen die Brust anschwellen, aber so präsentiert sich ja auch heute der eine oder andere noch gerne, nicht nur Bodybuilder. Wir begegnen einem Homo Habilis, einem geschickten Menschen mit 630 cm² Gehirnvolumen. Wir heute haben ziemlich genau das doppelte Volumen, zwischen 1250 und 1300cm². Aber auf die Größe allein kommt es, wie bei so vielen Dingen, gar nicht an.

Wir waren reif für die Insel

Dass wir jede Menge Rezeptoren im Körper haben, von denen man sich fragt, wozu sie in diese Menge überhaupt notwendig sind, wissen wir schon seit ein paar Jahrzehnten. Es sind die Propiozeptoren, welche uns immer die Lage unserer Glieder angeben, selbst im Weltraum (mehr dazu später). Neu entdeckt wurde eine ganz andere Fähigkeit, die der Interozeption (der inneren, eigenen Gefühlswelt). Eine Fähigkeit, die bislang nur mystischen Empfindungen zugeschoben worden ist. Es geht um die alte, weise Forderung des Delphischen Orakels des Apollotempels in Griechenland: »Erkenne dich selbst.« Vielleicht ist das das Geheimnis der ungeheuren Beliebtheit von Selfies, das stolze Präsentieren des eigenen Ich's. Man kann es einfach nicht oft genug machen, dieses Blicken in den Spiegel und das Ansehen des eigenen Gesichtes. Diese Erkenntnis markiert definitiv eine Absonderung aus der Gruppe der Säugetiere. Niemand sonst ist dazu fähig. In der Mythologie war es Narziss, der sich in sein eigenes Spiegelbild verliebte und daran zu Grunde ging. Die ersten Menschen haben wahrscheinlich ebenso zuerst in einem Fluss ihr Spiegelbild betrachtet, sich als eigenständiges Individuum erkannt und auch festgestellt, dass das Gegenüber ein anderes Wesen war.

Die Inselrinde ist ein schmales Areal, das sich in unserem Kopf ziemlich genau unter dem neu entwickelten Großhirn befindet, seitlich in der Region des Schläfenlappens, ungefähr da wo die Bügel verlaufen, wenn Sie Brillenträger sind. Es ist eine Verbindungsstation, ein Drehkreuz. Hier laufen aus jeder Richtung die Fäden zusammen. Von einer Seite kommen freie, sensible Nervenendigungen aus den behaarten Hautregionen und besonders viele von den nicht behaarten Taststellen. Hier finden wir besonders an den Spitzen eine unglaubliche Anzahl der verschiedensten Fühler, die uns sehr differenzierte Auskunft über das Prüfobjekt bescheren. Bei den Fingerspitzen und unseren Händen ist uns das durchaus bewusst, dabei sind unsere Füße mit ebenso feinen Rezeptoren ausgestattet. Auch wenn wir sie leider vergessen haben und glauben, sie nicht mehr nötig zu haben, weil wir bei jeder Gelegenheit passende Schuhe tragen. Sie sind trotzdem da und warten auf uns. Ein anderer Informationskanal kommt aus der Bauchregion und dem

Verdauungstrakt. Diese Informationen werden nicht dauernd nach oben geliefert. Das würde mitunter sehr lästig sein. Aber wenn es um eine Aufforderung zum Handeln geht, dann melden sich die inneren Organe, erst leicht und höflich, aber dann auch drängender, manchmal bis zum Schmerz. Plötzlich haben wir Hunger. Der kann auch durch Geruch ausgelöst werden. Wir sind pappsatt und können absolut nicht mehr essen oder uns quält eine volle Harnblase im wirklich ungünstigsten Moment.

Die Inselrinde ist eine der ältesten Strukturen. Sie hat unser modernes Gehirn mit aufgebaut. Entsprechend viele unterschiedliche Aufgaben fallen ihr auch zu. Eines ist ganz interessant, sie kann Altes mit Neuem verbinden. Aus sehr alten Quellen kommen Geruch und Geschmack. Sie werden hier identifiziert und miteinander verarbeitet. Aber gleichzeitig findet auch immer eine Bewertung statt. »Positiv oder negativ?« ist hier dauernd die Frage. Abwehr wie Ekel wird hier produziert, aber wohl auch unsere emotionale Bewertung des Schmerzes. Je nach Kombination der ankommenden Reize und den Umständen der Situation kann das Resultat völlig verschieden ausfallen.

> *Das Inselareal bewertet den Schmerz emotional.*
> *Es ist zuständig für unsere eigene innere Wahrnehmung.*

Diese Insel hat mit Hören, mit Gleichgewichtsgefühl zu tun, mit Sprechmotorik, Empathie und Fairness, mit der Aufmerksamkeit für uns selbst und unserer eigenen inneren Wahrnehmung. Also eine ganze Menge, was jederzeit zugeordnet werden muss. Diese besondere Eigenschaft ist die wesentliche Voraussetzung für die Schaffung eines Mitgefühls für andere und natürlich für die Fähigkeit, sich in die Situation anderer emotional hineinzuversetzen.

Das führt zu der Erkenntnis:

> *Hier wird unser Mitgefühl geboren,*
> *die Voraussetzung einer funktionierenden Gemeinschaft.*

Generell kann man sagen, alle von außen angelieferten Informationen, alle neuen Körperempfindungen und alt bewährten Sinneseindrücke (Geruch, Bilder, Musik), werden hier auf der Insel mit Emotionen gewürzt.

> *Die Insel ist also wie ein Koch, der Gewürze liebt und damit umzugehen versteht und der die richtigen Pfannen und Geräte hat, um mit der richtigen Temperatur das Beste herauszuholen.*

Also, eine moderne Küche, die aus einfachen Rohstoffen die ungewöhnlichsten und zauberhaftesten Gerichte komponiert, immer dem Anlass entsprechend.

Das ist einmalig. Dass Tiere ihren Körper so wahrnehmen können, ist definitiv nicht der Fall.

Unsere Urmutter berichtet

Aber kehren wir zurück zu unserem Homo Habilis, der nicht zufällig eine Frau war. Frauen waren ab jetzt die bestimmenden Menschen. Sie hatten das Sagen und bestimmten von nun an für tausende von Jahren unser Geschick. Doch lassen Sie uns hören, was sie uns darüber berichten, wie die gegenseitige Wertschätzung begonnen hat und was für ein Gefühl das war.

»Die Nächte sind kalt«, deutet sie uns an, »und wir müssen sehen in unserer kleinen Gruppe, wie wir uns warmhalten. Also rücken wir enger zusammen, um Wind und Wetter nicht so ausgesetzt zu sein. Manchmal gibt es abends etwas zu essen, aber meistens eben nicht und oft verbringen wir die Nacht mit knurrendem Magen. Trotzdem ist diese Zeit der Ruhe unter dem großen Himmelszelt die schönste vom ganzen Tag. Wir haben uns angewöhnt, uns gegenseitig zu streicheln und uns leicht und manchmal auch heftiger zu massieren. Aber am besten ist es, mit den Fingern sanft über die nackte Haut zu gleiten und zu kitzeln. Das ist ein Gefühl der Wärme und des Wohlbehagens. Der Körper entspannt sich und man fühlt sich automatisch zum Nachbarn hingezogen. Was auch gewesen sein mag während der Sonne, welche Spannungen und Probleme auch unvermeidbar waren am Tag, in der Dunkelheit wird wieder alles eingerichtet und Leib und Seele werden wieder ruhig und sanft.« –

Also so eine Art gegenseitige Gruppen-Heilung und Egostabilisierung durch Bestätigung.

> *Der Beginn des selbstbewussten Individuums und gleichzeitig der Anfang eines unzerstörbaren Zusammengehörigkeitsgefühls und gegenseitigen Versicherns, die Voraussetzung einer eigenen, sich selbst entwickelnden Zivilisation.*

Die Frauen waren in der Überzahl (wir werden später noch eingehend darauf zu sprechen kommen) und sie bestimmten die Regeln der Gruppe. Sie hatten für die Kinder und die Schwachen zu sorgen und die Übersicht zu behalten, welche Überlebenschancen für die Gruppe im Moment die besten waren. Sie konnten intuitiv besser erfassen, was jeden Einzelnen der Gruppe betraf. Welche Stärken und Schwächen hatte jeder an diesem Tag? Auf wen galt es Rücksicht zu nehmen? Welche Fähigkeiten waren heute gebraucht und wer konnte am besten zum Wohl aller das Notwendige umsetzen? Ein komplexes, wichtiges Programm.

Aber hier schon, in dieser Phase, geschieht etwas ganz Entscheidendes. Man könnte es fast nennen, die »Erfindung der menschlichen Faszie«, die doch nicht der tierischen gleicht. Oberflächlich gesehen und auch unter dem Mikroskop gibt es keine entdeckbaren Unterschiede. Aber trotzdem haben sich die Eigenschaften verändert, wie wir gleich sehen werden. Heute ist uns das so selbstverständlich, dass wir es gar nicht mehr als etwas Besonderes betrachten. Vielleicht denken wir sogar, bei anderen Säugetieren müsste das genauso sein. Aber hier geschieht etwas ganz Wesentliches. Aus begreiflichen Gründen können wir das exakte Datum der Erfindung nicht angeben und wir wissen auch nicht genau ob ein männlicher oder weiblicher Mensch die Initialzündung zu diesem besonderen Ereignis ausgelöst hat. Zur einleitenden Erklärung mag dieses vorangestellt sein.

Ungefähr in der gleichen Epoche wurde auch noch etwas anderes entdeckt, das wieder einen Sprung nach vorne ermöglichte. Auf ein paar tausend Jahre kam es damals in der Entwicklung nicht an, heute wären es vergleichbar 1-2 Tage.

Säugetiere sind im Prinzip so konstruiert: Die Hinterbeine sind als Sprungfedern gedacht. Dazu da, so rasch wie möglich aus einer Gefahrenzone zu verschwinden. Sie machen deswegen einen gewaltigen Ausschlag nach hinten möglich. Wir kennen das von Pferden und Hunden. Kängurus mit ihren normalen 7 m Sprüngen sind wahrscheinlich die Champions. (Hier schimmert die Besonderheit der menschlichen Faszie wieder ein wenig durch, denn wir schaffen auch über 8 m. Wieso kommt später) Die Vorderfüße (Arme und Hände) waren dazu bestimmt, etwas zu sich hin zu raffen, zu schaufeln, um möglichst viel Nahrung in sich rein zu bekommen. Wahrscheinlich spielte auch eine Rolle, den Leckerbissen so rasch wie möglich uninteressant zu machen. D.h., sofort in den Mund stopfen und so schnell wie möglich runter damit. Und so ist es bei Affen noch heute üblich. Doch was jetzt kommt, kann auch diese ebenfalls weit entwickelte Seitenlinie der Evolution heute immer noch nicht. Vielleicht war es die folgende Szene, in der diese neue Fähigkeit das erste Mal bewusst wahrgenommen wurde. Sie hat tatsächlich alles verändert.

In einer Höhlenküche

Wir blicken in eine Höhle, in die Küche einer unseren Ahnen. Nicht immer gab es nur Eintracht. Man musste mehr oder weniger eng zusammenleben. Nicht immer war Harmonie im Raum. Manchmal gab es auch dicke Luft. Und es kann durchaus so gewesen sein, dass einfach einer aufgebrachten Hausfrau die Zornesadern angeschwollen sind, sie ihre liebste Sammeltasse in die Faust nahm und sie mitsamt Inhalt nach einem männlichen Wesen geschmissen hat, das wieder einmal überhaupt nichts verstanden hatte. Die Tasse zerschellte am Kopf, das Getränk lief langsam den Bart hinunter.

Starre, Stille, Erstaunen. Als Chronist darf ich anmerken, dass beide Partner ziemlich perplex waren durch diese Aktion und sich mit großen Augen mehrere Sekunden erstaunt angesehen haben. Niemand hatte jemals an so etwas gedacht. Keiner hatte vorher so etwas gesehen. Danach erschütterte ein herzliches, befreiendes Lachen das ganze Tal. Diesen Moment haben beide nie in ihrem Leben vergessen. Die Erfindung einer neuen Idee.

Ob es genauso geschah, ist nicht amtlich verbürgt. Frauen waren eigentlich schon immer sehr innovativ. Also ist die Wahrscheinlichkeit doch groß, dass es so war. Wesentlich neu hierbei waren nicht die Zornesfalte und der energische Blick, sondern diese seltsame Bewegung, die vorher noch niemand beobachtet hatte. Eine Positionsänderung der Hand, die eigentlich im Plan bisher nicht vorgesehen war. Dazu der Einsatz des Armes, ungewöhnlich. Eine Bewegung vom Körper weg ist im gesamten Muskelprogramm der vorderen Extremitäten noch nicht ausprobiert worden. Gab es nie und gibt es nicht. Nach hinten schon aber nach vorne geht nicht.

Da ist eine Idee offensichtlich wie ein Geistesblitz geboren worden. Man kann auf diese Weise durch Werfen nach vorne etwas von sich fernhalten, wenn man das wirklich will, mit dem ganzen Körper und auch mit dem dazugehörigen Willen. Diese Tat setzt in gewisser Weise eine Zukunftsplanung voraus. Man muss erahnen können, was in Zukunft passieren wird. Möglicherweise sogar die Konsequenzen abwägen.

Was lag jetzt näher, als diese Idee weiter zu verfolgen? Mit ein wenig Schwung konnte man auch jemanden, der weiter entfernt ist, auf Abstand halten. Eine neue Jagdtaktik war geboren. Wenn man nicht nur den Vorderarm einsetzt, sondern die gesamte Länge des Armes, dann war es plötzlich möglich, ein weiter entferntes Objekt zu treffen. Mit einem Stein oder Speer bedeutet das, eine neue Nahrungsquelle und damit eine ungeahnte Möglichkeit zur weiteren Entwicklung.

Dieses Beispiel erscheint Ihnen ein wenig läppisch? Ist es aber bei genauem Hinsehen nicht. Um einen Speer zu werfen muss man zuerst seinen Arm in die Gegenrichtung bewegen, nach hinten, wo man gar nicht hin will, also eigentlich eine unsinnige Bewegung. Dabei spannt man die Faszie an und lädt sie mit Energie auf. Wenn man sofort die Gegenrichtung einschlägt, d.h. den Arm nach vorne reißt, wird die gespeicherte Energie direkt umgeleitet und wieder abgegeben. So kann man ein Wurfgeschoss tödlich auf eine Beute senden. Das war absolut neu. Hat sich aber in der Folgezeit wirklich gut bewährt. Wenn man allerdings noch zusätzliche Teile des Körpers einsetzt, die gar nicht zum Arm gehören, ja, wenn man die Beine dazu nimmt oder gar von den Zehen anfängt Spannung aufzubauen, dann fliegt ein Speer gleich doppelt oder dreimal so weit. Das ist ein Geheimnis der Faszie. Ihre Länge und ihr Verhalten um die Gelenke. Herausfinden, wie perfekt das funktioniert, muss das jeder selbst oder man bekommt es von einem Lehrer oder Trainer gezeigt.

Was ist jetzt das Besondere an dieser Bewegung? Sie ist von der Entwicklung und von der Natur eigentlich nicht vorgesehen. Sie ist sogar gefährlich. Beim Werfen eines Speers oder Balles fliegt nicht nur das Wurfgeschoss nach vorne vom Körper weg, sondern auch der gesamte Arm. Der wird gehalten von einem Muskel, der unter dem Schulterblatt sitzt. Das Schulterblatt muss beweglich sein, gehört zum Arm und gleitet perfekt bei dieser Bewegung über die Rippen am Rücken. Damit der Arm nicht mit nach vorne fliegt, muss er zurückgehalten werden. Dafür sind die Muskeln im Allgemeinen nicht da, sie sind konstruiert, um Dinge zu sich hinzuziehen. Bei der Wurfbewegung wird aber genau die entgegengesetzte Funktion von diesem armen Muskel (dem m.subscapularis) gefordert. Der zusammengezogene, verkürzte Muskel muss sich blitzschnell verlängern, und das, ohne Schaden zu nehmen. Das gelingt nur, wenn er ruckartig nachgibt, in kleinen Portionen, also sich langsam entspannt. Die Bewegung beim Wurf ist aber nicht langsam, sondern extrem schnell. Das Ganze stellt somit eine ziemlich große Belastung dar. Das ist übrigens auch der Grund, wieso bei allen Ballspielen (Handball, Tennis) Schulterprobleme an der Tagesordnung sind und behandelt werden müssen. Ebenso verwunderlich ist es, wie wenig ausgebildete Mediziner diese häufig vorkommende Panne sofort beheben können. Die meisten Patienten laufen Monate mit ihren Problemen herum. Das führt dann zu weiteren Verspannungen der umliegenden Muskulatur und schließlich zu einer »Frozen Shoulder«.

Nebenbei ist augenscheinlich noch eine andere Fähigkeit entwickelt worden. Da das Gehirn sich schon offensichtlich so weit entwickelt hatte, dass eine Planung für die unmittelbare Zukunft möglich war, konnte man die Vorstellung, »Ich möchte das Tier vor mir erledigen« schon umsetzen, bevor man sein Opfer unmittelbar berührt hatte. Jetzt fehlte eigentlich nur noch die intelligente Ausbildung einer Leitungsbahn vom Willenszentrum im Gehirn zu den Ausführungsorganen, zu Arm und Hand. Das Zielen und Treffen eines entfernten Objekts mussten geübt werden. Die Aufgabe lautete also: Trainiere zielbewusst und handle zielgerecht.

So hat sich die Faszie zu dem entwickelt, was sie heute ist. Ein System mit erstaunlichen Fähigkeiten, die wir jetzt erst so richtig zu verstehen beginnen.

Ganz schön lange kaum was passiert

25000 Generationen später, also so vor 1,8 Millionen Jahren kommt uns der nächste Nachfahre entgegen. Er ist größer und schlanker, ungefähr 1,80m groß, hat weniger Muskeln, ist beweglicher und besitzt eine höhere Intelligenz, der Homo Erectus (ein aufrechter Mensch, Gehirngewicht 800cm^2). Inzwischen hat sich wieder das Klima verändert. Die ostafrikanischen Urwälder sind verschwunden. Also runter von den Bäumen. Dafür gibt es jetzt eine trockene, offene Savanne. Da fühlt er sich wohl und beginnt zu wandern, und weil ihm das so gut gefällt, besiedelt er die ganze Welt, immer einen Faustkeil in der Hand und eilt dem nächsten Wild nach. Die nächsten 1,2 Millionen Jahre hat unser Ahn weiter an sich und seinem Gehirn gearbeitet. Vor 670000 – 410000 Jahren war er der sogenannte Homo Antecessor (Ur-Mensch mit Gehirnmasse von 1000cm^2).

In stetigem Auf und Ab dümpelten unsere Vorfahren so vor sich hin, folgten immer dem Klima und den Tieren auf ihrer langsamen Wanderung über die Kontinente. Die einzelnen Gruppen waren 20 bis höchstens 40 Personen groß und sind sich wohl auch nur selten begegnet. Für mehr Menschen täglich Nahrung zu beschaffen, war nicht möglich. Es handelte sich also um Familienclans, – ein riesiges Inzuchtexperiment, das in 100000en von Jahren nur ab und zu neues genetisches Material in ihrem Kreis aufnahm.

Entsprechend groß war demnach auch die Rate der Mutationen. Das Spiel hieß: Welche der neu zusammengewürfelten Eigenschaften setzt sich in welcher Landschaft, bei welchem Klima und unter welchen Bedingungen am besten durch? Manche von den Ergebnissen sahen so ähnlich aus wie wir, viele aber auch nicht.

Trotz der vielen unterschiedlichen klimatischen Verhältnisse muss man sagen, es war überwiegend sehr kalt. Unser natürliches Haarkleid hatten wir langsam abgelegt bis auf ein paar rudimentäre Überbleibsel. Das war hart. Also mussten wir uns erst einmal etwas zum Anziehen besorgen, vielleicht irgendeine andere Haut? Das dürfte doch nicht so schwergefallen sein. Dafür hatten wir etwas viel Wertvolleres bekommen. Die Fähigkeit zu schwitzen. Das scheint nun nicht etwas Besonderes gewesen zu sein. War es aber doch. Der neue Begriff heisst Thermoregulation. Ein ungeheurer Vorteil gerade beim Jagen von großen, voluminösen Tieren. Bei mehrfach hinter einander eingelegten Sprints überhitzen massige, behaarte Körper und können sich dann praktisch nicht mehr fortbewegen. Unsere Vorfahren hatten angefangen zu trainieren, zuerst einen Halbmarathon, später einen ganzen Marathon. Ihnen machte das nichts aus, sie konnten ihre Temperatur wunderbar regulieren durch Feuchtigkeitsabgabe. Inzwischen hatten sie auch gelernt, sich mit Zeichen zu verständigen, was ein lautloses Anpirschen ermöglichte. Sie konnten gemeinsam Pläne schmieden, miteinander auf verschiedenem Weg mit Zeichen, Gesten und Blicken kommunizieren und so zusammen eine kleine Herde oder auch nur ein Einzeltier einkreisen und zur Strecke bringen. Beliebt war auch, ein Tier zu Tode zu hetzen so lange bis es umfiel oder einfach nicht weiterkonnte. Jetzt waren die guten Speerwerfer gefragt. Natürlich wurden auch Fallen aufgestellt und diverse andere Jagdtechniken erfunden und ausprobiert.

Der nächste Flaschenhals, Eiszeit

Und dann gab es wieder eine kosmische Konstellation, die alles auf der Erde umkrempelte. Wieder eine Klimaänderung. Die Umlaufbahn der Erde war nicht immer so rund wie jetzt, sondern in einem Zyklus von 41000 Jahren wechselt sie auf eine elliptische Bahn. Das veränderte damals die Intensität der Sonnenstrahlen, die Solarkonstante wurde kleiner und die Pol-Achse der Erde hatte einen anderen Winkel. Dazu kam eine Kontinentalverschiebung, welche die damals mehr oder minder vorhandenen geschlossenen Landmassen stärker auf die nördliche Halbkugel presste. Es wurde wieder kälter. Und zwar gewaltig. Zwischen 190000 und 90000 v.u.Z. folgten hintereinander so 40-50 längere Eiszeiten. Die Temperatur der Erde fiel weiter und weiter.

> *Immer mehr Schnee sammelte sich auf den Polkappen und den großen Landmassen. Die riesigen Gletscher waren Kilometer dick.*

Es blieb nur wenig Wasser für Regen und Flüsse. Folglich waren die übrig gebliebenen, eisfreien Landgebiete fast ausgetrocknet. Die jährliche Durchschnittstemperatur lag 10°C unter dem heutigen Niveau. Das Wasser der Ozeane war salzhaltiger. Der Meeresspiegel hatte sich um 90m gesenkt. Die Erde war zu einem eingefrorenen weißen Planeten geworden. Die Überlebensbedingungen waren mangelhaft bis ungenügend. Dafür konnte man bequem vom heutigen europäischen Festland zu Fuß nach England gehen.

Und sei das nicht genug, nahm durch geringere Vulkanaktivität auch noch der CO_2 Gehalt ab. Was das bedeutet, wissen wir nur zu gut, erleben wir doch jetzt gerade das Gegenteil. Damals wurde der schützende Treibhauseffekt immer schwächer. Die weiße Erde konnte die Wärme nicht halten und die durchlässige, verdünnte Atmosphäre konnte das auch nicht. Das führte zu noch weniger Pflanzenwuchs, geringerem Tierbestand und damit auch zu einer drastischen Verminderung der damals lebenden Menschen. Dieser enorme Druck war möglicherweise der Auslöser dafür, dass sich die Menschen jetzt etwas einfallen lassen mussten, um zu überleben. Sie brauchten neue Ideen und neue Fähigkeiten.

Einige Individuen begannen an der ersten großen Erfindung der Menschheit herumzufeilen. So etwas hatte es vorher auf dieser Erde noch nicht gegeben. Das nun größere Gehirn entwickelte eine eigene Vorstellung und eine Art Wille, vielleicht sogar eine Art Zwang, über epigenetische Regulationen die Körperfunktion ein wenig zu modifizieren. Es ging um ein Kommunikationssystem, das besser und leistungsfähiger sein sollte, als alles vorher Dagewesene: Die Sprache. Man brauchte nur am Kehlkopf ein bisschen etwas zu verändern. Nicht alle waren damals dieser Meinung und haben sich an dieser Entwicklung beteiligt, aber das war keiner aus unserer Ahnenreihe. Ab jetzt war die Erfolgsstory nicht mehr aufzuhalten. Nach hunderttausenden von Jahren Dümpelei ging es nun in rasantem Tempo weiter.

Bewusstsein entstand – Beginn der Menschheitsgeschichte

Die einzelnen unterschiedlichen Gehirne konnten jetzt zu einem Brain Pool zusammengeschaltet werden (denn das ist nichts weiter als Kommunikation). Ab jetzt gab es praktisch keine unlösbaren Probleme mehr. Der erste wissende, selbstreflektierende Mensch war geboren, der Homo sapiens. Und schon ging es los mit den unlösbaren Fragen: »Wo komme ich her« und »Wo gehe ich hin«? Man hatte den Himmel entdeckt und begann, die eigenen Ahnen um Hilfe zu bitten. Das war der Moment in welcher der Begriff Zeit außerhalb des eigenen Erlebnishorizontes erfunden und empfunden wurde. Erinnerungen wurden weitergegeben.

Doch so weit sind wir noch nicht, denn unser Ahne hatte noch nicht alle Vernichtungsfallen überwunden. Was auch immer die Ursachen gewesen sein mögen (die Forschung läuft auf Hochtouren, Krankheitserreger stehen oben im Kurs), auf jeden Fall reduzierte sich die Anzahl der Menschen noch einmal dramatisch.

Der schnuckeligste und bequemste Platz auf diesem Planeten war offensichtlich wieder Ostafrika. Zwischen 50000 und 40000 v.u.Z. ging es von hier aus zum zweiten Mal in die weite Welt über Ägypten nach Südwest- und Zentralasien und auch nach Europa. Unter diesen neuen Menschen waren tatsächlich unsere unmittelbaren Vorfahren. Von diesen stammen wir alle ab. Sie hatten sich offensichtlich auch weiterentwickelt und verändert. Es waren aber auch dramatische Ereignisse vorausgegangen, die den ganzen Planeten verändert hatten. Wie immer war es der Klimawandel gewesen, der alle Dinge wieder auf den Kopf gestellt hatte. Das Land war zwar weniger geworden, weil der Meeresspiegel wieder anstieg, und die alles überwachsenden Urwälder waren verschwunden. Die riesigen Säugetiere, die schweren flugunfähigen Vögel und Reptilien, Zentner und Tonnen schwer, die in der warmen Periode vorher die Erde beherrschten, waren alle ausgestorben. Jetzt waren wieder neue Fähigkeiten gefragt, um zu überleben.

Auf der Bahnhofstraße in Zürich hätten wir unseren Vorfahren nicht begrüßen können. Wären wir allerdings auf die Idee gekommen, uns beide mit einem Navi in der Hand zu verabreden, wären wir beide an die richtige Stelle gekommen. Allerdings nicht auf der Straße, sondern wir ständen dann in dünnerer Luft auf einem hier über 500m dicken Gletscher. Europa lag immer noch unter einer riesigen Eismasse, bis auf einige Täler an der Westküste (Golfstrom), wo die Vorfahren von Picasso 45000 Jahre v.u.Z. ihre ersten Werke in Höhlen (Altamira u.a.) ausgestellt haben. Das waren tatsächlich Picassos Vorfahren und natürlich auch unserer aller Ahnen, genetisch gesehen. Aber wir waren nicht die einzigen Menschen in dieser Gegend, zu dieser Zeit.

Frauen hatten das Sagen und prägten auch das Götterbild

Übrigens, unser damaliges Date wäre mit einiger Wahrscheinlichkeit eine Frau gewesen. Das überrascht Sie? Die nächsten 35.000 Jahre waren Frauen diejenigen, die das Schicksal und den Wandel der Menschheit bestimmt haben. Das Bild vom Höhlenbewohner, der gerade mit einer Keule eine Frau niedergeschlagen hat und sie jetzt an ihren langen Haaren aus der Höhle schleppt, ist eine Fantasie unseres heutigen Rollenverständnisses. Damals waren die Verhältnisse völlig anders. Die damaligen Gruppen waren immer noch klein. Ein Dutzend Individuen bildeten schon eine große Horde. Jeden Tag musste ein neuer Platz gefunden werden, wo es Nahrung und eine Übernachtungsmöglichkeit gab. Das zu organisieren war hauptsächlich eine Aufgabe der Frauen. Sie waren in jeder Beziehung der wichtigste Teil der Gruppe. Denn schließlich mussten auch die schwachen Mitglieder, die Kinder, die Kranken und Verletzten gehegt, gepflegt und versorgt werden.

Die physische Kraft der Männer war eher selten gefragt. Wichtig war, die Gruppe zusammen zu halten und zu erhalten. Bis heute können das Frauen besser als Männer. Die Anführer der Horde waren also Frauen.

Das ist keine rein theoretische Überlegung. Vor kurzem haben im Norden von Tansania Forscher fossile Fußspuren entdeckt, die uns ein Spotlight auf einen Tag einer kleinen Gruppe vor 6.000-19.000 Jahren ermöglichen. Hier hatten sich 17 Menschen getroffen. 14 Frauen aus der einen Richtung sind offensichtlich zwei Männern und einem Jugendlichen aus einer anderen Richtung begegnet. Eine nicht alltägliche Begebenheit. Es gab weniger Männer als Frauen. Archäologen haben immer mehr Frauenskelette als Knochen von Männern entdeckt und untersucht. Wir müssen sogar annehmen, dass damals Männer tatsächlich Mangelware waren.

Männer waren schon immer stärker problembehaftet. Sie sind empfindlicher. Sie brauchen mehr Pflege bei der Aufzucht, sind die ersten Jahre sehr viel häufiger krank und sterben früher als Mädchen. Um diesen Mangel auszugleichen, hat die Natur es so eingerichtet, dass in schwierigen Zeiten mehr männliche Nachkommen geboren werden. Auch die damaligen Männer waren einseitiger, komplizierter, weniger belastungsfähig als Frauen, aber auch stärker und physisch ausdauernder, also ebenfalls wichtig für die Gruppe. Trotzdem, das Sagen hatten offensichtlich weise Frauen, die immer das Gruppeninteresse in den Vordergrund stellten und damit die besseren Überlebenschancen ermöglichten.

Die damalige Herausforderung war, die Natur zu verstehen. Die verschiedenen Pflanzen und das unterschiedliche Verhalten von Tieren, die Jahreszeiten mit ihrer Klimaveränderung und die immer wiederkehrenden Naturkatastrophen und Pannen. Alle diese Phänomene waren in den Augen der Menschen göttlichen Ursprungs, also etwas was man nicht verstehen und erklären konnte, aber was offensichtlich vorhanden war und dem man mit Ehrfurcht zu begegnen hatte. Eine Art Naturphilosophie oder Religion war das, an die man sich klammerte. Die meisten dieser Phänomene waren und sind auch heute noch weiblicher Natur. In uns ist immer noch das Bewusstsein verankert, dass diese Form der weiblichen Eingebundenheit in der Welt sich bis heute nicht verändert hat. Wir leben also in wirklich modernen Zeiten, in denen die Einheit von Mensch und Natur als unabdingbar gefordert wird. Nicht die Zerstörung der Welt ist Aufgabe der Menschheit, sondern das Erhalten und die Pflege dieses außergewöhnlichen Planeten.

Aber wenden wir uns den weiteren Geschehnissen zu: Die Temperaturen stiegen wieder an, die Rentiere zogen weiter in den Norden und die Jäger folgten ihnen hinterher. Im Norden Europas gab es dann keine Höhlen mehr und entsprechend auch keine weiteren Malereien.

Welcher Stamm setzt sich durch?

Von den gesamten Ästen des Stammbaums, der die Entwicklungsgeschichte unserer Spezies beschreibt, sind zwei Äste übriggeblieben. Der Homo sapiens, also der kluge Mensch und der Neandertaler. Warum haben wir überlebt und warum haben es die Neandertaler nicht geschafft? Immerhin hatte es sie über 200000 Jahre gegeben, eine für uns unvorstellbar lange Zeit, die wir als Menschen in unserer jetzigen Form wahrscheinlich nicht überstehen werden. Warum waren wir im Vorteil? Was haben wir entwickelt, das uns so große Vorteile gebracht hat? Oder anders herum, welche Fähigkeiten hatten die Neandertaler nicht? Warum konnten sie sich nicht weiter auf dieser Erde behaupten? Mit einiger Wahrscheinlichkeit haben sich diese beiden Arten auch gepaart. Aber offensichtlich war das Ergebnis nicht zufriedenstellend.

Wir wissen es nicht genau. Wenn wir aber die damaligen Fähigkeiten vergleichen, so muss man zu dem Schluss kommen, dass die Neandertaler in mancher Hinsicht benachteiligt waren. Es war sicher kein Zufall. Manchmal spielen kleine Dinge eine große Rolle.

Die Weiterentwicklung von Gehirn und Faszie und deren gegenseitige Beeinflussung hat zu einigen bedeutsamen neuen Fähigkeiten geführt. In vielen prekären Situationen musste eine Lösung auf ganz unterschiedlicher Ebene bei der Entwicklung zum modernen Menschen gefunden werden. Mit seinen verborgenen fantastischen Eigenschaften hat dieses System dafür gesorgt, dass wir immer ein klein wenig bessere oder vorteilhaftere Rahmenbedingungen nutzen konnten. Die Faszie und die Verknüpfung mit dem Gehirn hat den Unterschied ausgemacht, damals und auch noch heute, wie wir im weiteren Verlauf sehen werden.

Unter einschlägigen Wissenschaftlern (Paläontologen) gibt es bisher keinen konkreten Hinweis, der erklären könnte, warum die Neandertaler schließlich ausgestorben sind. Manchmal muss man ein völlig neues Fenster öffnen, um einen anderen Blick auf dieselbe Landschaft werfen zu können. Die mangelnde Weiterentwicklung dieser ominösen Konstruktion »Gehirn«, könnte möglicherweise die Ursache für das Aussterben der Neandertaler gewesen sein. Vielleicht aber waren sie einfach zu langsam und konnten nicht mithalten mit unseren eigenen Vorfahren. Wir wollen versuchen, Erkenntnisse aus der Neurowissenschaft und der Paläontologie zusammenführen, um vielleicht eine plausible Erklärung zu finden.

Für die Entwicklung des Lebens ist es notwendig, die Informationen der Außenwelt so gut wie möglich zu erkennen und sie dann in ein Zentrum zu transportieren wo diese Daten einer Reihe von Analysen ausgesetzt werden. Auf einfache Weise können dies schon einzellige Wesen, z.B. Pantoffeltierchen. Je besser man die Umwelt erkennen kann und je besser man sich auf eine neue Umwelt einzustellen in der Lage ist, umso mehr Vorteile hat man. Man muss aber auch möglichst viel an Information verarbeiten können. Man braucht dazu drei Dinge:

Rezeptoren

Damit gemeint sind Messfühler, Sensoren oder Aufnehmer, also Instrumente, die mit speziellen, sehr spezifischen Eigenschaften der Umwelt verschmelzen können und so in der Lage sind, die »erfühlten« Eigenschaften auch weiter zu vermitteln. Wir haben überall im und am Körper multifunktionale Rezeptoren, die viele unterschiedliche Eigenschaften aufnehmen können. Oberflächen (Tastsinn), Flüssigkeiten (Geschmackssinn), Luft (Geruchssinn). Das Auge ist noch komplexer. Es kann Auskunft geben über die Form eines Gegenstandes, wie weit dieser entfernt ist, welche Farbe er hat und so weiter. Es gibt Rezeptoren, die einfache physikalische Größen wiedergeben, wie zum Beispiel Druck, Temperatur oder PH-Wert. Einige können große Moleküle identifizieren wie die Geschmacksknospen der Zunge und noch andere, die uns nicht bewusst sind. Wir werden sie später kennen lernen. Die für uns wichtigen Informationen kommen zum großen Teil aus der Außenwelt, über die wir ja unbedingt Bescheid wissen müssen und zum andern aus unserem Körperinneren. Die Aufgabe eines jeden von uns besteht darin, die Außenwelt zu erkennen und einzuschätzen, um so rasch wie möglich darauf reagieren zu können, damit unser Überleben und Wohlbefinden weiter ermöglicht und garantiert wird. Zum anderen haben wir ein inneres Verwaltungssystem eingerichtet, also eigene spezifische Rezeptoren, die uns Auskunft geben über Temperatur, Herzfrequenz, Tonus der Muskulatur und so weiter.

Informationsleitungen
Die in den Rezeptoren gewonnenen Informationen müssen nun weitergeleitet werden. Die bekanntesten Bahnen dafür sind die Nerven. Das sind aber nur grobe, zum Teil sehr dicke Leitungen im Informationsnetz, die man gut fühlen und sehen kann. Aber wie in einem normalen Staat brauchen wir für eine perfekte Vernetzung von Informationen auch sehr viel mehr als nur Kabelleitungen. Informationen fließen auch in der Blutbahn, in der extrazellulären Matrix und auch in den Zellen. Hormone pflegen auf diesen Bahnen geregelt zu werden.

Unsere Aufmerksamkeit hier wird vor allem der Faszie und dem Bindegewebe gelten. In diesem Raum werden Informationen weitergegeben, deren fassbare Straßen wir noch nicht ganz aufgeklärt haben. Die Information wird weitergeleitet, aber wie das genau funktioniert wissen wir noch nicht. Anatomische Korrelate scheint es jedoch nicht zu geben. Die Wirkung allerdings kann jeder bei sich selbst feststellen. Anfassen können wir die W-LAN- Felder um uns herum offensichtlich auch nicht. Also sollten wir uns langsam daran gewöhnen und damit leben, dass in unserem Universum nicht alles gesehen und angefasst werden kann, sondern das Wesentliche eigentlich auf anderem Wege, über andere Energieformen transportiert wird. Von einigen haben wir mit Sicherheit noch immer nicht die leiseste Ahnung.

Verarbeitungszentrum

Wir Menschen besitzen mindestens drei verschiedene Zentren, die uns alle beeinflussen und die für uns arbeiten. Selbstverständlich für jeden ist das Gehirn mit seinen unterschiedlichen Bereichen und Koordinationszentren. Im Moment ist das wissenschaftliche Interesse groß, hierüber weitere Erkenntnisse zu gewinnen. In unserem Kopf finden wir ein sehr differenziertes und gut organisiertes Arbeitsprogramm. Das ist auch der Bereich, der sich offensichtlich am schnellsten weiter entwickeln und verändern kann. Nicht so richtig bei jedem im Bewusstsein verankert sind Herz und Darm als Zentrum. Sie haben gesonderte Funktionen und sind offenbar mit dem Vegetativum eng verbunden. Die zusammengeschlossenen ca. 40000 Neuronen im Herzen kann man durchaus als kleines, vielleicht sogar unabhängiges Gehirn bezeichnen. Dieser für einige ein wenig mystisch anmutende Bereich wird uns später noch interessieren.

Je besser alle drei entwickelt sind, je exakter sie arbeiten und je mehr Möglichkeiten sie haben sich zu erweitern und bessere Gelegenheiten nutzen, um sich anzupassen, umso stabiler wird das System werden.

Für unsere Frage, was die Neandertaler versäumt haben, spielt das Verarbeitungszentrum (Gehirn) eine Rolle. Welche Dinge waren plötzlich, explosionsartig und neu gefordert, dass der Neandertaler nicht mithalten konnte? Wir können nur beurteilen, was wir jetzt in unserem Gehirn vorfinden und das mit dem Gehirn vergleichen, das wir dem Neandertaler zuschreiben. Wir nehmen dabei an, dass sich unser Gehirn zwar weiterentwickelt, aber doch nicht grundsätzlich geändert hat.

Was von uns heute als Reaktion und Verarbeitung gefordert wird, ist eine ganze Menge. Vier Voraussetzungen sind unabdingbar, vier Fähigkeiten, die miteinander verwoben sind. Und die müssen noch kaskadenförmig perfekt ineinander übergehen. Es hat lange gedauert, bis wir das hingekriegt haben. Bisher ist es keinem anderen Wesen gelungen, so schnell und so weit zu kommen.

1. Antizipation von Situationen

In die Zukunft schauen. Vorwegnehmen, alles von dem, was möglich ist. Dasjenige ahnen, was gleich passieren wird. Eine Art Hellseher-Job. Das war schon relativ früh in der Menschheitsgeschichte das große Ziel. Für die eigene Person und natürlich auch für die Gemeinschaft hat das einen riesigen Vorteil gebracht. Soweit wie möglich vorausschauen. Wenn die äußeren Umstände wechseln, ist das gar nicht so einfach. Immer wieder werden wir auf etwas Unbekanntes stoßen. Wer da nicht mitlernt, wird Schwierigkeiten haben, sein Gesichtsfeld und seinen Lebensraum zu erweitern. Wir müssen ziemlich sicher eine zukünftige Situation voraussehen können. Bevor überhaupt ein Ereignis eintritt, sollten wir eine Vorstellung davon haben. Je besser wir trainiert sind, exakt den Punkt treffen, umso erfolgreicher werden wir wohl sein. Dazu gehört eine Menge Erfahrung, die umgewandelt zum Teil im genetischen Code festgelegt wird. Aber auch die Erkenntnisse, Sitten und Gebräuche der uns umgebenden Gesellschaft und natürlich die Erfahrung, die man selbst im Laufe seines Lebens gemacht hat, spielen eine Rolle.

2. Vorhersehen des möglichen Resultats

Wenn wir die wahrscheinlichste Situation gefunden haben, gilt es zu beurteilen, welche Folgen das ganze Unternehmen haben wird, respektive was daraus wird. Wir müssen also wieder zurück an den Ursprung, um auszurechnen, wie der Erfolg sein wird. Dies ist auch ein Entscheid des Tempos, wie es weitergehen soll. Alle uns einfallenden Möglichkeiten müssen wir blitzschnell in einer Art Videosammlung durchkämmen und daraus eine Auswahl treffen, welche die wahrscheinlichste ist. Das setzt eine Menge Erfahrung voraus. Wie ist die aktuelle Situation? Ist sie nur annähernd gleich mit dem was wir vorher schon einmal erlebt haben? Die Voraussetzungen waren immer andere, die Ziele haben sich geändert, die Personen und die Kulissen sind völlig verschieden. Niemals ist eine Situation gleich. Aber eine Entscheidung muss her, möglichst die richtige.

3. Wohin geht es in Zukunft?

Wie geht es dann weiter? Wenn der ausgesuchte Weg eingeschlagen ist, was dann? Was wird der nächste Schritt sein? Was alles kann uns erwarten? Es gilt, wieder möglichst schnell möglichst viele unterschiedliche Szenen in unserem Archiv zu finden, die in die Zukunft führen. Die beste Entscheidung ist von großer Bedeutung. Sie kann lebenswichtig sein. Auf jeden Fall muss es ein Schritt sein in eine Richtung, die einen bestimmten Weg vorgibt. Wenn es der richtige ist, werden wir Erfolg haben und Glück und Einfluss gewinnen, ist es nicht der richtige, werden wir die Konsequenzen tragen müssen. Also ist hier Vorsicht geboten.

4. Erfinden von durchdachten Lösungen

Die Lösungen werden ganz unterschiedlich sein. Manchmal werden sie einfach und banal daherkommen, manchmal werden sie genial sein. Wir müssen sie alle durchchecken. Wir müssen möglichst viele verschiedene Optionen finden. Es werden einfache und kompliziertere darunter sein. Verlegenheitslösungen und solche die ins Schwarze treffen. Manches Ergebnis wird sehr kostspielig sein, ein anderes wird viel Freude bereiten. Welcher persönliche Vorteil besteht für uns sofort? Welche generellen Pläne haben wir in unserem Leben? Passt die Lösung überhaupt zu unserem Stil? Wie beeinflusst unsere Entscheidung unser jetziges Leben und das der Menschen, die uns nahestehen und die wichtig für uns sind?

Sie sehen, es ist ein ziemlicher Berg, der abgearbeitet werden muss. Sie können es aber auch als Intelligenzspiel interpretieren: »Wie komme ich am besten und auf dem schnellsten Wege durch ein Labyrinth?« Im Prinzip läuft jede Sekunde dieser Prozess von neuem in uns ab. Die Konsequenzen sind nicht immer dramatisch. Aber viele Missgriffe können wir uns eigentlich nicht leisten, wenigstens keine groben Fehler.

Die Kunst besteht darin, immer in der mittleren Strömung zu sein, Hindernissen und Gefahren aus dem Weg zu gehen und all diese Hindernisse natürlich vorher zu erkennen. Die oben aufgeführten vier Punkte dürfen keine Spekulation sein, wir müssen sicher sein. Wissen heißt, genaue Kenntnis zu haben, alles bis ins Einzelne zu erforschen, das Wesen zu ergründen und die Reaktion unter allen möglichen Umständen zu kennen. Es geht um Wissenschaft, und nicht um Glauben. Es geht um harte nachweisbare Tatsachen und nicht um Vermutung. Daneben gibt es aber auch die Intuition, ein inneres Wissen, was als Bauchgefühl oder aus dem Herzen kommt und uns den richtigen Weg weist. Diese Diskrepanz, die mit einer gewissen Unsicherheit in uns selbst verbunden ist, müssen wir zusätzlich bewältigen.

Mit dieser antrainierten Fähigkeit haben wir uns selbst zu einem Wesen gemacht, das eigentlich doppelt so lange lebt, wie die Natur es ursprünglich vorgesehen hat. Für die Natur sind wir nur dann sinnvoll, solange wir Neues produzieren können. Im Allgemeinen bedeutet das, Nachkommen in die Welt zu setzen, eine neue, wandlungsfähigere, elastischere Generation. Ein neues Geschöpf mit neuen Möglichkeiten, um in einer veränderten Umwelt richtig oder modern zu reagieren und dadurch das Überleben der Spezies zu sichern. Alte waren da nicht mehr gefragt.

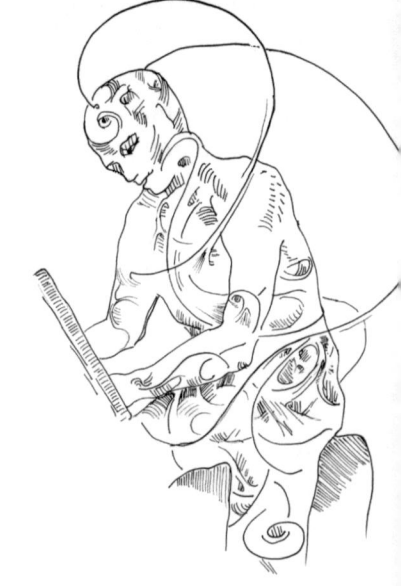

Tiere sterben üblicherweise spätestens, wenn sie 10% älter geworden sind als sie Nachkommen zeugen können (wenn sie nicht schon vorher in diesem unbarmherzigen »Mensch ärgere dich nicht Spiel« rausgeschmissen wurden). Das kann schon ganz am Anfang passieren und macht durchaus einen Sinn. Wer ein Looser ist oder nichts zur Zukunft beisteuern kann, ist überflüssig. Das ist hart. Aber so sind nun mal die Gesetze der Natur.

Offensichtlich findet diese mitdenkende Urkraft unsere Lösung, die wir momentan anbieten, auch gar nicht so schlecht, indem sie zu uns eigentlich überflüssigen Alten sagt: »Wenn du dein Gehirn weiter entwickelst, immer neue Dinge ausprobierst und in die Welt stellst, wenn die alte, eigene Erfahrung auch eine Rolle spielt, um schneller weiter zu kommen, wenn dadurch die Evolution beschleunigt werden kann, dann, ja dann bist du genauso wichtig wie ein neues, junges Wesen. Du kannst also noch ein wenig weiterleben.« Vielleicht schafft die nächste Generation schon einen weiteren Schub, der sogar statistisch die 100 Lebensjahre Marke übersteigt.

Beim aufmerksamen Lesen der oben aufgeführten vier Bedingungen ist Ihnen wahrscheinlich sofort der Gedanke gekommen, das klingt ganz nach der Art wie Computer arbeiten oder reagieren. Das ist durchaus richtig und tatsächlich der Fall.

Natürlich haben wir die Computer unseren Gehirnen nachgebaut. Das haben wir ganz bewusst gemacht. Wir haben fieberhaft nach etwas gesucht, was unsere Gehirne schneller macht. Wir wollten etwas entwickeln, was Maschinen wesentlich schneller, besser und kostengünstiger können als Menschen. Die fünf Generationen vor uns hatten das schon sehr erfolgreich mit der Entwicklung von mechanischen Arbeitsmaschinen vorgemacht und damit mehr Zeit für alle geschaffen, um weiter Gehirne zu entwickeln. Was wir noch brauchten, war eine Gehirnbeschleunigung. Wir haben schon darüber gesprochen, wie schwer es uns fällt, mehrere logische Entscheidungen in einer Folge zu erledigen. Also da brauchten wir Hilfe. Ganz kleine, einfache Entscheidungen zu fällen, das war die Aufgabe der neu zu entwickelnden Maschinen, aber das möglichst schnell. Eine ganz einfache Entscheidung genügt uns eigentlich. Immer nur die einfache Frage, soll es dieser Weg sein oder jener, also ja oder nein oder in einer anderen Symbolsprache 0 oder 1.

Können uns Computer ersetzen?

Ein wenig seltsam klingt das schon, aber man kann durchaus den Zweiten Weltkrieg als den Beginn eines neuen Zeitalters beschreiben. Wahrscheinlich ist dieser Krieg nicht unerheblich verkürzt worden durch die Erfindung eines genialen Mathematikers, des Engländers Alan Turing. In Nazideutschland hatte man eine Rotor-Schlüssel-Maschine entwickelt für eine unlösbare Geheimschrift, die in etwa so aussah wie eine damalige Schreibmaschine. Alle kriegswichtigen Informationen von Wehrmacht, Marine und Geheimdiensten wurden damit weiter gegeben. Besonders die U-Boote machten den Alliierten damals sehr zu schaffen.

In jeder Phase der Menschheit hat man sich immer wieder intensiv darum bemüht, Nachrichten sicher zu verschlüsseln. Immer konnte der Schlüssel schlussendlich geknackt werden. Aber »Enigma«, so hieß die Maschine, war unmöglich zu besiegen. Dabei war das System recht einfach. Es mussten lediglich einfache Entscheidung getroffen werden. Aber es gab zu viele Möglichkeiten. Ich weiß nicht, ob es stimmt aber man sagte damals:»Wenn alle Einwohner Großbritanniens sich an der Lösung beteiligen und jeder einzelne jede Sekunde eine Entscheidung trifft, dann dauert die Lösung 13,8 Milliarden Jahre, die Zeit vom Urknall bist jetzt.« Also ist es unmöglich, die Lösung in einem vernünftigen Zeitrahmen zu finden. Alan Turing hat nicht aufgegeben und schließlich seinerseits eine Maschine konstruiert, die das Rätsel lösen konnte, die Turing Maschine. Die weitere Entwicklung ist Ihnen vertraut. Aus dem langsamen mechanischen Modell wurde ein superschneller Computer. Dessen Stärken kennen Sie nur allzu gut.

Wenn es nur auf das Gehirn angekommen würde, dann sollte diese Möglichkeit irgendwann einmal bestehen. Aber das ist nicht der Fall. Wir brauchen auch die Rezeptoren zur Informationsaufnahme und die Leitungen, die ihre eigene Entscheidung eher reflexartig in den peripher gelagerten Knotenpunkten treffen können und weiterleiten müssen (im verlängerten Rückenmark). Außerdem ist die Informationsübertragung nicht auf das Nervensystem beschränkt, sondern wir haben sehr viel mehr Möglichkeiten, die auch eingreifen können. Bekannt ist das Hormonsystem. Es funktioniert über Flüssigkeiten. Andere Wege werden später noch beschrieben. Wo und wie sind die emotionalen Empfindungen erklärt? Wie kommt das Bauchgefühl zu Stande? Wie können wir Dinge ahnen, für die wir keinen erklärlichen Hinweis finden? Das jeweils fließt in unsere Entscheidungen immer mit ein. Ein Computer kann das aber vorläufig nicht leisten.

Weil in der sezierenden und analytischen Welt des vorigen Jahrhunderts kein Platz dafür war, es auch keine festen Anhaltspunkte gab und man keine anatomischen Korrelate finden konnte, hat man diese Schwachstelle auch nicht weiterverfolgt. Was man nicht hat messen und wiegen können, wozu es keine mathematische Formel gibt, das hatte kein Gewicht. Bis heute hat sich dies nicht wesentlich geändert. Wir werden sehen, ob man nicht auf anderem Wege die Existenz dieser Vorstellung sichtbar machen kann.

Warum die Neandertaler ausgestorben sind

Wir kennen die geistige Verfassung der Neandertaler nicht. Wir halten sie auch vielleicht deswegen nicht für besonders intelligent, weil einige von ihnen Kannibalen waren. Sie haben uns zwar Ringe und Ketten hinterlassen, aber keine Gedichte oder Symphonien und auch keine Bauwerke, die wir analysieren, verstehen und bewundern können. Wir sind auf die spärlichen Reste angewiesen, die uns zugänglich sind. Aber daraus lassen sich doch einige Rückschlüsse ziehen. Jedenfalls waren die Neandertaler verschieden von uns.

Der wenig verformbare kindliche Kopf unter der Geburt

In der 250000 Jahre alten Geschichte der Neandertaler muss sich auch das Gehirn weiterentwickelt haben. Dadurch ist die Schädeldecke mit ihren massiven Knochen eher größer geworden. Als Folge konnten sich die Kopfnähte der einzelnen Schädelknochen unter der Geburt nicht so gut verschieben. Irgendwann war dann das Limit erreicht. Immer mehr kindliche Köpfe waren zu groß und unbeweglich, um problemlos das mütterliche Becken passieren zu können. Das dürfte in dem einen oder anderen Fall zu Komplikationen unter der Geburt geführt und bei den weiblichen Mitgliedern den Wunsch auf eine Schwangerschaft gedämpft haben.

Mangelnde soziale Kompetenz

Wachstumsmuster des Gehirns während des ersten Lebensjahres wurden an Abdrücken auf der Innenseite der Schädelknochen von Neandertal-Kindern analysiert. Die Seitenlappen und das Kleinhirn waren kleiner und wohl weniger ausgebildet, vergleichbar mit der Größe, wie wir sie etwa heute bei einem Schimpansen vorfinden. Beim Homo sapiens lag der Standard damals schon messbar höher. Das lässt den Schluss zu, dass die kognitiven Fähigkeiten weit weniger ausgebildet waren als bei einem modernen Menschen. Wie wir oben gesehen haben, werden an ein hoch entwickeltes Bewusstsein einige Anforderungen gestellt.

Wir müssen uns folgendes vor Augen führen. Die damalige Situation ist mit unserem heutigen Leben überhaupt nicht vergleichbar. Damals war das Leben eintönig. Jeder Tag folgte dem gleichen Schema. Seit Neandertalergedenken waren Tausende von Jahren jedes Jahr gefühlt gleich. Die Umwelt änderte sich nicht trotz des dauernden Umherziehens. Das Verhalten in der Gruppe und die damit verbundene Rolle waren bestimmt. Jeder hatte seinen festen Platz. Die Nahrung veränderte sich kaum und wenn doch, dann nur in den verschiedenen Jahreszeiten. Es gab so gesehen keine Vergangenheit und keine Zukunft. Das ererbte Wissen ließ keine große Variation zu.

Genetische Veränderungen in kleinen Gruppen dauern sehr lange. Eine Möglichkeit zur Umprogrammierung der sozialen Gemeinschaft aber auch der einzelnen Person besteht nur in den ersten Lebensjahren. Die Theory of mind-Versuche und die daraus gewonnenen Erkenntnisse belegen dieses ganz gut. Wie wichtig es ist, frühzeitig diese Fähigkeit zu trainieren und welche Rolle es für die soziale Entwicklung und den Zusammenhalt in der Gesellschaft spielt, haben wir oben schon besprochen. Was wir in diesem Zeitabschnitt versäumen, kann später nur mit deutlich mehr Energie und Aufwand wieder nachgeholt werden.

Diese Erkenntnis und Erfahrung sind der Grund dafür, warum Eltern in zivilisierten Ländern schon bei der Geburt des Kindes detaillierte Pläne für Schule und Freizeit ausarbeiten. Eine deutliche Beschleunigung, die manchmal die Eltern hinter sich lässt. Immer noch heute ein Problem in einer Klassengesellschaft. Denn immer noch gibt es Väter, die ihren Kindern zureden: »Kind, das brauchst du nicht zu lernen, als anständiger Mensch musst du nicht mehrere Sprachen sprechen oder Dinge wissen, die ich auch nicht weiß«.

Nicht ausreichender innerer Zusammenhalt

Neandertaler sind im Schnitt nicht älter als 30 Jahre geworden und manch einer ist natürlich auch schon vorher gestorben. Also nicht viel Zeit, um Nachwuchs zu bekommen. Die Geburtenrate war auch niedriger als beim Homo sapiens. Die Vermutung liegt nahe, dass zusätzlich die oben angeführte Hautsensibilität (Streicheln und Kuscheln) und das daraus resultierende Gemeinschaftsgefühl mit der Entwicklung eines eigenen Bewusstseins durch Spiegeln und einem gemeinsamen Erleben eine wesentlich geringere Rolle gespielt haben.

Als Folge hatten die Emotionen weniger Chancen sich zu entwickeln. Das Resultat war eine eher gelockerte Gruppenbindung (Interozeption). Eine gewisse Wurstigkeit, um nicht zu sagen Gefühlskälte und Einsamkeit, ging wahrscheinlich damit einher. Vielleicht haben sich aus dieser permanenten Unsicherheit Angststörungen und Depressionen ergeben und den Untergang der einzelnen Mitglieder beschleunigt. Wir wissen es nicht genau.

Mangelndes Orientierungsvermögen

Genauer können wir über folgendes urteilen: Unsere Ohren sind Abkömmlinge der Seitenlinienorgane von Fischen. Diese Linie existiert nur noch als Rest bei uns und auch nur noch oben am Kopf. Sie ist Teil des Ohrs. Für Fische wird ihr dreidimensionaler Raum im Wasser damit durchsichtig. Mit diesem Instrument können sie kleinste Vibrationen in weiter Entfernung wahrnehmen und damit eine komplexe Raumkarte im Meer anlegen. Unsere Orientierung, eher für die Fläche ausgebildet, funktioniert ähnlich. Es ist unser Gleichgewichts- und Orientierungsorgan mit den drei Bögen im Ohr, die Sie alle kennen. Nur, die dazu notwendig Bogengänge sind beim Neandertaler kleiner und der nach hinten ausgerichtete Bogen, der wichtigste, liegt wesentlich tiefer in Halsnähe. Mit dieser Konstruktionsanordnung ist es deutlich schwieriger, sich in einem Gelände zurechtzufinden und auch die Ergebnisse in einer virtuellen Landkarte zu speichern. Neandertaler konnten also nicht so gut Veränderung im Gelände wahrnehmen und Bilder (Muster) unterscheiden oder sich irgendwelche bekannten Positionen oder Marken in genügender Menge merken. Die Folge: sie konnten nicht mehr sicher nach Hause zurückfinden, wenn sie sich zu weit von ihrem Lager entfernt hatten. So lagen dann die Jagdgründe sehr viel näher bei ihrem Lager als bei der menschlichen Konkurrenz, die einen deutlich größeren Radius zu Verfügung hatte. Das schränkt die Möglichkeit, Beute zu machen, besonders in Notzeiten gewaltig ein. Demjenigen der sich 10 km von seinem Lager entfernt hat, stand ein Jagdrevier von $314 \ km^2$ zur Verfügung (theoretisch), wer 20 km laufen konnte, hatte ein eigenes Territorium von $1276 \ km^2$. Die Neandertaler konnten oder wollten nicht so weit laufen wie die damaligen Menschen, die überlebt haben. Das ist auch dokumentiert durch konservierte Essensreste, durch Samen, Pflanzen und Knochen.

Die sprachliche Kommunikation war nicht so weit entwickelt

Hier ist sich die Forschung noch nicht so ganz einig. Es gelang tatsächlich, aus einem Knochen eine genetische Analyse zu machen, um das Sprachgen zu finden. FOXP2 war wirklich vorhanden. Es ist das einzige Sprachgen, das wir kennen. Menschen, bei denen Mutationen auftreten, haben deutliche Sprachprobleme. Zum Sprechen brauchen wir anatomisch zwei Voraussetzungen: Einmal müssen wir aufrecht gehen können und zum anderen muss das Zungenbein bei der Ausformulierung von Lauten der Zunge Platz machen. Ein ausgegrabenes Zungenbein unterstützt diese Theorie. Es hatte die normale Form wie bei einem Menschen. Bei anderen Ausgrabungen hatte man den Eindruck, dass Neandertaler nicht sprechen konnten oder zu mindestens sich nicht besonders gut zu artikulieren vermochten. Wahrscheinlich gab es Gruppen, die sich einigermaßen mit Lauten verständigen konnten, und es wird andere gegeben haben, die dies noch nicht so perfekt umgesetzt hatten. Wir sollten immer wieder daran denken, dass sich die einzelnen sehr kleinen Clans in der damaligen Zeit nur selten begegnet sind. Entsprechend waren auch die Mischungsmöglichkeiten gering.

Zu hoher Energieverbrauch

Verglichen mit den damaligen Menschen hatten die Neandertaler ein größeres Gehirnvolumen (ca. 1400 cm^2) Wir wissen, ein Viertel unseres täglichen Energieverbrauchs wird vom Gehirn beansprucht. Vielleicht war es damals noch ein bisschen weniger. Da sich das Gehirn ohne ausreichende oder sogar abundante Nahrung auf die Dauer nicht weiter entwickeln kann, mag dieser Faktor eine nicht unerhebliche Rolle gespielt haben. Die nachkonstruierten Gestalten und Bilder von Neandertalern zeigen uns deren massige, kräftige Bauweise. Die Kaumuskulatur und das Gebiss waren ziemlich ausgeprägt entwickelt. Das spricht für eine harte Kost und dafür, dass man die Zähne auch als Haltewerkzeug benutzt hat. Als fünfte Extremität z.B. beim Gerben einer Tierhaut. Im Vergleich zu den Menschen war die Muskelentwicklung besonders in den Beinen und am Becken um einiges stärker, auch der Nacken war deutlich kompakter. Der Neandertaler musste also im Schnitt mehr verdauliche Nahrung aufnehmen als der Mensch. Er brauchte mehr Kalorien und natürlich auch Eiweiß zum Aufbau der Muskulatur und zur Versorgung des Gehirns. Aber Proteine im eigenen Körper abzubauen kostet mehr Kalorien als zum Beispiel das Fleisch selbst an Kalorien enthält. Man muss also auch mehr Kohlenhydrate essen. Sie erinnern sich noch an die Zeiten, als reine Eiweißdiäten, z.B. nur noch Steaks, zur Gewichtsabnahme en vogue waren? Eine Zwickmühle für unsere Neandertaler! Der Lauf der Geschichte hat gezeigt, der Neandertaler hat es nicht geschafft, seine Gehirnleistung zu erhöhen und damit den Sprung in die Neuzeit zu schaffen.

So mögen viele kleine Faktoren, die einzeln keine große Rolle spielen, in ihrer Gesamtheit doch das Ende einer Spezies bewirkt haben.

So schön und klug unsere aufgestellten Theorien auch sein mögen, das Schicksal von uns Menschen ist nun einmal, dass wir uns weiter entwickeln. Damit ändert sich auch unsere Vorstellung und Meinung. Viele Erkenntnisse passen aber nicht zusammen und erlauben deswegen eine unterschiedliche Interpretation. So zeigt eine unlängst veröffentlichte Arbeit auf, dass heute lebende Frauen, die das Neandertaler Chromosom tragen, im Schnitt mehr Kinder haben als der Durchschnitt. Welche Faktoren dafür verantwortlich sind, wissen wir natürlich noch nicht. Wichtig ist nur die Erkenntnis, solange wir leben, werden wir auch irren.

Endlich sesshaft

Um 12.700 Jahre v.u.Z. gab es dann plötzlich eine gewaltige Hitzewelle. In zwei oder drei Jahrhunderten schmolzen alle Gletscher, die Nordamerika, Europa und Asien bedeckt hatten. Neuseeland wäre fast untergegangen. In der großen Ebene, die jetzt das Schwarze Meer bedeckt, entwickelte sich das größte Süßwasserbecken dieser Erde. Alles stand in Blüte und Saft. Auch die Menschen vermehrten sich und bildeten deutlich größere Gruppen von 40 bis manchmal über 100 Seelen, fühlten sich wohl und wurden zum ersten Mal sesshaft in kleinen Dorfgemeinschaften. Mehr Augen und Ohren sowie mehr Kommunikation trainierten auch die äußeren Hirnregionen. Ein »kognitives Wettrüsten« fand statt. So etwas wie eine Heimat wurde geboren, ein Ort der einem gehörte. Das geschah alles besonders in einer Gegend, die man später den »Fruchtbaren Halbmond« nannte, die Hügellandschaft entlang der Flusstäler von Jordan, Euphrat und Tigris. Hier lernten die Menschen wilde Getreidesorten anzupflanzen und die ersten Haustiere zu züchten. Geschichte(n) wurde(n) erdacht und erzählt und wohl die ersten Mythen erfunden (noch nicht aufgeschrieben, das kam erst später und war die zweite große Erfindung der Menschheit. Die dritte erleben wir gerade selbst, die Entwicklung des maschinellen Bewusstseins).

Doch das kam erst später.

Die Vertreibung aus dem Paradies

Dann hat sich wieder alles geändert. Es folgte der dramatische Verstoß aus dem Garten Eden (vielleicht der Ursprung der vielen Darstellungen, die wir kennen). Denn es wurde *1.800 Jahre lang* wieder extrem kalt (das jüngere

Dryas), kälter als je zuvor eine Periode in den vorangegangenen Eiszeiten der letzten 100.000 Jahre. Wieder könnte es sein, dass ein Asteroid der Auslöser war. Die Siedlungen mussten fast alle aufgegeben werden und in kleinen Gruppen fingen die Menschen wieder an, über die Welt zu wandern. Sie mussten dies tun, weil die Nahrung zu knapp war, um an einem Ort zu bleiben. Die Überlebenden waren unterernährt. Dieser katastrophale Rückschlag hat dazu geführt, dass die Menschen nun anfingen, sich selbst verantwortlich zu machen für diesen Wandel. Das anthropozentrische Weltbild war geboren und damit auch der Grundstein eines religiösen Glaubens gelegt. Berge wurden zum Sitz der Götter und Tempel wurde errichtet.

Um 9.600 v.u.Z. wurde es wieder wärmer. Diesmal explodierte die Bevölkerung. Siedlungen mit über 500 Einwohnern waren in den fruchtbaren Gebieten üblich. Feste Häuser wurden gebaut, Reichtum wurde angehäuft, Land wurde eingezäunt und es gab etwas zu vererben. Das Schaffen von Eigentum, das Bewusstsein einer Familie brachte auch eine neue Teilung der Geschlechterrollen mit sich. Die eigenen Söhne mussten als Erbe sicher sein und die Töchter sollten möglichst gut verheiratet werden. Die Grundlagen wurden also damals schon gelegt für das patriarchalische, kapitalistische System, das automatisch die Reichen immer reicher macht. Mit wenigen Ausnahmen hat sich dieses Prinzip über alle Kulturen seitdem auf unserer Erde durchgesetzt.

Spaltung in Gesellschaftsformen

Die Mehrheit der Menschen lebte allerdings damals noch außerhalb dieser fruchtbaren Landstriche als Wildbeuter, die frei und ungebunden nach ihren eigenen Regeln durchs Land zogen und sich dort aufhielten, wo es gerade etwas zu essen gab.

> *Diese grundsätzlich verschiedene Weltanschauung zwischen Bauern und Wildbeutern, zwischen sesshaft und wandern, zwischen gebunden und frei, zwischen relativ wohlhabend und relativ arm, hat sich bis vor gar nicht so langer Zeit erhalten, über die ganze Welt verteilt.*

Klar ist, die Bauern und Sesshaften haben die Sammler, Fischer und Jäger mehr und mehr verdrängt. Die meisten unserer romantisierten Wildwest Filme handeln von diesem Prozess. Wie haben wir doch mit Winnetou gelitten! In den neu entdeckten Kontinenten Nord- und Südamerika war dieser Verdrängungs- und Ausmerzungsprozess am kürzesten und am dramatischten. Davor hatte dieser Wandel ziemlich lange auf sich warten lassen. Denn die unwirtlicheren Regionen dieser Erde, die ungünstige Bedingungen für Ackerbau hatten, waren zunächst nicht sonderlich attraktiv. In Europa zum Beispiel haben sich die Wildbeuter in den Nordländern und entlang der Ostsee Küste bewegt und lange gehalten.

In den riesigen, kargen Tundra- und Steppengebieten Asiens zwischen Russland und China ist der Prozess bis heute nicht abgeschlossen. Aber auch hier ist ersichtlich, was die Zukunft von den Wanderern fordert. In den mongolischen Ebenen wird das Nomadenleben von der Regierung nicht mehr toleriert. Die Kinder werden bei Strafe gezwungen zur Schule zu gehen und damit einen anderen Weg des Lebens einzuschlagen. Natürlich wird auch dadurch die Beweglichkeit der Eltern deutlich eingeschränkt. So werden einheitliche Normen geschaffen, die einfach nur in ein vorgeschriebenes Gesellschaftskonzept passen.

Immer noch haben die primitivsten Völker der Welt wenig Besitz und sind trotzdem nicht arm. Sie haben naturgemäß viel weniger Wünsche, sind mit dem zufrieden, was sie haben, sie arbeiten lediglich zwischen 21 und 35 Stunden pro Woche. Es kann ihnen keiner kündigen, sie sind in einer Gemeinschaft integriert und aufgehoben und haben wahrscheinlich sehr viel weniger Stress als ein moderner Facharbeiter oder Bankmanager in einer Millionenstadt. Vor allen Dingen wissen sie eines, sie können sich selbst mit allem versorgen. Sie sind nicht abhängig von irgendeinem großen Konzern, der sie jederzeit entlassen kann oder von einem unsicheren Arbeitsmarkt.

Das könnte tatsächlich in nächster Zeit ein großes Thema abgeben: Braucht der Markt noch so viele Arbeitskräfte? Wie viele werden durch Maschinen ersetzbar sein?

Das Prekariat, ein neuer soziologischer Begriff, zusammengesetzt aus prekär (unsicher) und Proletariat (untere Arbeiterschicht), bezeichnet jene Gruppe der Bevölkerung, die keine feste und gesicherte Einnahmequelle mehr hat. 20% aller Arbeitenden sollen in Deutschland inzwischen in diese Rubrik fallen. Dazu zählen auch Freie Mitarbeiter (Freelancer) und ein großer Teil der wissenschaftlichen Mitarbeiter des akademischen Mittelbaus. Soziale Unruhen sollten bei der Weiterentwicklung in dieser Richtung nicht verwundern.

Sozialanthropologen fragen sich ernsthaft heute noch, wieso die bürgerliche Gesellschaft dieses merkwürdige Heiligtum errichten konnte, nämlich den »Tempel der unendlichen Bedürfnisse«. Nie wird dieses Ziel erreichbar sein. Aber warum ist gerade dieses Modell eine so große Erfolgsstory geworden? Gier, Angst und der Wunsch nach Sicherheit sind verständlich, aber nicht zwingend für alle erstrebenswert.

Es sind die Superreichen und Mächtigen, die nie genug haben können. Für Sentimentalitäten ist in Zukunft kein Platz. Die Kehrseite dieser Medaille werden wir in der kommenden Zeit mehr und mehr weltweit zu spüren bekommen. Aber wir haben beinahe keine Wahl mehr.

Vielleicht ist auch diesmal wieder die Schweiz ein Sonderfall, da die durchaus unterschiedlichen Lebensvorstellungen zwischen Stadt und Land hier in unmittelbarer Nachbarschaft weitgehend »ohne Einschränkung« toleriert werden und von jedem selbst frei gewählt werden können.

Die Gottkönige und ihre Reiche

Unsere weitere Reise, die letzten 10.000 Jahre v.u.Z., und die wechselhafte Entwicklungsgeschichte unsere Vorfahren muss nicht explizit erzählt werden, weil sie uns aus Sagen, Heiligen Schriften und Geschichtsbüchern hinreichend bekannt ist.

Mit Mythen und Erzählungen hat unser geschichtliches Bewusstsein begonnen. Dank der Entwicklung der Sprache konnte dieser Schatz weiter gereicht werden, die erste große Erfindung der Menschheit.

Mit der Erfindung der Schrift verschwand das Variable und Unbeständige. Ab jetzt war alles für die Ewigkeit Wort für Wort festgehalten. Ab jetzt konnte man unbestechlich vergleichen, welches der gedachten und auch aufgeschriebenen Prinzipien sich nun als richtiger oder mehr erfolgsversprechend darstellen würde. Damit war auch ein gewisser Größenwahn verbunden. Die Reiche, in denen damals Schriften entstanden sind, wurden ausschließlich von Gott-Königen regiert. Die Gedanken des absoluten Herrschers über alles und seine Unsterblichkeit waren damit zementiert. Ein Teil der riesigen Tempel, Pyramiden und Grabstätten rund um die Erde sind heute noch gut erhalten und vermitteln uns eindrücklich die heute grotesk erscheinenden Vorstellungen dieser Herrschaftsperiode. Die zwei weiteren großen Erfindungen ließen noch lange auf sich warten.

Die drei Erfindungen zum gesellschaftlichen Wandel
Die drei großen Erfindungen der Menschheit und die Konsequenz in der Entwicklung:

- Die Sprache schuf eine in sich geschlossene, gemeinsame, gesellschaftliche Kultur. (Dorf, Heimat)
- Durch die Schrift konnte man ein abgegrenztes großes Imperium unterschiedlicher Völker und Sprachen mit Verwaltung und Rechtseinheit beherrschen. (Das Römische Reich, Chinesische Dynastien)
- Der Computer und das Netz verbinden die gesamte Welt. In der Informationsgesellschaft spielen Sprache und Kultur keine Rolle mehr. Was daraus wird, wissen wir noch nicht. Der Gärungsprozess ist noch nicht abgeschlossen. (Zwei oder drei Regionalblöcke oder eine Weltregierung?)

In der dritten Erfindung sind wir gerade selbst gefangen. Es ist die Entwicklung des Computers, des Internets und der überall und für alle öffentliche

Zugang zu sämtlichen Informationen dieser Welt. Es ist aber auch die Suche nach künstlicher Intelligenz, einer Forschung nach maschinellem Bewusstsein und einer Wandlung des Gehirns. Wir erfahren wieder eine Beschleunigung in Entwicklung und Wissen. Die Folgen sind nicht abzusehen.

Der unsterbliche Mensch

Und wieder müssen wir darauf gefasst sein, dass sich die Bestimmung der Menschheit und deren Existenz auf dieser Erde erneut grundsätzlich ändern. Ist es ein Zufall, dass diejenigen, die am perfektesten die neuen Techniken beherrschen und sie gerade an vorderster Front weiter entwickeln und zudem auch dazu die nötigen materiellen Mittel haben, wieder davon träumen (und daran ernsthaft arbeiten) für ihre eigene Person unsterblich zu sein, göttergleich eben? Ob es einen Weg dahin gibt und wie dieser aussehen mag, wissen wir noch nicht. Eine Verschmelzung von Mensch und Maschine oder doch »Genetische Manipulation«?

Wir haben bis jetzt das getan, was Menschen im Allgemeinen sehr gerne machen, nämlich sich mit sich selbst zu beschäftigen. In Wirklichkeit sind wir nur Gäste auf diesem Planeten. Die Erde war vor uns da mit all ihren Naturgesetzen. Aber welche Naturgesetze waren das? In der kurzen Zeit von 4,5 Milliarden Jahren ist etwas geschehen, was zumindest oberflächlich gesehen, den damals herrschenden und bekannten Gesetzmäßigkeiten widersprach. Leben ist entstanden.

Das Universum und die Energie

Was ist eigentlich der Sinn dieses Universums? Warum ist es entstanden? Aus unserer heutigen, ein wenig beschränkten, menschlichen Perspektive könnte man folgende Vermutung anstellen: Irgendein gelangweilter Geist hat einmal die Idee gehabt zu fragen, in welche Form Energie umgewandelt werden könne.

Was kann sich jeweils aus jeder neuen Energieform entwickeln?

Eine große Kaskade verschiedener Energien. Das kann man sich vorstellen wie einen Wasserfall, der jeweils von einem großen Beckenniveau in ein anderes hinunterfällt und dabei völlig seine Struktur und seine Form ändert. Bis das nächste Becken wieder aufgefüllt ist, dauert es seine Zeit. Dabei nimmt die jeweils vorhandene Temperatur des Systems stetig ab und zeigt damit gleichzeitig, auf welcher Stufe der Entwicklung die Kaskade angesiedelt ist, also von extrem heiß bis zu extrem kalt. Das würde gut zur Theorie der Entropie passen. Aber so genau wissen wir das nicht.

Die erste uns bekannte Energieform, die wir Menschen gerade zu verstehen beginnen, ist die Gravitation. Gravitationsenergie in Form von Gravitationswellen ist kürzlich zweifelsfrei nachgewiesen worden. Diese Wellen haben dann die kosmische Ursuppe in Helium und Wasserstoff umgewandelt. Diese verdichteten Zentren können wir nachts, wenigstens bei klarem Himmel, als golden, glitzernde Sterne bewundern. Die so entstandenen Sonnen sind nichts anderes als riesige Fusionsreaktoren, die Gravitationsenergie in elektromagnetische Energie umwandeln.

Kleinere, abgesprengte, ausgeglühte und abgekühlte Teile umkreisen jetzt als Planeten ihre Sonne. Auf einigen dieser Planeten kann sich wohl Leben entwickeln, ist aber nicht selbstverständlich. Auf unserer Erde wird durch Pflanzen die elektromagnetische Energie, die wir als wohltuende, unentbehrliche Sonnenstrahlen wahrnehmen, in chemische Energie (z.B. Kohlenhydrate) umgewandelt. Tiere fressen die Pflanzen. Jetzt kommt wieder eine kleine Beschleunigung. Durch die Umwandlung in mechanische Energie sind schnelle, zielgerichtete Bewegungen möglich. Wir Menschen haben die Möglichkeit genutzt, die Natur zu verstehen und unsererseits Maschinen konstruiert, die alle gängigen Energieformen ausnutzen.

Leben

Leben ist also entstanden, erst im Wasser, dann auf dem Lande. Leben verlangt aber einen hohen Bedarf an Energie. Im Wasser bekam man diese in der Tiefe durch Wärme (Vulkane) oder an der Oberfläche durch die Sonne. Die Tiere, die an Land gingen, hatten aber plötzlich noch ein anderes Problem, die Schwerkraft. Die Pflanzen hatten es da besser, sie mussten nur einfach dieser Sonnenkraftquelle entgegenwachsen. Diese paradiesischen Zustände haben natürlich auch diverse Tiere angelockt, die auf die Energie der Pflanzen angewiesen waren. Die Vegetarier kamen gut zurecht mit Masse und Panzer, was bekanntlich langsam macht. Um auch Beute auf andere Tiere zu machen (Proteine sind eine höhere Energieform), brauchte man Geschick und Schnelligkeit. Wie wir alle wissen, gab es unterschiedliche Lösungsversuche, um sich an Land möglichst geschickt zu bewegen. Nur ein kleiner Bruchteil all derer, die es probiert haben, hat es bis heute geschafft.

Da ist also eine Kraft, die einfach da ist und die auch von keinem bewusst bemerkt wird. Wir sind die erste Generation, die ein wenig profunder darüber nachdenkt, was die Schwerkraft für uns selbst und unseren Körper bedeutet. Ohne dieses Wissen macht es eigentlich keinen Sinn, weiter über irgendwelche Probleme nachzudenken, die mit dem Bewegungsapparat zu tun haben. Wer die Fragestellung gar nicht kennt und die täglich rasch zunehmende Menge an Wissen einfach nicht wahrhaben will, muss sich gefallen lassen, als oberflächlich oder gar als ignorant angesehen zu werden.

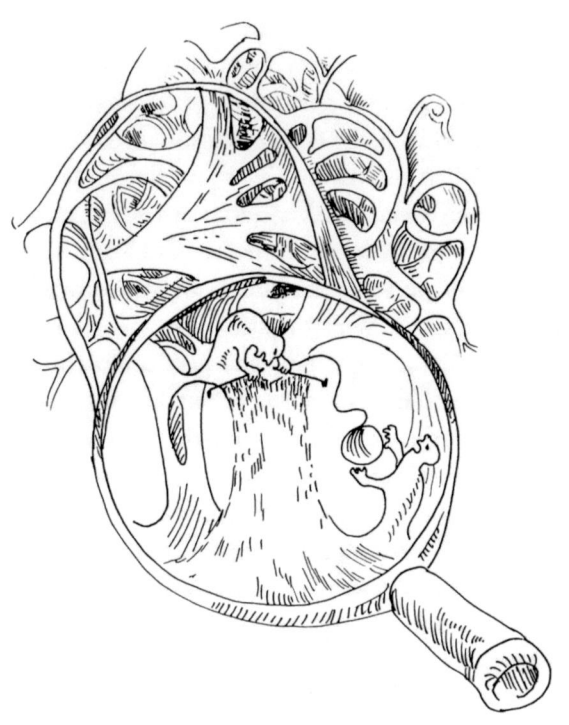

Kapitel 3

Die Mechanik der Faszie

Energie-Übertragung

Zwei Kugeln prallen aufeinander

Stellen Sie sich vor, zwei Kugeln treffen aufeinander. Die eine Kugel ist ein Basketball und die andere ist unsere Erde. Zugegeben, die Unterschiede in der Masse sind gewaltig, aber das Bild realistisch. Wenn der Ball einfach so auf der Erde liegt, passiert nicht viel. Es ist nicht leicht messbar, aber der Ball wird an seiner Auflagefläche ein wenig eingedrückt sein von der Erdanziehung. Aber die Erde ebenfalls, wenn auch kaum messbar. Wenn der Ball aus 1 m Höhe auf den Boden fällt, wird eine Kraft frei. Diese Kraft wirkt völlig gleichmäßig sowohl auf den Boden als auch auf den Ball. D.h. der Boden wird eingedrückt und der Ball wird auch verformt. Kurz nach dem Aufprall nehmen beide wieder ihre vorhergehende Form an. Der Boden ist (ganz wenig) zurück nach oben geschnellt und der Ball hat sich auch wieder ausgedehnt, aber natürlich nach unten. Beide sind dadurch in entgegengesetzter Richtung bewegt worden, haben sich also voneinander entfernt. An der Erdkugel wird das kaum messbar sein. Beim Ball würden uns Hochgeschwindigkeitsaufnahmen zeigen, wie deformiert die untere Hälfte beim Aufprall ausgesehen hat. Ein Teil der Energie ist nach beiden Seiten verloren gegangen, und zwar in Wärme. Bei der Erde ist der Verlust nur gering. Die Hauptwirkung der Bewegungsenergie können wir am Ball sehen. Der Ball ist wieder hochgesprungen.

Allerdings hat der Ball seine Ausgangshöhe nicht mehr erreicht. Der fehlende Teil steckt als Wärme im Boden. Zwei verschiedene Kräfte haben den Ball nach oben gedrückt, einmal die (elastische) Erdoberfläche und zum anderen die elastische Gummistruktur des Balles. Schwebende Böden in Basketballhallen haben den gleichen Sinn. Sie sollen die Kraft auf den Ball verstärken. Der Ball drückt den Boden ein wenig nach unten, und anstatt restlos in der Erde zu verschwinden, nimmt der Boden die Spannung auf und gibt sie sofort wieder zurück. Die Folge ist, der Ball springt durch die zusätzliche Kraft höher. Stoppen wir den Ball beim Hochspringen nicht, wird er ein zweites, drittes und viertes Mal zurückfallen und dabei immer wieder Energie abgeben. Wir werden das Aufklatschen immer schneller hören, bis der Ball endlich liegen bleibt. Die kinetische Bewegungsenergie wird also langsam verbraucht, um Wärme herzustellen. Derjenige, der oben den Ball abfängt, könnte die jetzt zur Verfügung stehende potentielle Energie aufsparen, um sie später dann für irgendetwas anderes zu benutzen.

Für dieses Ballspiel sind zwei Dinge nötig, einmal die Gravitation, die überall auf der Erde vorhanden ist, und zweitens ein Speicher für Energie, in unserem Fall eine synthetische Gummimasse. Das ist alles. Sie ahnen es. Um etwas zu bewegen, brauchen wir nicht unbedingt eine Muskulatur, einen Motor. Ein Speicher wie der Gummi schafft das auch. Damit haben Sie ein wichtiges Funktionsprinzip der Faszie verstanden. Die Faszie kann Energie speichern.

Den Effekt, aus dem Boden unsere eigene Energie wieder zu gewinnen, könnten wir möglicherweise in Zukunft selbst beobachten. Mit im Boden eingebauten Sensoren könnte ein Fußgänger oder gar ein Autofahrer kinetische Energie in elektrische Energie umwandeln und damit eine Batterie speisen. Sie erinnern sich, je besser jemand die vorhandene Energie im Universum ausnutzen kann, umso besser sind seine Zukunftschancen. Unsere auch?

Den gegenteiligen Effekt wie beim Basketball finden wir beim Strand Volleyball. Hier bleibt der Ball beim Aufprall sofort auf dem Boden liegen. Die ganze Energie von Ball und Boden ist im Bruchteil einer Sekunde verteilt worden. 100.000 kleine Sandkörner haben sich in Millisekunden gegeneinander so gerieben und verschoben, bis alle Kraft verbraucht war (sie sind ein bisschen wärmer geworden). Nichts bleibt mehr übrig, für den erneuten Höhenflug des Balles.

Wir können aber auch die Oberfläche der Erde so einrichten, dass sie gar nicht hart ist, sondern ebenfalls eine Gummimasse darstellt. Dann haben wir eine Konstruktion, die sowohl oben als auch unten diese merkwürdigen Spannungselemente aufweist, die Energie speichern und wieder abgeben können. Im Volksmund nennt man das Trampolin-Springen. Der Könner kann hier die Schwerkraft so ausnutzen, wie wenn er diese überwunden hätte. Es bedarf nur einer ganz minimalen Änderung des Winkels und der Artist kann die wunderbarsten Pirouetten, Salti und Sprünge vollführen. Die Feineinstellung der Gelenke zu einander ist es, die uns diese unglaubliche Beweglichkeit und Schwerelosigkeit sichtbar macht. Und genau diese geringen Veränderungen in einer Kette von Gelenken sind es, die menschliche Bewegungen so fließend und anmutig machen. Wir sind das beweglichste aller Geschöpfe (mit der Konstruktion Faszien-Muskeln-Knochen).

Alleine mit einer elastischen Struktur versehen, kann man sich also auf diesem Planeten bewegen. Muskel und Knochen brauchen wir dazu nicht. Das ist aber nicht das einzige Faszien Geheimnis, das wir im Folgenden beleuchten wollen.

Ein neues Zeitalter hat schon längst begonnen

Jeder Tag läuft so gleichförmig vor sich hin, und wir sind nicht in der Lage, irgendwelche großen Unterschiede zu sehen. Es kommt eine Wirtschaftskrise oder eine leichte politische Erschütterung, die wir als Veränderung oder Fortschritt wahrnehmen. Und selbstverständlich ist Ihnen auch bewusst geworden, dass durch das Internet sich vieles geändert hat und auch noch weiter ändern wird. Vielleicht haben Sie aber nicht wahrgenommen, dass diese äußeren Veränderungen sich schon vorher angedeutet haben, bevor sie tatsächlich sichtbar oder bewusst geworden sind. Das hat, wie die politische Entwicklung auch, mit Freiheit zu tun.

In uns stecken Kräfte, die von der weisen Natur angelegt, schon lange vorhanden sind, die aber erst erweckt oder gestaltet werden müssen, um ihre zukünftige Funktion wahrnehmen zu können. Klingt ein bisschen mystisch, ist es aber nicht. Kleine Veränderungen des Alltags sind uns nicht bewusst, aber deutlich können wir Strömungen in der Geschichte definieren, die gewaltige Veränderung mit sich geführt haben. Wir benennen die verschiedenen Epochen nach den wesentlichen Merkmalen der Veränderungen. Die europäische Entwicklung der einzelnen Epochen können Sie an den Bildern der verschiedenen Euroscheine verfolgen, von den Römern [5 Euro-Schein] bis heute [500 Euro-Schein]. Und immer sind es die oft verschmähten Künstler, die diese Entwicklung intuitiv wahrnehmen können und sie dann auch in ihren Werken umsetzen. Die Interpretationen müssen nicht immer gefallen, aber schließlich ist es doch wohl so, dass die tiefgründige Intuition dieser sensiblen Menschen in der Lage ist, schon vorzeitig das Wesen der Zukunft zu formulieren. Meinen Sie Aubrey Beardsley oder Gustav Klimt hätten geahnt, dass sie Bilder im Jugendstil malen oder dass ihre Epoche einmal so genannt wird? Das wurde erst in einer späteren Zusammenfassung festgelegt. Wissen Sie, wie unsere heutige Zeit später heißen wird? Der 500 € Schein zeigt jedem schon das Wesen und den Stil in der jetzigen Architektur an, aber ein Name für diese Epoche ist noch nicht gefunden. Auffallend sind die unregelmäßigen Fünfecke der Grundrisse und auch die schrägen Bauelemente der gläsernen Fassade, die den Himmel und die Weite mehr reflektieren als das gemeinsame Gegenüber. Wie immer man dies deuten mag, es wird seinen Namen finden.

Lebende Künstler sind nicht nur Bildhauer, Maler und Architekten, die sichtbare Werke hinterlassen. Auch Musiker, Artisten, Dichter und Philosophen gehören dazu, die mit ihrer manchmal auch vergänglichen Kunst ein wenig aus dem geschichtlichen Gesichtsfeld rücken. Obwohl wahrscheinlich keiner von ihnen überhaupt eine Ahnung hat, was eine Faszie ist, zeigen sie uns intuitiv durch ihr neues Verhalten ihre weiter entwickelten Fähigkeiten und ihr herausragendes Können. Sie offenbaren, da ist etwas, was wir noch weiter entdecken und entwickeln müssen.

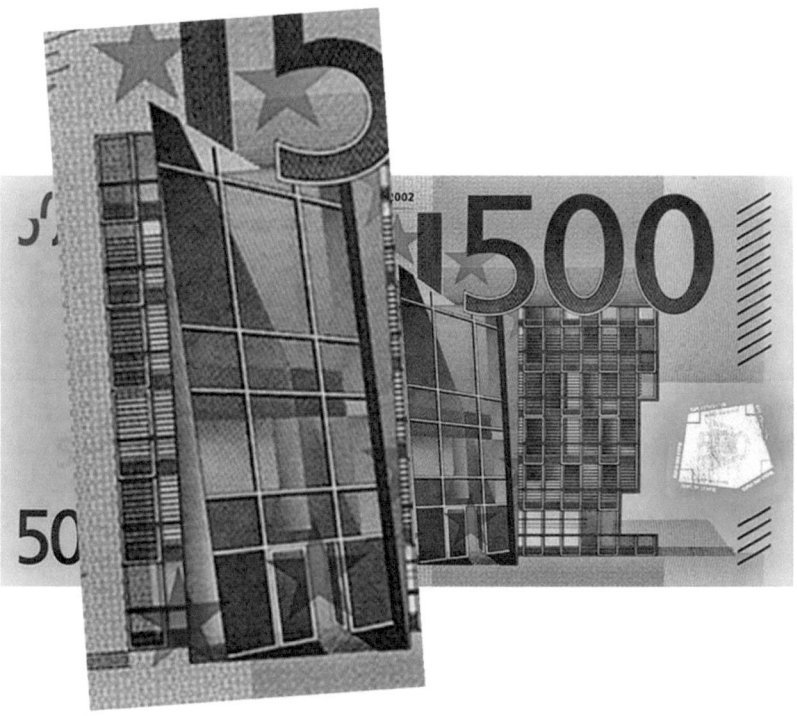

Einfluss der Gravitation – Leben ohne Schwerkraft?

Das alles spielte sich bisher auf unserer Erde ab. Aber wir, die Menschen, haben ja diese merkwürdige Eigenschaft, unbedingt nach den Sternen greifen zu wollen. Und so konnte es auch unmöglich ausbleiben, dass wir uns ein Leben außerhalb dieser Erde, befreit von deren Kräften und Einschränkungen vorstellen konnten. Alles was der Mensch in seinem Gehirn entwickelt, wird er auch möglich machen können. Das scheint inzwischen ein fast unabänderliches Gesetz in dieser Natur zu sein. Der einzige, der ihn daran hindern könnte, ist er selbst oder einer seinesgleichen, mit dem es nicht möglich war zu verschmelzen (Yin und Yang), sich zu einigen und einen gemeinsamen Weg zu finden. Auch hier begegnen wir unverhofft wieder diesem merkwürdigen Gegenpol, der in sich selbst liegt. Alle Möglichkeiten dieses Universums stehen uns offen, aber wir sind auch diejenigen, die diese Möglichkeiten sofort zunichtemachen können.

Die Welt der Faszie, die wir in diesem Kapitel genau besprechen wollen, ist auch die Welt unseres Sonnensystems und unseres Planeten. Der entscheidende Faktor, der natürlich den frühen Menschen überhaupt nicht auffallen konnte, ist diese merkwürdige Gravitation. Die Erdbeschleunigung, die uns einfach an diesen Planeten kettet. Diese Kraft kommt so unauffällig daher, dass wir ihr im Alltag gar keine besondere Bedeutung beimessen und nicht so richtig verstehen, wie sie unser Erdendasein auch kompliziert und schmerzhaft gestalten kann. Wenn Sie immer wieder zu hören bekommen, »bewege dich ein bisschen mehr, treibe mehr Sport«, so ist das nichts anderes als die intuitive Erkenntnis, wir sind zu schwer, etwas drückt uns auf diese Erde. Wäre das nicht eine Idee, die Gravitation völlig abzuschaffen? Liegt die immer wieder in der Menschheitsgeschichte auftauchende Illusionen der Freiheit diesmal nicht in einem gelobten Land wie in früheren Jahrhunderten in Israel, Amerika, Südafrika oder neuerdings sogar für viele in Europa, sondern auf einem anderen Stern? Dafür müsste man allerdings schwerelos sein. Ist das wirklich umzusetzen? Genauso wie sich die Auswanderer damals keine besonderen Gedanken darüber gemacht haben was sie antreibt, dürfte es heute sein. Wir haben einfach Spaß daran, etwas Neues auszuprobieren, eigentlich etwas völlig Verrücktes. Oder ist es das eben doch nicht?

Unser Thema ist nach wie vor die erdgebundene Faszie, die uns ja immer noch so viele Probleme bereitet, weil sie uns ab und zu auch mit Schmerzen überrascht. Oben hatte ich schon angedeutet, dass es im Bewegungsverhalten unserer Jugend eine verblüffende Entwicklung gibt, die völlig neu auf unserem Planeten ist. Ich hatte auch schon hervorgehoben, wie wenig diese Neuerungen mit einer staatlichen Stelle oder einer institutionellen Organisation zu tun haben, wie freiwillig sich das alles zwanglos entwickelt hat, ohne dass wir wissen, wo diese Idee überhaupt herkommt.

Einzelne Individuen im Raum hatten plötzlich offensichtlich die gleiche Idee. Sie strömten zusammen und fingen an, dieselben Dinge auszuprobieren. (Hier werden wir sehr stark an die Morphischen Felder von Sheldrake erinnert.) Weg von staatlicher Autorität, weg von mächtigen Clubs, die inzwischen das Sportleben bestimmen. Die Supersportler sind Gladiatoren geworden, die wie in der Antike entsprechend verheizt und vermarktet werden. Das freie Individuum dagegen macht sich auf den Weg, alleine nach den Sternen zu greifen. Die Kleidung dieser neuen Generation ist mehr oder minder schnodderig, irgendwelche Vereinsabzeichen oder Nationalitäten in den Vordergrund zu spielen ist eher verpönt. Man ist eben jung, frei und unabhängig. Aber irgendetwas Besonderes hat sich wohl offensichtlich auch im Gehirn und im Bindegewebe gebildet, was wir Faszie nennen und was hier ja auch Gegenstand der Betrachtung sein soll. Die neuen Ideen waren je nach Gegenden oder Landschaften völlig unterschiedlich und die äußeren Bedingungen haben neue Möglichkeit geschaffen. Die Ergebnisse dieser neuen Freiheit waren beachtenswert. Ich werde Ihnen nachher noch einige vorstellen. Viele davon werden Sie natürlich auch schon kennen.

Embryonale Entwicklung

Das Leben ist also die Gegenreaktion auf die Steifheit von Felsen und Planeten. Es hat diese gummiartige, elastische Substanz erfunden, die gegen die Schwerkraft antrotzt. Diese Substanz und deren Wirkprinzip nennen wir die Faszie. Am besten, wir schauen uns einmal an, wie wir selbst dazu gekommen sind.

Nach der Befruchtung einer Eizelle, teilt sich diese. Aus 2 Zellen werden ziemlich regelmäßig 4, dann 8, 16 usw., eine logarithmische Entwicklung. Nach zwei Tagen finden wir schon ein kleines, kugelförmiges Gebilde, am nächsten Tag (3.Tag) bildet sich innen in der Kugel ein Hohlraum (Morula Stadium).

Und jetzt passiert folgendes: Ein Teil der Zellen auf der einen Seite wird nach innen gepresst, so ähnlich wie wenn Sie mit der Handkante einen schlaffen Luftballon eindrücken. Eine stiftförmige Reihe von diesen Ballonzellen ist also nach innen in den Hohlraum gefaltet worden (ab 4.Tag). An dieser Achse richtet sich dann später der gesamte Körper aus. So wird hier zum Beispiel auch die Wirbelsäule gebildet.

Und genau hier, an dieser Stelle und in diesem Moment, bevor die erste Woche vergangen ist, beginnt die Entwicklung des großen Netzes, das den ganzen Körper bis in jeden Winkel durchziehen wird und das uns bis zum Lebensende auch erhalten bleibt: Die Grundachse und die Grundlage unseres Lebens, die Faszie. Sie ist praktisch der Ackerboden, ohne den nichts wachsen würde. Keine anderen Organe könnten entstehen. Diese Netzstruktur wird jede einzelne Zelle im Körper ihr Leben lang begleiten, sie kennt jeden Winkel und hat bei jedem Aufbau und Umbau mitgeholfen. Sie ist der Nährboden, die Mutter, der Problemlöser für jede Form von Schwierigkeit.

Das Netz breitet sich aus und faltet sich weiter und weiter und noch einmal und bald ist auch schon ein richtiges Lebewesen erkennbar. Erst kann man nicht so richtig unterscheiden, was das werden soll, denn dieser kommaförmige Wurm könnte genauso gut ein Küken oder ein Kaninchen sein. Aber diese Phase bleibt uns nicht erspart. Wir müssen die gesamte Entwicklungsgeschichte des Menschen nicht genau, aber in den wesentlichen Schritten im Eiltempo noch einmal durchmachen. Bewährtes bleibt erhalten, und was nicht mehr brauchbar erscheint, wird umgeformt. Zum Schluss bildet sich eine menschliche Gestalt heraus.

Die Idee der Form und der richtigen Konstruktion muss auch in der Faszie verankert sein. Dabei gibt es keinen Masterplan, der vorschreibt, wie die Figur letztlich auszusehen hat. Die Erbsubstanz, in der DNA festgelegt, spielt zwar eine Rolle, ist aber nicht eine Matrize für den Körper. Offensichtlich können Zellen bei Bedarf auch ihre Funktion ändern. Zwischen diesem Gerüst entwickeln sich dann die verschiedenen Spezialzellen (Leber, Niere, Gehirn) und alles was zum Aufbau nötig ist.

Die alte Vorstellung von isolierten Teilen hat hier keinen Platz mehr. Es gibt keine Knochen mehr, an denen irgendwelche Muskeln hängen und es gibt auch keinen Kopf mehr, in dem sich ein Gehirn gebildet hat. Das ist alles aus demselben Material entstanden, es ist dieselbe Substanz, nur jeweils in einer anderen Erscheinungsform. Das alles ist tatsächlich so, wie in einem Märchen.

Sie bekommen einen Palast gebaut, einen wunderbaren, prächtigen Palast, wie wir ihn aus 1001 Nacht kennen, allerdings alles aus einem einzigen Material. Steine, Mörtel, Beton, Holz, Glasfenster, Marmorböden, Wasserleitungen, Brunnen, Teppiche, Decken, Vorhänge, Stühle und Tische, Gold, Silber, Edelsteine, alles ist aus demselben Stoff entwickelt und alles ist nach einem optimalen, bestens funktionierenden Plan aufgeteilt und organisiert.

> *Der Baumeister ist die Faszie, der Plan ist klar und ganz selbstverständlich, kann aber auch jederzeit geändert werden.*

Die Faszie baut alles zusammen, lückenlos und passend von den Versorgungsleitungen, unseren Adern, bis zu speziellen Organen, wie Lunge, Auge oder Haut.

Die besonderen Zellen im Bewegungsapparat nennen wir dann Muskeln. Oder moderner ausgedrückt: In diesem Faszien Netz gibt es über 600 verschiedene Taschen, die Muskelgewebe entwickelt haben. Diese sind alle miteinander verbunden durch Bindegewebe. In den Bereichen, die im Laufe des Lebens auch immer unterschiedlich belastet werden, entstehen Ketten. Da früher nur die Muskeln die Aufmerksamkeit von Anatomen auf sich gezogen haben, war man auch fleißig bemüht, entsprechende Namen zu finden, die ungefähr die Funktion dieser »Maschinen« angeben sollten. Man hat also die zusammenhängenden Muskelstrukturen als eigenständig definiert. Nicht immer war die Funktion der einzelnen Muskeln so einfach festzulegen, da bei den meisten Muskeln die Vektoren der einzelnen Muskelfibrillen, welche die Kraftrichtung angeben, in verschiedene Richtungen zeigen, in den meisten, eigentlich. Deutlich können Sie das verfolgen und nachvollziehen an Ihrem Oberarm, wo der Delta Muskel, der von der Schulter zum Arm runterführt, sowohl nach vorne, zur Seite und auch nach hinten Fasern entwickelt hat.

Um die Funktion eindeutig zu bestimmen, hat man im Prinzip folgendes gemacht: An einem Skelett wurde lediglich der zu bestimmende Muskel belassen. Alles andere wurde entfernt. Wenn man den Muskel nun verkürzte (anzog), kannte man auch seine Funktion (dachte man), da jetzt die Knochenstellung eine andere war. Das Verfahren ist natürlich mit technischen Mitteln wesentlich verfeinert worden, aber im Prinzip ist die Grundvorstellung bei der Beschreibung der Muskeln noch dieselbe. Damit kann aber nur eine grobe, wenig differenzierte Aussage erreicht werden. Und tatsächlich ist es auf merkwürdige Weise völlig anders.

Nach heutigen Erkenntnissen müssen wir also feststellen: Der einzelne individuelle Muskel ist eine Illusion, es existiert nur ein zusammenhängendes Faszien Netz mit Muskelelementen. Diese können so miteinander verbunden werden, dass die Funktion ein völlig anderes Resultat liefert, als ein Lehrbuch sie ausweist. Entsprechend sinnvoll ist es, bei irgendwelchen körperlichen Unregelmäßigkeiten genau hinzusehen, welche Teile mit welchen tatsächlich funktionell verbunden sind. Aus diesen Verbindungen leiten sich dann die vielfältigen neuen Eigenschaften und auch die bisher noch ungeklärten Phänomene ab.

Die Komplexität der Faszie

Mikroskopisch besteht die Faszie aus zähen Fasern und gallertartiger, klebriger Grundsubstanz in einem Salzwassersee. Damit werden alle einzelnen Körperzellen, alle Organe und Gewebe im gesamten Organismus zusammengehalten und in Form gebracht.

> *Es ist die Faszie, die für Erneuerung, Reparatur, Immunabwehr sorgt und auch sonstige, anfallende Probleme beseitigt.*

Diese einfach scheinende Konstruktion kann sämtliche Arten von Gewebe in unserem Körper herstellen, seien sie sehr hart, wie die Zähne oder weicher wie Knorpel, Herzklappen oder gar so zart wie die durchsichtige Hornhaut des Auges. Alles, was im Körper ist, besteht auch aus Bindegewebe oder Faszie. Es gibt also eigentlich keine Grenzen zwischen den Organen, nur eine neue Tasche mit neuem Inhalt. Die Faszie sorgt dafür, dass alles fließend miteinander verbunden ist. Lediglich die Erscheinungsformen, ob weich oder hart und die Funktion, mit oder ohne Spannung, lassen die Gewebe »anders« erscheinen, die wir dann entsprechend auch mit unterschiedlichen Namen belegt haben.

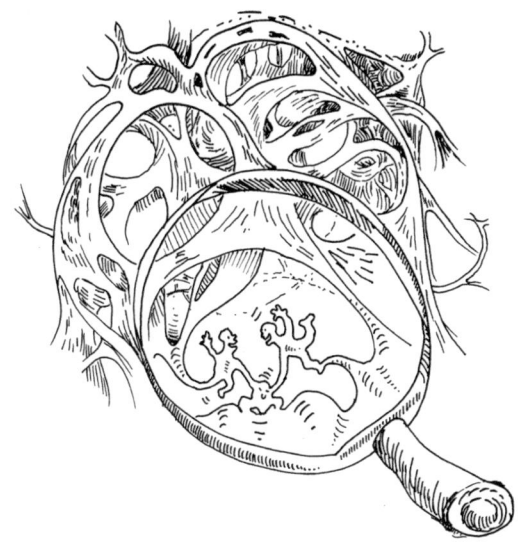

Die einzelnen Organsysteme treten also miteinander in Beziehung. Bei manchen Bereichen kann man sich das leicht vorstellen, weil sie in einer Linie liegen, wie zum Beispiel die Muskeln am Bein. Andernorts ist es nicht ganz so offensichtlich, wie zum Beispiel die Beziehung des vorderen Bauchmuskels zum Darm. Im chinesischen Kulturkreis hat man schon lange von diesen

Zusammenhängen gewusst und diese Kenntnisse auch in der Medizin angewandt. Eine kleine Überraschung war es dann doch, dass das traditionelle Meridiansystem der Akupunktur ziemliche Ähnlichkeiten aufweist mit den faszialen Zuglinien, die wir erst Ende des letzten Jahrhunderts wiederentdeckt haben. Beide Systeme betonen die Einheit. Beide haben nachweislich etwas mit der Faszie zu tun. Eine Akupunkturnadel an der richtigen Stelle gesetzt, sie muss noch nicht einmal den richtigen Punkt genau treffen, kann ein Teil des Systems entspannen. Sichtbares Ergebnis für den Erfolg ist die schlaff herunterhängende, leicht entfernbare Nadel, die eine nachweisbare Reaktionen in der intra- und extrazellulären Matrix ausgelöst hat. Wenn die Faszie alles miteinander verbindet, so liegt der Gedanke nahe, dass eigentlich bei jeder Art von Erkrankung dieses System immer mitbeteiligt sein muss. Das erklärt auch die immer wieder überraschenden Heilerfolge bei Krankheiten, die man bislang gar nicht richtig einschätzen kann.

Wer sich die Faszie im embryonalen Zustand vorstellen kann, als noch alles sehr weich und flüssig war, der wird wahrscheinlich am ehesten die spätere Realität verstehen können. Die Grundsubstanz und die Elemente, die dazugehören, sind alle die gleichen. Lediglich die Härte ist unterschiedlich. Dafür mussten nur ein paar Kristalle eingebaut werden. Ganz wichtig ist diese Kontinuität zwischen Knochen und Sehnen. Hier ist es so, dass die Sehnen in den Knochen hineinwachsen. Es gibt also gar keine eigentliche Grenze zwischen hart und weich. Nicht zufällig befinden sich auch hier die Schmerzrezeptoren, die wir an dieser Stelle bequem beeinflussen können.

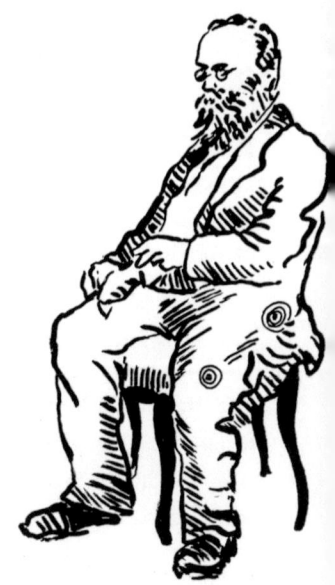

Wenn etwas kaputt ist, wird es wieder zusammengefügt, egal ob weiche Haut oder harter Knochen. Auf Belastung wird auch individuell reagiert, besonders auf langfristige. So hat ein argentinischer Gaucho, der den ganzen Tag im Sattel sitzt und an der Innenseite seines Oberschenkels einen harten Bindegewebsstrang ausgebildet hat, einen anderen

Belastungszug als ein Staatsschreiber von Zürich, der den ganzen Tag am Schreibtisch sitzt (bei Gottfried Keller, dem Poeten, wahrscheinlich der berühmteste Stadtschreiber von Zürich, wissen wir sicher, dass es so war). Der hatte nämlich wie jeder andere normale Europäer die Versteifung des Gewebes an der Außenseite des Oberschenkels, dem Ilio-Tibal-Band (ITB).

Wie bildet sich die Faszie?

Wie vielfältig die biochemischen Reize und Signale sind, auf die das Gewebe reagiert und die damit auch eine entsprechende Steuerungsfunktion übernehmen, ist noch nicht geklärt. Außerdem gibt es wahrscheinlich noch andere Impulse. Sicher ist aber, dass gebaut wird nach Bedarf. Bei jeder Art des Reizes oder der Belastung reagiert der Körper und entscheidet dann, was zu tun ist. Stehen Zellen zu sehr unter Druck, versuchen sie, Platz zu machen, sich zu entfernen, aufzulösen (Apoptose). Diese Selbstbereinigung oder Müllentsorgung ist ein wunderbares Prinzip, einer Vergiftung des Körpers auch in einem kleinen Bereich zuvorzukommen. Einfach auflösen und das Baumaterial wiederverwenden! Das ist für den Körper besser, als entzündliche Geschwüre zu bilden, die nicht immer resorbiert werden können. Trotzdem müssen sie so rasch wie möglich den Körper verlassen. Wie bei einem Abszess drängen sie gewaltsam nach außen, bohren sich durch gesundes Gewebe einen Weg und schädigen dabei noch das umliegende Gewebe. Das geschieht immer dann, wenn Zellen zusammengedrückt werden auf engem Raum.

Bänder, Sehnen und auch Knochen werden durch unsere Bewegungen laufend umgeformt. Wir verändern uns alle, ständig und immer wieder, entsprechend den Erfordernissen. Das ist besonders dann der Fall, wenn wir Verletzungen haben oder uns weniger bewegen. Das wird für die meisten von uns zutreffen. Natürlich kann es auch andersherum kommen. Durch Training und spezifische Belastungen können die Eigenschaft der Faszie so umgewandelt oder ausgerichtet werden, dass wir ein fantastisches Ergebnis erwarten können. Es wird immer etwas angebaut, ausgebaut oder auch abgebaut. Wir haben es also gewissermaßen selbst in der Hand, wohin die Reise geht, mehr oder weniger in die eine oder andere Richtung.

Das Glück im Windkanal

Für mich ist am bemerkenswertesten der Versuch, die Gravitation auszuschalten. Die Schwerkraft, die Erdbeschleunigung, die uns alle auf diese Erde drückt und uns mehr oder minder in der jetzigen Phase unserer Entwicklung als zivilisierte Wesen auch unbeweglich macht (weil wir bisher nicht gelernt haben, die Dysbalance auszugleichen). Bis vor kurzem musste man ein sehr langwieriges und peinliches Training auf sich nehmen, sich als Astronaut ausbilden lassen, um diese Erfahrungen am eigenen Leibe zu machen, wenn man überhaupt die Chance hatte, in den Orbit zu kommen, eben in die Schwerelosigkeit. Eine andere Möglichkeit war noch vor Jahrzehnten, sich in eine Parabelbahn mit einem Spezialflugzeug schießen zu lassen. Beim Sinkflug auf die Erde war für ein paar Minuten die Schwerkraft ausgeschaltet und man konnte diese neue Erfahrung genießen, die noch nie vorher ein normaler Mensch auf diesem Planeten gemacht hatte. Damals war dieser Genuss nur Milliardären vorbehalten. Heute kann das jeder machen. (Merken Sie die Beschleunigung der Zeit?)

Wie geht das? Man nehme eine schon lange bekannte Technik aus der Aerodynamik und dem Flugzeugbau. Man wollte noch, bevor man sich in die Lüfte begab, auf der Erde ein bisschen genauer rausfinden, wie Flügelformen und Luftwirbel die Flugeigenschaften von Flugkörpern bestimmen. Dafür baut man am besten einen waagerechten Windkanal.

Dann kam ein typisch menschliches Verhalten dazu, die kreative Eigenschaft der Zerstörung. Ein ganz anderer, aber logischer Gedanke. Wie kann man eine Bombe möglichst präzise aus hoher Höhe ihr Ziel finden lassen, aber nicht selber in Gefahr kommen? Für diese Versuche musste man eigentlich nur die Luftturbinen umstellen und sie von unten nach oben blasen lassen. Nichts weiter also, als die Halle mit dem Windkanal einfach von waagerecht auf senkrecht umstellen. Entsprechende Versuche konnten beginnen.

Damit waren die Bedingungen gegeben für einen völlig neuen Nervenkitzel. Denn, wenn man sich als Mensch in diesen Luftkanal begibt, kann man sich auf diesem Luftpolster völlig frei und ohne die mühselige Anziehungskraft von Mutter Erde bewegen. Aus dem anfänglichen Versuch lediglich das Gleichgewicht beibehalten zu wollen, wurde nach einigen Übungen eine richtige Kunst. Ein Traum war in Erfüllung gegangen, der schwerelose, schwebende, fliegende Mensch.

Inzwischen ist das Ganze auch zu einer sportlichen Disziplin geworden. In den unterschiedlichsten Kategorien mit klar definierten Regeln und Bedingungen treten die Besten der Besten jedes Jahr gegeneinander an und zeigen, wie Leistungen perfektioniert und neue Bewegungskombinationen gefunden werden können. Bewegungen die vorher auf der Erde unmöglich waren, Figuren die wir noch nie so gesehen haben, Training und Weiterentwicklung der Faszien Eigenschaften, wie wir sie vor Jahren noch für unmöglich gehalten haben. Weiterentwicklung der Menschheit!

Nach den anfänglichen Pannen und Schwierigkeiten, die ganz normal sind, trat noch ein völlig anderes Phänomen auf. Das freie Schweben in der Luft und das sich schwerelos Bewegen ohne irgendwelche Hemmnisse vermittelt offensichtlich ein irres Glücksgefühl. Ohne Gewicht zu sein, frei sich bewegen zu können, veranlasst anscheinend im Gehirn die Ausscheidung des begehrten Glückshormons Dopamin. Freie Bewegung ist also ein solcher Auslöser. Das permanente Hin- und Herschieben einer Faszie? Wir kennen das vom Marathonlauf. Dieses Abdriften in völlig unbekannte, tranceähnliche Gefilde, die dann extreme Leistungen möglich machen, manchmal allerdings den Körper auch überfordern. Geht es hier sehr viel schneller unter schwerelosen Bedingungen? Ohne körperliche Gefahr und Schaden? Brauchen wir gar nicht diese ungeheure Spannung auf den Faszien für längere Zeit? Das alles können wir noch nicht endgültig beurteilen, weil offensichtlich und ohne Zweifel die Schwerkraft seit Millionen Jahren zu unserer Entwicklung gehört. Vielleicht muss sich unser Gehirn doch mit seiner Dopaminsucht noch ein wenig zurückhalten?

Maja Kuczynska – Wind Games 2017
https://www.youtube.com/watch?v=TuOll-eUA-I

Mit diesem Thrill kann man natürlich auch Massen begeistern und ein Geschäftsmodell installieren. Wind Games oder Bodyflying kann sich für 100 € (CHF) heute jeder leisten. Hunderte von Schnappschüssen glücklicher Gesichter im Reich der Schwerelosigkeit belegen das auf eindrucksvolle Weise. Die Folge war klar abzusehen. An allen Ecken der Erde schießen wie Pilze diese neu gebauten, immer leistungsfähigeren Turbinenstrahler aus der Erde und versprechen einen gefahrlosen Kick für jeden, ohne Vorbereitung das ganze Leben lang, von 4 – 94 Jahren. »Kommet her, die ihr mühselig und beladen seid, wir werden euch erquicken!« Klingt fast wie ein Versprechen aus einer Heilsreligion. Ist das der Anfang zum Aufbruch in neue Welten? Wie immer bei neuen Projekten gilt es am Anfang Zweifel zu beseitigen, Angst zu überwinden und neue Vorstellungen in die Köpfe der Menschen zu setzen. Wenn das alles so einfach ist, warum denn nicht? Die vorläufige Antwort auf diese Frage lautet: »Weil wir halt Geschöpfe dieser Erde sind«.

Sehen Sie sich einmal so ein Video an. Sie werden begeistert sein. Und viele von ihnen können sich gar nicht vorstellen, dass wirklich so etwas möglich ist. Das ist genau der Effekt, auf den es ankommt. Da gibt es keine müden Likes mehr, sondern nur spürbares, ehrfurchtsvolles Erstaunen. »Ich habe gar nicht gewusst, dass es so etwas gibt«-»Breathtaking, stunning, incredible!«-»How is this possible?«-»THE most awesome thing I have seen in months«-»So etwas habe ich noch nie gesehen.«-» Like an angel in the air.« Ja, so kann einem das wirklich vorkommen.

Where Sport Meets Art
https://www.youtube.com/watch?v=nNctqPTW650

Als Meilenstein in der Geschichte computergesteuerter Animation wird der 1982 produzierte Film »Tron« gefeiert (Abk. für Elektronik). Erstmalig wurden längere Computer generierte Sequenzen in einer Filmhandlung eingesetzt. Um die über 15 Minuten dauernden Spezialeffekte zu realisieren brauchte man den damals größten und leistungsfähigsten Computer der

Welt. Die Bewegungen, die man sich damals als realistisch vorgestellt hatte, würde man heute plump und ungelenk nennen. Die Wirklichkeit hat die Vorstellung von früher nicht nur eingeholt. Wir empfinden heute eher ein Gefühl von Wehmut mit einem Schuss Mitleid.

Unsere Faszienbahnen sind einmalig

Für mich ist es ganz erstaunlich, dass dieses eigentlich selbstverständliche und auch offenkundige Phänomen nicht schon sehr lange im Bewusstsein der Menschheit verankert gewesen ist. Dabei hätte die Funktion auch schon früheren Generationen auffallen müssen. Vielleicht ist es auch schon bemerkt worden. Aber man hatte wohl nicht die entsprechenden klaren Vorstellungen der Funktion als Voraussetzung dafür, um nach entsprechenden Formen oder Strukturen zu suchen. Im vorhergehenden Kapitel haben wir uns intensiv damit beschäftigt, die besondere Rolle des Menschen in seiner Entwicklung auf dieser Welt darzulegen. Wenn wir heute von der Besonderheit, der einzigartigen Leistung des Menschen sprechen, wenn wir die Faktoren suchen, die eigentlich den Menschen ausmachen und wodurch wir uns von allen anderen Säugetieren unterscheiden, dann werden Sie alle möglichen Argumente hören. Es ist der gegenüberstehende Daumen, es ist seine Intelligenz, es ist seine Fähigkeit zu schwitzen usw. Das alles hat sicher auch eine Rolle gespielt. Aber die entscheidende Voraussetzung für alles scheint mir der aufrechte Gang gewesen zu sein. Das aufrechte Stehen und natürlich auch das Aufrechtgehen und –rennen mit erhobenem Haupt. Und dafür gab es eine elementare Voraussetzung. Die Entwicklung einer besonderen Konstruktion.

Es gibt keinen Zweifel. Die Vorfahren unserer Ahnen waren Vierfüßler. Die meisten Knochen und die Lage der inneren Organe belegen dies. Entwickelt aus einer flachen Fischkonstruktion, also mit einer waagerechten Wirbelsäule. An Land konnte man sich besser bewegen, indem man sowohl hinten als auch vorne jeweils zwei Stützen entstehen ließ. Die brachten den schleifenden Bauch von der Erde weg und erlaubten eine schnellere Fortbewegung.

Die hinteren Beine wurden kräftiger, geschaffen für Sprünge und Geschwindigkeit, während die vorderen Arme erlaubten, mit ihrer kürzeren Konstruktion den Kopf mehr am Boden entlang zu führen, zum Schnüffeln, zum Aufspüren von Beutespuren und Nahrungsmitteln. Diese Konstruktion sah also ungefähr so aus wie eine Brücke. Zwei Pfeilerebenen, vorne und hinten, und dazwischen eine Querverbindung, die eher zum Durchhängen neigte. Der entsprechende bindegewebige Aufbau der Muskeln und Sehnen musste also auch dreiteilig sein. Diese drei Teile sind natürlich miteinander verbunden und sie kommunizieren untereinander über das Bindegewebe.

Beim Menschen war das aber jetzt anders. Es gab eine klar definierte gerade Strecke vom Fuß bis zum Kopf. Das allein ermöglicht diese säulenhafte oder turmförmige Gestalt, die wir einnehmen. Und das erlaubt uns auch, uns ohne umzufallen nach allen Seiten auf zwei Beinen zu bewegen. Voraussetzung hierfür war allerdings eine teilweise Regression. Es musste etwas zurückgebildet werden.

Irgendwie ist es ja merkwürdig, dass bei einem Pferd und auch bei Ihrem Hund bei den Hinterbeinen der Ellenbogen nach hinten heraussteht, anstatt nach vorne zu knicken, wo wir am Bein eigentlich das Knie vermuten würden. Dieser Punkt ist bei uns die Ferse. Tiere laufen tatsächlich auf ihren Zehenspitzen und bekommen dadurch erst richtig die Spannung und die Kraft zum Springen. Bei uns sind 26 Knochen (und zwei Sesambeine) auf circa 30cm im Fuß zusammengestaucht. Das kann nur bedeuten, dass die einzelnen Bewegungen, die hier möglich sind, sehr fein und differenziert sein müssen. Sie müssen also eine besondere Funktion und einen besonderen Sinn haben. Das ist auch tatsächlich der Fall, denn der Fuß muss sich nach allen Richtungen perfekt bewegen können. Das ist das Geheimnis des Ein-Bein-Standes. Kein anderes Säugetier bekommt das hin, auch kein Affe.

Da wir schon lange nicht mehr barfuß durch die Savanne laufen, sind die Funktionen nicht mehr klar ersichtlich und auch eingeschränkt, weil wir »laufend« Schuhe tragen. In der zivilisierten Welt beginnt das kurz nach dem ersten Lebensjahr.

Wenn Sie unsere zivilisatorischen Probleme verstehen wollen, dann beginnen Sie, sich zuerst noch ein wenig mit dem Fuß zu beschäftigen. Alles, was oben im Körper passiert, wird hier unten auch abgebildet oder besser gesagt, hat hier seinen Anfang. Jede Fehlhaltung wird Einfluss auf die Struktur und Stellung der Knochen hier unten haben und umgekehrt. Jede Ungleichmäßigkeit in der Gewichtsverteilung wird die Gelenke fehlbelasten und zum Teil überlasten. Die Folge ist die übliche Deformation. Gelenkkapseln und Muskeln werden einfach zur Seite oder nach oben abgedrängt. Sie sehen es an der Fehlstellung Ihres Fußes und an der Verstärkung der Knochenanlage, besonders im Grundgelenk der großen Zehe (Hallux). Denn hier liegt ein großer Schlüssel zu einem vergessenen Geheimnis. Eine Veränderung der Fußstruktur durch Gymnastik oder Operation kann nur dauerhaft von Erfolg gekrönt sein, wenn Sie gleichzeitig auch Ihre Haltung ändern.

Der Kopf gehört über den Schwerpunkt

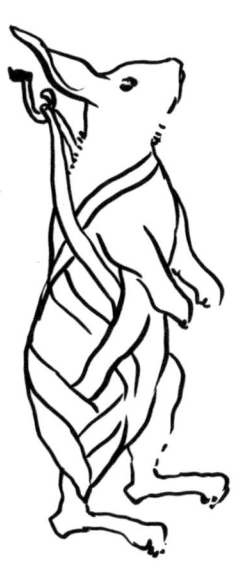

Über die unterschiedliche Funktion der Wirbelsäule bei Primaten und Menschen haben wir schon gesprochen. Die schlampige, C-förmige Haltung beim Affen zeigt noch deutlich unsere Herkunft. Ein Vierfüßler, der sich ab und zu einmal aufrichtet, um zu sehen, was es da vorne noch so gibt. Unser Kopf hatte eine völlig andere Aufgabe. Er wollte unbedingt ganz oben einen Posten beziehen, der einen Rundumblick möglich macht. Ruhig und ohne Erschütterung sollte das gehen, das war der Plan. Außerdem musste diese Position auch erhalten bleiben bei Drehungen und Bewegungen in jede andere Richtung. Die Bedingung lautete, der Kopf muss immer genau oberhalb der Schwerkraft-Linie liegen, egal wohin man sich dreht und wendet. Diese Forderungen können in unserer Kultur schon viele 14-Jährige nicht mehr erfüllen. Erst recht im Alter klappt nicht nur der Kopf mit dem ganzen oberen Teil des Rumpfes nach vorne, sondern auch noch das Ganze zur Seite. Von Gleichgewicht kann man jetzt gar nicht mehr reden. Es ist ein verzweifelter Versuch, weder nach vorne noch zur Seite zu fallen. Wichtig ist zu verstehen, wie *beide* Seiten unter der Belastung leiden. Die betroffenen Gelenke werden nicht mehr gleichmäßig belastet, schon gar nicht in Bewegung. Korrekturen der Haltung und Ausweichattitüden führen noch mehr zu Verspannung einzelner Bereiche und zu einseitiger Belastung aller Gelenke auf *beiden* Seiten. Jetzt können Sie möglicherweise fühlen, was Sie im Spiegel nicht sehen können. Sie haben Schmerzen. Und obwohl Sie genau im Spiegel sehen, wie bizarr Ihre Haltung inzwischen geworden ist, sehen Sie nicht den Zusammenhang. Denn die Schmerzen führen Sie eher auf Abwege und zu einer problematischen Erklärung, als dass sie zu einer wirklichen Lösung verhelfen.

Die Knochen passen nicht zusammen

Selbst der berühmte Zauberspruch, mit dem Goethes »Zauberlehrling« seinen Besen zum Laufen brachte, dieser Spruch »Auf zwei Beinen stehe, oben sei der Kopf« würde es Ihnen trotz Magie nicht möglich machen, Ihr Knochengerüst einfach zusammenzusetzen. Wenn wir unsere Knochen bloß ungefähr in einer geraden Linie aufeinandertürmen wollten, um daraus einen Turm zu bilden, würde das nur mit dem Trick gehen, Tape-Bänder zu benutzen und sie an allen Seiten von Kopf bis Fuß anzubringen. Sollten Sie allerdings nicht exakt die Zehenspitzen und die Fußknochen mit einbinden, funktioniert der ganze Stand nicht. Ohne den Fuß geht gar nichts. Sie haben es richtig erkannt, die Grundlage der Stabilität liegt hier. Hier muss der Ausgleich stattfinden und die Balance gefunden werden für jede einzelne Zelle im Körper. Für den Fuß ist jede Zelle gleich wichtig, alle Regionen hängen miteinander zusammen und können nicht isoliert getrennt werden. Deswegen erleiden auch alle ein ähnliches Schicksal, wenn es »schief geht«.

Der intelligente Fuß

Der Fuß muss also Kenntnisse über jeden einzelnen Bereich des Körpers haben, wo er steht, welche Probleme da sind, wo Verspannungen oder Entzündungen sind. Er muss sogar voraussehen können, welche Bereiche, Gegenden oder Organe im Moment weniger belastbar sind und wie man die gesamte Haltung in einem Gleichgewicht behält. Eine ziemlich komplexe Anforderung. Und tatsächlich, wie Sie alle wissen, kann man Unregelmäßigkeiten, Sensibilitätsstörungen oder gar Krankheiten im Fußbereich erkennen. Es ist kein mystischer Spiegel, sondern erst einmal vergleichbar mit einem pflichtbewussten Hausmeister, der seine Bewohner seit Jahren kennt, der in einem 10-stöckigen Hochhaus für Ordnung sorgen muss, so dass die einzelnen Parteien in zumutbarer Weise belastet oder entlastet werden, um die Harmonie und die Funktionalität des gesamten Gebäudes nicht infrage zu stellen. Daraus hat sich dann sehr viel mehr entwickelt, wie wir noch sehen werden.

Die Rolle der Füße wird völlig unterschätzt

Die anatomisch präparierbaren Linien haben unterschiedliche Namen bekommen, je nach dem Schwerpunkt oder der Betrachtungsweise des Benutzers. Sie meinen alle dasselbe, ob Spannungsbahnen, Belastungsstraßen, Kraftlinien, myofasziale Ketten, Muskelschlingen usw. Sie sind die Hauptakteure bei jeder Bewegung, die merkwürdig dehnbaren Pfeiler, die Veränderung beschreiben und zulassen. Zugegeben, das Forschungsgebiet ist relativ neu. Aber trotzdem sollten Sie die Kenntnis darüber bei Fachleuten verlangen können. Jeder der sich mit Bewegung oder Gesundheit beschäftigt, jeder Trainer und Funktionär, der im Sport etwas zu sagen hat, jeder der ein Fitness Studio betreibt, jeder der glaubt etwas von Haltung zu verstehen, jeder Ratgeber, der sich mit Beschwerden im Bewegungsapparat beschäftigt, Yoga Instruktoren, Shiazu-Therapeutinnen, Physiotherapeuten, alle, die mit Händen an Menschen arbeiten, seien es Ärzte, Krankenhäuser, Rehabilitationskliniken oder sonstige Personen oder Institutionen, jeder der über diese sehr einfach zu verstehen Zusammenhänge nicht Bescheid weiß, ist der falsche Partner, – für Sie. Sie sollten ihn ab jetzt meiden.

Ein Resultat dieser einmaligen Konstruktion ist, wir können als einzige höher entwickelte Wesen auf einem Bein stehen und vor allen Dingen gehen. Das erst ermöglicht uns die unwahrscheinlichen, weiter entwickelten Tricks, die wir neuerdings in modernen Sportarten beobachten können und die vor ein paar Jahrzehnten noch nicht einmal denkbar waren.

Die Sprache hat den Fuß nicht vergessen und erinnert uns an seine große Bedeutung. Ob wir irgendwo Fuß fassen, mit beiden Füßen auf der Erde oder mit einem Fuß schon im Grabe stehen, wohin uns die Füße auch tragen, ob wir auf großem Fuß leben oder einen ökologischen Fußabdruck hinterlassen, immer geben die Füße die Richtung an und tragen uns bis ans Ende der Welt. Das Geheimnis der Füße fasziniert uns so sehr, dass hunderte von Millionen an Geldern ausgegeben werden für Transferleistungen beim Verschieben von »Fußballhelden«, die eigentlich nicht viel mehr können als jeder andere, aber eben doch ein bisschen mehr. Jede vernünftige Beurteilung setzt hier aus und es findet eine mystische, irrationale Verknüpfung statt, die Verbindung der Erde mit dem göttlichen Prinzip.

Faszienbahnen übernehmen die Dämpfung Ihres Schuhs

Während die metaphorische Seite des Fußes in uns immer noch latent offensichtlich vorhanden ist, sind wir in der täglichen Realität weit davon entfernt, dem Fuß irgendwelche große Beachtung zu schenken. Ab dem ersten Lebensjahr wird er eingesperrt, wir beobachten ihn nicht weiter in seinem sargähnlichen Gefängnis und verhindern tunlichst, dass er sich in irgendeiner Form natürlich bewegen kann. Die Schuhindustrie »weiß«, was unser Fuß braucht, wie er sich bewegt, welche Dämpfung gut für ihn ist und in welche Richtung er seine Gewichte verlagern muss. Wenn Sie denken, dass diese Moneymaker Ihnen die richtigen Ratschläge geben, bedeutet dies, Sie sind schon ziemlich manipuliert. Woher kommen die 100 Milliarden Sponsoren-Gelder der Schuhindustrie für Olympische Spiele oder Fußballweltmeisterschaften? Sie selbst können nicht mehr Ihren Fuß normal benutzen.

Oder zumindest redet man es Ihnen ein. Sie brauchen Hilfe. Sie müssen Ihre Gelenke schonen, damit diese sich nicht abnutzen. Die Wahrheit ist, und das wissen natürlich zumindest die in den oberen Etagen der Weltfirmen, Fuß und Bein und der ganze Körper sind ein System, das sich selbst reguliert und organisiert. Sie müssen Ihr Gelenk nicht schonen, indem Sie eine weiche Sohle nehmen oder eine Fußeinlage tragen. Diese Investition ist völlig überflüssig und für den gesunden, normalen Fuß schädlich. Diese »Einlage« hat für Sie schon einer Ihrer Vorfahren vor 100.000 Jahren erledigt. Da es noch keine Schuster gab, musste er barfuß gehen. Meinen Sie, der ist so einfach durch die Savanne gestampft und als er dann an einen kleinen Fluss kam und jetzt rüber springen musste, hat er einen Extra-Schuh mit einer besonderen Dämpfung angezogen? Ich glaube, Sie werden diese Frage verneinen. Für diesen (vermeintlichen) Komfort müssen Sie heute kein Geld mehr ausgeben, das haben Ihre Ahnen für Sie perfekt arrangiert. Alle dazugehörigen Programme sind in Ihrer Faszie schon ideal programmiert und laufen bei jedem automatisch ab.

Eine der tollen Eigenschaften der Faszie liegt eben genau darin, dass sie je nach der beanspruchten Spannung oder dem Druck, der auf sie ausgeübt wird, dagegen reagieren kann. Sie brauchen also nicht irgendeinen Knieschoner, eine weiche Sohle, die den Druck auf das vermeintlich von Ihnen als geschädigt deklarierte Knie dämpft, sondern alles geht völlig automatisch. Dafür gibt es ein extra Regulationsprogramm. Egal, ob Sie hart oder weich auftreten, egal wie der Untergrund ist, Ihr inneres System registriert das sofort, richtet sich danach und wird innerhalb von Millisekunden genau die richtige Einstellung bei Ihnen herbeiführen, die Ihr Körper jetzt benötigt. Dieses Problem hat die Natur schon für uns erledigt, bevor wir die Schuhindustrie überhaupt erfunden haben. Daraus kann man ohne weiteres schließen, es ist gar nicht so gut, wenn Sie als junger Mensch laufend versuchen, irgendwelche Regulation in die Natur hinein zu bringen, wenn Sie Kräfte abdämpfen oder vermeiden. Sie brauchen keine Angst zu haben, dass Schockeinflüsse Ihre Gelenke belasten. Die sind dank Ihrer Entwicklungsgeschichte genau auf diese Herausforderungen eingestellt und unser modernes, tägliches Leben verlangt quasi auch diese Aktivität und Auseinandersetzung.

Wir brauchen diese Belastung als Training. Warum? Weil wir eben nicht den ganzen Tag in der Savanne rumlaufen und über kleine Bäche springen. Weil es in den Gelenken keine Nerven und keine Gefäße gibt, die eine Knorpelsubstanz oder die Meniskusscheiben ernähren könnten. Die Gelenksflüssigkeit muss möglichst unter Druck den Gelenkspalt passieren können, um damit diese lebenden Gewebe mit allem Wesentlichen zu versorgen. Damit die Gelenksflüssigkeit, zum Beispiel beim Knie, von vorne nach hinten und wieder zurück mit hohem Druck durchgepumpt werden kann, ist sowohl Bewegung als auch Belastung notwendig. Wenn wir diese Fähigkeit erhalten wollen, müssen wir diese üben.

Genau das hat ja die Jugend von heute offensichtlich auch kapiert. Ohne Rücksicht auf die Mahnung der Alten haben sie ganz neue Wege gefunden und Dinge zu Stande gebracht, die einfach fantastisch sind. Sie haben nicht nur die Fähigkeiten der alten Faszie wieder bewusst gemacht, sondern ihrerseits weitere Grenzen überwunden und gezeigt, dass wir hier noch lange nicht am Ende dieser unglaublichen Möglichkeiten sind. Einige dieser Wunder werden wir noch kennenlernen.

Die alte Anatomie und die moderne Struktur

Die strukturelle Anatomie der vergangenen Jahrhunderte ist maßgeblich entwickelt worden von Leuten, die sich auch intensiv mit Architektur beschäftigt haben (Vesalius, Leonardo Da Vinci). Entsprechend haben sich auch die Vorstellungen in einem praktisch ähnlichen, gemeinsamen Bilde gefestigt. Die Architektur wurde nach dem menschlichen (und göttlichen) Bilde entwickelt, und die Erfahrung mit Steinen, Balken und Zement an den Gebäudeteilen wurde übertragen auf die Konstruktion des menschlichen Körpers. Unsere eigene Erfahrung als Kinder mit Holzklötzchen und Schraubgerüsten verfestigte in uns diese Ansicht.

Als Ergebnis haben die meisten Erwachsenen heute die Vorstellung, der menschliche Körper und vor allen Dingen das Knochensystem funktioniere wie Legobausteine. Diese eingefleischte Meinung ist durchaus im Interesse der operativen Zunft, die anhand der imponierenden Röntgenbilder ihren Patienten eindrücklich klarmachen kann, woher die Schmerzen in den Gelenken und auch deren Bewegungseinschränkung kommen. Logische Folge: eine Indikation zur Operation (der Knochen und Gelenke).

Bei dieser bisherigen Betrachtungsweise haben wir eines völlig außer Acht gelassen, wir sind keine statischen Steinfiguren, sondern ein im dreidimensionalen Raum unabhängiger, beweglicher Körper. Das Beispiel vom Basketball sollte das verdeutlichen.

Am einfachsten ist es, Sie stellen sich erst einmal Ihren Körper tatsächlich als Ball oder als frei im Raum schwebende Blase vor. Na ja, die ersten neun Monate haben wir ja auch tatsächlich in dieser Form verbracht. Sie ist uns also nicht unbekannt. Die Verbindung zu Schwerkraft und Boden kam erst später. Was hält uns nach der Geburt noch zusammen? Wie sieht denn diese Konstruktion aus? Was war der Sinn dieser Haltung und dieser merkwürdigen Statur in Säulenform, die es vorher so noch nicht gegeben hatte? Welche Vorteile sollte das haben? Das allgemeine Ziel war, mit dem geringsten Materialeinsatz ein möglichst stabiles, also festes und doch gleichzeitig ein extrem elastisches, leichtes, bewegliches und intelligentes Wesen zu schaffen.

Statik und Dynamik

Ein Gebäude ist fest und steht (in der klassischen Architektur). Hier gibt es keine Bewegung, keinen Stellungswechsel. Bei lebenden Organismen, die sich bewegen, gibt es hingegen zwangsläufig eine Wechselwirkung zwischen dem, was sich bewegt und dem was statisch ist. Bei jeder Bewegung gibt es also einen messbaren Einfluss einerseits auf den Körper und andererseits auf die Berührungsfläche. Beide müssen damit fertig werden. Es geht um Schwerkraft und um Elastizität.

Die Gravitation ist eine kaum spürbare und doch riesige Kraft, die praktisch sämtliche Materie zu Klumpen formt und härteste Materialien so zusammendrückt, dass sie schmelzen, wie wir es auch im Inneren unserer Erde sehen. Selbst materielose Phänomene wie das Licht (Photone) werden durch die Schwerkraft umgelenkt. Irgendeiner hat wohl diese Entwicklung als langweilig empfunden und sich gedacht, eine dagegen gerichtete Idee oder Kraft wäre doch gar nicht so schlecht. Das Leben wurde geboren, eine wirklich pfiffige Idee mit ungeheuer vielen Gelegenheiten der Kombination, die ab dann alles möglich machte. Darum geht es in diesem Spiel, archaische Urkraft gegen unendlich ideenreiche Opposition. Wir Menschen haben nun einen Logenplatz in diesem Spiel und können als einzige auf dieser Welt versuchen, dieses spannende Match zu verfolgen, zu verstehen und zu interpretieren.

Das ist gar nicht so einfach. Denn in Wirklichkeit fangen wir jetzt erst an, am Geheimnis unseres Körpers zu kratzen. In vielen Disziplinen beginnt sich langsam ein neuer Horizont aufzutun, eine neue. kleine Universumsblase zu bilden. Der Wissenszuwachs ist jedes Jahr enorm, dank der exponentiell ansteigenden Menge von intelligenten Gehirnen auf unserer Welt. Dieses Wissen kann nicht mehr schnell genug in etablierte, funktionierende, mit Machtfaktoren ausgestattete Mammutsysteme übernommen werden. Zu groß sind die Partikularinteressen. Zu viel ist investiert worden in Organisation, Ausbildung, Geräte und Immobilien. Jeder von uns Unbeteiligten muss sich nun selbst zurechtfinden, ein Bild machen und sich entscheiden. Sicherheit, die von oben verkündet wird, gibt es nicht mehr. Für eine eigene Meinung müssen wir selbst etwas tun. Wir müssen uns informieren über die verschiedenen Möglichkeiten. Alles ist diskutierbar. Wir haben selbst mehr Verantwortung zu übernehmen und deswegen müssen wir uns gut informieren und laufend Neues lernen.

Bewegen und Gleiten

Wichtig ist also der mechanische Einfluss. Dabei spielen Strecken und Dehnen eine besondere Rolle. Der Sinn ist, dafür zu sorgen, dass sich die einzelnen Myofibrillen ohne irgendwelche Reibung gegeneinander verschieben lassen. Wir brauchen dieses Gleitwasser zwischen den einzelnen Gewebefasern. Wie rasch so eine Verklebung des Gewebes in kurzer Zeit kommen kann, merken wir praktisch jeden Morgen nach dem Aufstehen. Wir dehnen und strecken uns und fühlen uns danach sehr viel besser und fitter. Das betrifft auch unsere Haustiere, die dieses Ritual noch viel extensiver und hemmungsloser betreiben. Die dürfen noch tun, was zivilisierten Menschen in einer perfekten Gesellschaft oftmals nicht gestattet wird. Anstatt in Biedermeiermanier die Nase zu rümpfen, sollten wir jeden ermutigen, der alle Gelegenheiten wahrnimmt, seine Faszien in Bewegung zu halten. Wir brauchen eine lockere Bewegungskultur, eine Kultur, die im Alltag entspannt ist, in der es erlaubt ist, tänzerische Bewegung zu machen, und die es einfach gut findet, wenn sich ein Erwachsener so bewegt wie ein Kind. Also weg mit den alten Zöpfen! Gegen eine morgendliche Gymnastik als Ritual ist auch nichts einzuwenden, weil wenigstens dadurch ein Mechanismus in Gang gesetzt wird, der tatsächlich die Spannungsstraßen ein wenig lockert.

Die Auslagerung unserer Bewegungsbestrebungen auf den Sportplatz oder ins Fitnessstudio ist zwar eine zivilisatorische Forderung, wird aber gerade deswegen, weil es gar nichts mehr Natürliches hat, entsprechend verkrampft sein und seinen erhofften Werten und Zielen nicht gerecht werden.

Wie Verlängerung funktioniert

Unser Körper ist kein fertiges Gebäude, das einfach so dasteht, sondern es wird sich laufend etwas verändern, jeden Tag und jede Nacht. Das ist wie bei einer Mahlzeit. Was nicht gebraucht worden ist, was nicht gegessen worden ist, wird einfach wieder abgetragen. Umgekehrt, wenn jeder Hunger hat, wird frisch aufgetischt und neues Material angeliefert. Sofort wird mit dem Umbau und dem Hausbau begonnen. Dazu brauchen wir besondere Zellen, das sind die Fibroblasten.

Wie findet jetzt so ein Umbau statt? Als erstes entsteht ein Zug im Gewebe. Das gibt die Richtung an, wohin es gehen soll. Nun treten unsere Hauptakteure auf dem Plan, eben unsere Fibroblasten. Das sind eigentlich ganz normale Zellen. Aber wenn sie unter Zug geraten, diese kleinen schmalen Zellen, so können Sie sich enorm in dieser Richtung ausdehnen, bis zum dreifachen ihrer ursprünglichen Länge, wie ein Kaugummi. Damit wird die Spannung in der Bahn insgesamt reduziert, die ja eine gegenteilige Kraft darstellen würde. Damit jeder weiß, wo es bei diesem Aufbau hingeht, werden Boten vorausgeschickt, die die Lage erkunden sollen. Diese Botenstoffe sollen dafür sorgen, dass der Weg frei ist, keine entzündlichen Reaktionen auftreten und natürlich auch, dass eventuelle Schmerzen vermindert werden: Ein sich selbst regulierendes System, das seine eigene Spannung steuert. Die Fibrosierung des Gewebes d.h. die Versteifung und Verklebung, wird so wieder aufgehoben und es entsteht eine komplett neue Bahn. Weitere Dehnübungen erhalten die Beweglichkeit.

Auf jeden Fall folgt jede weitere Entwicklung den anatomischen Zuglinien. So sind wir übrigens auch größer geworden und gewachsen.

Diese Zuglinien muss man sich als Ketten vorstellen. Immer abwechselnd folgt ein Sehnenteil auf einen Muskelteil. Vereinfacht kann man

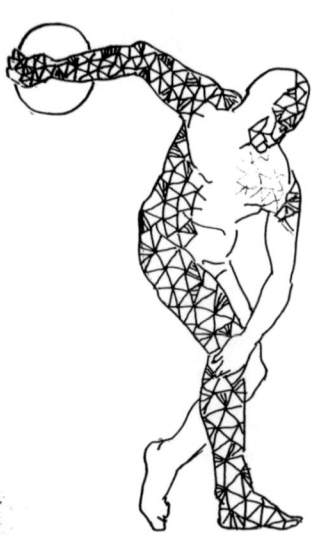

sich folgendes Bild aufbauen. Die Sehnen setzen üblicherweise in der Nähe der Gelenke an oder umgreifen so eine Gelenkkapsel. Dadurch wird eine Spannung ausgelöst, die dann weiter über das Gelenk in den nächsten Bereich des Körpers übertragen wird. Die Sehnen werden dabei gespannt, aber nicht gedehnt, sie verändern sich also nicht in ihrer Länge. Ihre Hauptaufgabe besteht darin, die Spannung zu halten und zu verteilen. Zum Aufrechterhalten dieser Spannung brauchen wir ein widerstandsfähiges, möglichst hartes Material. Dafür sind Knochen entwickelt worden. Eigentlich sind sie nur unterschiedlich lange Hebelarme zur Kraftverstärkung. Die weichen Elemente, Faszien und Muskeln, waren viel früher da als die Knochen. Es ist wichtig, sich das vor Augen zu halten. Die im Meer lebenden Oktopusse brauchen keine Knochen, da sie sich schwerelos im Wasser treiben lassen können. Sie brauchen auch keine Gelenke als Kraftverstärker und sind damit noch ein ganzes Stück beweglicher als wir mit unseren Händen und Armen, die auf der Erdoberfläche schon eine einmalige Konstruktion darstellen. Von diesem Blickwinkel aus gesehen ist diese Entwicklung ein kleiner Nachteil, aber wir haben schon über den riesigen Vorteil gesprochen, der uns durch die Gravitation gemacht worden ist: nämlich neue Bereiche zu erobern, Kraft umzuwandeln und neue Energiequellen zu finden.

Gelenke

Die harten Druckelemente (Knochen) werden also geführt von den Zugkräften (Faszie und Muskeln). Durch geniale dreieckige Stützvektoren (später mehr) kann eine ungleichmäßige Belastung besonders der in mehreren Ebenen beweglichen Gelenke ausgeglichen werden. Dadurch wird eine optimale Verteilung der Kraft zum nächsten Zentrum hin garantiert. Die Kraft muss natürlich nach beiden Seiten hin funktionieren, was wir dann Zug oder Druck nennen. Es handelt sich eigentlich um ein Verschieben von Druck von einem Hebelarm auf den anderen. Gelenke verteilen also die Kraft hin und her, je nachdem was gebraucht wird. Dabei verändern sie kontinuierlich ihren Winkel.

Um das nachzuvollziehen, stellen Sie sich am besten einen Gewichtsheber vor, der seine Hantel vom Boden nach oben stemmen will. Sehen wir uns als Beispiel die Gelenke der Arme an. Der Athlet bückt sich mit gestrecktem Arm zur Gewichtsstange. Er konzentriert sich und umfasst die Stange mit den Händen. Die Fäuste sind jetzt weiter nach außen platziert als seine Schultern. Ein bisschen hin und her rutschen, Konzentration und dann ein fester Griff. Mit einem Ruck hebt sich der Oberkörper. Alle zum Arm gehörigen Gelenke werden praktisch auseinandergerissen, Handgelenke, Ellenbogen und Schultern. Vielleicht 180kg ziehen an den Sehnen und Gelenkkapseln. Von außen kann man keine große Veränderung erkennen. Nirgendwo ist der Gelenkspalt größer geworden. Die Arme sind noch genau so lang wie vorher. Mit einem Ausfallschritt, einem großen Schrei wird umgesetzt. Von einem Moment zum nächsten hat sich die Situation völlig verändert. Jetzt drücken die 180Kg die vorher stark gedehnten Gelenke brutal in die Gegenrichtung. Welch ein Wechsel! Offensichtlich halten die Gelenke das ohne weiteres aus. Dabei ist die Stellung der Knochen zueinander praktisch gleich geblieben. Trotzdem haben wir eine gewaltige Bewegung. Obwohl die Arme unverändert geradeaus gestreckt bleiben, hat sich die Belastung innerhalb der Gelenke und der dazu gehörigen Knochen dramatisch verändert. Die Last ist ohne Schwierigkeit einfach auf die andere Seite verlagert worden. Anstelle der Außenseite ist nun die Innenseite belastet. Ohne dass wir irgendetwas gemerkt haben. Wie ist diese perfekte Gleitbewegung möglich?

Der Flaschenzug

Die Umschaltpunkte der Richtung und der Kraft sind die Gelenke. Sie kennen das von einer Rolle oder einem Flaschenzug. Mit dem Umleiten der Kraft können Sie einen deutlich höheren Wirkungsgrad erzielen. Dadurch, dass die Winkel im Gelenk verschieden eingestellt sein können, bestimmen Sie selbst den Verstärkungsgrad. Ein Knochen ist also nichts weiter als ein Ausleger bei einem Kran. Er hat auch genau diese Funktion. Er wirkt als Kraftverstärker. Je länger der Hebelarm ist, umso größer die mögliche Krafteinwirkung. Geregelt wird die erforderliche Kraft nicht durch Verlängerung und Verkürzung des Arms, sondern sie wird eingestellt durch den Winkel. Für eine einzelne, kurze Bewegung brauchen wir nur eine Hebelwirkung mit einem Gelenk. Verfolgen wir aber die Bahn weiter, so finden wir hintereinander eine Vielzahl von verschiedenen Richtungen und Winkelgraden, die alle zusammenhängen und eine Einheit bilden mit eigentlich unendlich vielen Möglichkeiten, je nachdem, welche Aufgabe gestellt ist.

Wir haben also lange Bahnen, die sehr viel Kraft entwickeln können und dabei energiesparend sind. Da diese nicht immer nötig sind, gibt es daneben auch kurze Bahnen. Ein sehr ökonomisches Verhalten. Generell kann man sagen, je mehr Gelenke von einer Bahn passiert werden, je mehr die Winkel so eingestellt werden, dass es der erforderlichen Leistung entspricht, umso effektiver funktioniert das gesamte System. Aber nicht nur die Effektivität einer Maschine kann erreicht werden, sondern zusätzlich können in die Bewegung auch Sinn oder Bedeutung hineingelegt werden, wie wir gleich sehen werden.

Bei der Passage durch den Körper kommen die Faszienstraßen mit ganz verschiedenen Gelenktypen in Berührung. Es gibt Gelenke, die nur in einer Richtung bewegt werden können (Scharniergelenke) und andere, die praktisch in jeder Richtung frei sind (Kugelgelenke) sowie natürlich jede Menge Zwischenmodelle. Und wieder treffen wir auf eine Merkwürdigkeit. In schöner Regelmäßigkeit wird ein Gelenk, das nur wenig Spielraum hat, von einem Gelenk abgelöst, das deutlich beweglicher ist. Wir begegnen also wiederum dem Prinzip Steifheit und Festigkeit im Wechsel mit locker und beweglich. Das bedeutet maximales Ausloten beider Möglichkeiten. Bei Armen und Händen ist das spielerisch so gut gelöst worden, dass wir praktisch die kleinsten Bewegungen in jeder Richtung und in jeder Stellung ausführen können. Aus verständlichen Gründen müssen Beine und Füße eine stabilere Lösung wählen (schon wieder diese Schwerkraft). Nun ist es technisch gar nicht so einfach, Kraft zu übertragen in einem beweglichen System, das sich gleichzeitig nach drei verschiedenen Ebenen ausrichtet und in einem dreidimensionalen Raum alle nur möglichen Positionen einnehmen kann. Das geschieht ohne Ruck und Unterbrechung. Diese mühelose Kraftübertragung ist möglich, da die Faszie laufend ihren Kunsttrick anwenden kann, wellenförmig hart und weich zu werden und damit Spannung und Elastizität blitzschnell verteilt. Und das bei jedem Streckenabschnitt, der jeweils parallel zu den Knochen verläuft. Jedes Mal muss die Kraft umgeschaltet werden, jedes Mal müssen die Winkel und Vektoren verändert werden.

Diese Stützvektoren bündeln jeweils die Kraft von einem Knochensystem auf das nächste, indem sie die Kraft von den Seiten des Ausgangsgelenks auf das Zentrum des folgenden Gelenks richten. Die Energie wird wie ein Pfeil immer wieder neu gebündelt. Die Kraftverteilung ist wie in einem Dreieck geordnet. Das ist insofern eine geniale Lösung, als wir nicht nur mit Druck zu tun haben, sondern auch Zug aushalten müssen. Wenn Sie z.B. einen Koffer tragen, so spielen Armmuskeln überhaupt keine Rolle, sondern es läuft alles über den Bindegewebsapparat, wieder über die Faszie. Sie umklammern mit der Hand den Koffergriff, ziehen die Faszie an und stemmen mit ihrer Beinmuskulatur den Koffer hoch. Der Arm reißt nicht auseinander. Die Sehnen halten. Die Muskeln brauchen Sie nur zum Balanceausgleich.

Die genialen Dreiecke

Wie geschieht die Kraftübertragung von einem Knochen auf den nächsten? Die Gelenke sind funktionell keine Kugelflächen, sondern bestehen aus gleichschenkligen Dreiecken, wenn wir auf eine mikroskopische Ebene gehen, idealerweise eine Ikosaeder Form (ein Ball mit 20 gleichschenkligen Dreiecken). Auch makroskopisch grenzen immer Dreiecke aneinander über die die Druckverteilung läuft (Triangulation). Diese Lösung ist insofern genial, weil es völlig egal ist ob ein Zug oder ein Druck auf das Gelenk ausgeübt wird. Auch wenn es zu einer Drehung oder einem Abbiegen kommt, werden durch diese Dreieckskonstruktion die Kräfte immer optimal verteilt.

   Das ist auf den ersten Blick nicht so ganz verständlich. Aber bei einem Dreieck ist es egal woher der Zug oder der Druck kommt. Er wird immer sofort abgeleitet und damit auch aufgeteilt und zwar abhängig von der jeweiligen Druckrichtung.

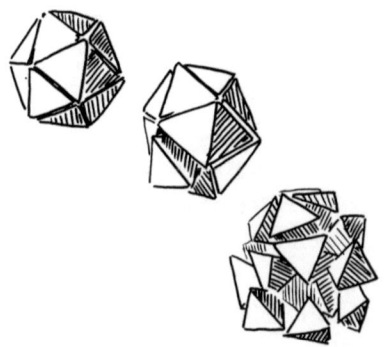

Erklärung: Sie haben vor sich ein gleichschenkliges Dreieck. Die eine Spitze sei unten (U) und die beiden anderen weisen rechts (R) und links (L) nach oben. Wenn Sie genau von unten auf die Spitze drücken (U) – stellen Sie sich dazu einen Pfeil vor –, dann wird der Druck gleichmäßig verteilt auf (R) und (L). Wenn Sie aber nur ein wenig mehr von der linken Seite drücken – der Pfeil zeigt jetzt ein wenig mehr nach rechts oben, wird mehr Kraft auf die rechte Spitze (Seite) gelenkt. Je mehr Sie den Winkel an der unteren Spitze verändern, desto mehr Kraft wird auf die Seite geleitet, auf die der Pfeil zeigt. Wenn Sie sich die ganze Sache dreidimensional vorstellen, dann sehen Sie, wie mit zunehmendem Druck die rechte Spitze zur linken Seite kippt. Sowohl der Winkel des Pfeils als auch die Stärke des Drucks bestimmen den Weg. Das Ganze geschieht kontinuierlich und es ist völlig egal, ob Sie eine unendlich kleine Winkelveränderung vornehmen oder eine grobe.

Bei den Gelenken haben wir die Freiheit der Entscheidung
Ebenso funktioniert das natürlich auch, wenn wir anstatt etwas runter zu drücken, etwas aufheben, also etwas nach oben ziehen. Das, was wir heben müssen, z.B. ein Koffer, ist vorgegeben. Den Winkel des jeweiligen Gelenkes (Dreieck) können wir selbst aussuchen. Es sind immer mehrere Gelenke an einer Bewegung beteiligt. Bezogen auf die Konstruktion unseres Körpers bedeutet das, wir haben praktisch unbegrenzte Möglichkeiten bei jeder Bewegung. Beim ersten Gelenk nehmen wir einen möglichst vernünftig scheinenden Winkel. Beim nächsten Gelenk folgt ein dazu passender. Das dritte Gelenk ist mit der Lösung aber nicht einverstanden und korrigiert die beiden

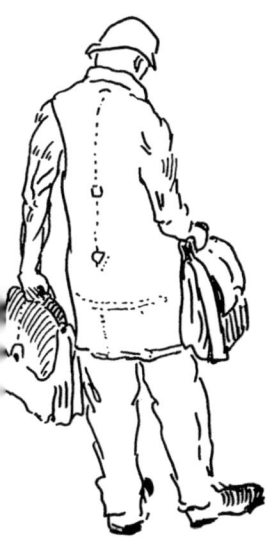

Vorgänger. So geht es von Dreieck zu Dreieck. Auf diese Weise können wir unendlich feine, exakte Bewegungen ausführen. So trainieren wir unsere Geschicklichkeit und verbessern uns mehr und mehr.

Dieses automatische Umschalten macht eine Verspannung schwer. Ein Einkeilen ist praktisch nicht möglich. Sehr kleine Winkel oder sehr große machen keinen Unterschied. Die unglaubliche Präzision ist immer vorhanden, ob wir mit einem Vorschlaghammer zuschlagen oder ein kleines Uhrwerk reparieren. Diese Perfektion erkennt man erst so richtig, wenn wir sehen wie eine Faszie über mehrere Gelenke gleitet. Dazu kommt noch das konsequent durchgehaltene Gesetz von abwechselnd Muskel- und Sehnengewebe. Im Gelenkbereich sind die festen, enger zusammengebundenen Sehnen von Vorteil. Dadurch gibt es praktisch kein Verdrehen bei einer Winkeländerung. Ein perfekteres und feineres Ergebnis kann man nicht erreichen. Hier wird es noch lange dauern, bis mechanische Roboter ähnliche Leistungen erbringen können.

Wenn man jetzt genauer hinschaut, taucht diese Wechselwirkung zwischen weich und hart überall wieder auf. Auf jeder Ebene spielt sie eine Rolle. Das ist der entscheidende Unterschied zum mittelalterlichen Denkmodell. Nach dieser neuen Betrachtung sind alle Beurteilungen und Entscheidungen zu oberflächlich, die diese Fähigkeit nicht berücksichtigen.

Die harten Knochen schwimmen also praktisch in einem Meer von weicherem, elastischem Gewebe. Es fällt auf, dass das Ganze irgendwie Prinzip hat. Ein Teil elastisch – ein Teil hart, dann wieder ein Teil elastisch, dann wieder ein Teil hart. So ist die abwechselnde Reihenfolge den ganzen Körper hindurch. Die harten Knochen sind also nichts anderes als Abstandshalter und Hebelarme, also Stabilisatoren und Kraftverstärker. Die weichen Elemente erzeugen die Spannung. Das Geniale daran ist, dass diese weichen Teile, die wir jetzt Faszie nennen, ausgesprochen intelligent und wandlungsreich sind. Sie können unterschiedliche Formen annehmen. Sie können aber auch unterschiedliche Spannungsgrade erzeugen. Sehr schnell können sie umschalten von sehr hart und kompromisslos zu sehr weich und anschmiegsam. Das ist überraschend und erstaunlich. Aber es kommt noch besser. Innerhalb desselben kleinen Gewebeabschnittes kann noch ein Bewegungsablauf stattfinden der sehr geringe Unterschiede ausgleicht und laufend intern die besten Spannungszustände berechnet. Wir haben oben schon darüber gesprochen.

Leben wir in einer großen Blase?

Auch hier begegnet uns der Mensch wieder mit seiner Äquivalenz zwischen Körper und Geist. So wie Meinungsblasen entstehen und damit unser Bewusstsein und Verhalten dirigiert wird, so können wir auch den Körper als Blase verstehen, die sich gebildet hat durch den entgegengesetzten, gleichen Druck nach innen und nach außen. Dadurch verschmelzen wir zu einer Einheit, zu einem Unikum. Die zwei möglichen Deutungen dieses Wortes geben unsere Ambivalenz ganz gut wieder.

Die Kraftverteilung in so einer freischwebenden Blase müssen wir uns noch mal anschauen. Diese Konstruktion zieht nach innen zum Zentrum alles zusammen und drückt gleichzeitig mit derselben Kraft nach außen. Was heißt das? Eigentlich bedeutet das die Freiheit und Unabhängigkeit in diesem Universum. Die Möglichkeit einer in sich geschlossenen einzigartigen, einmaligen Existenz. Ein bisschen profaner können Sie sich die Struktur so vorstellen wie einen Ball oder Ballon. Sie können sich auch eine dünne Seifenblase ausmalen. Dann sehen Sie, wie leicht das Ganze ist, wie es schwebt und eigentlich überhaupt kein Gewicht hat. Trotzdem ist der Druck nach innen und nach außen identisch. Das ist eine ähnliche Situation wie sie Astronauten auch im Weltraum selbst erleben.

Diese Seifenblase ist tatsächlich ja auch von Leonardo Da Vinci so dargestellt worden. Sie erinnern sich, der Mann mit gespreizten Armen und Beinen in einem Kreis, der den göttlichen Teil des Menschen darstellen soll und in einem Quadrat, der den menschlichen repräsentiert (kann man sehen auf der italienischen 1 Euro Münze). Wie kann der Mann die Blase nach außen drücken? Wenn wir nur die harten Streben (Knochen) betrachten (denn die weichen bindegewebigen Sehnen, die Spannung und Kraft entwickeln, zählen ja in diesem Bild noch nicht), werden wir überrascht feststellen, dass jeweils ein Knochen mehr zu zählen ist je weiter wir nach außen an die Peripherie kommen. Wir sehen also eine zunehmende Zahl der Streben (Knochen) von innen nach außen.

Zum besseren Verständnis stellen Sie sich bitte jetzt eines dieser riesigen, runden Fenster einer gotischen Kathedrale vor. Dieses Fenster enthält mehrere konzentrische Ringe, die wie Wellen erscheinen, wenn man einen Stein ins Wasser wirft. Naturgemäß wird die Zahl der nach außen weisenden Streben ansteigen. Damit wird der Abstand zwischen den Streben ungefähr beibehalten. Das ist wichtig für die Stabilität, nicht zuletzt, um einem größeren Winddruck auf einer so ausgedehnten Fläche des Fensters standzuhalten.

Unser Zentrum ist die Wirbelsäule. Von da aus geht es los. Sehen wir uns als Beispiel einen Arm an. Am Oberarm finden wir einen Knochen, am Unterarm zwei Knochen, dann folgen zwei Reihen im Handgelenk (nicht gut von außen zu sehen) mit je drei und vier Knochen und danach die Finger mit je fünf Knochen und mindestens drei Gliedern. Also ein nach außen strahlendes System. Das Bein ist wegen der allgegenwärtigen Erdbeschleunigung ein wenig kräftiger ausgebildet, aber die Konstruktion ist vollkommen dieselbe. Wenn wir wirklich die Form eines Balles oder einer Blase annehmen würden, dann müssten wir nach allen Seiten dieser Konstruktionen unsere Stützen ausfahren können. Diesen Aufwand haben wir aber nicht nötig. Die Lösung, die die Natur gewählt hat ist viel sparsamer, genialer und einfacher. Vier von diesen Auslegern, die wir jetzt Glieder nennen, reichen. Die sind in ihrer Bewegungsfreiheit so konstruiert, dass sie sehr schnell und jederzeit und überall an die Grenzen dieser dreidimensionalen Blase reichen können. Also von einer Anlage in einer Ebene, einer zweidimensionalen Struktur, wie bei Leonardos Darstellung, hinüberwechseln in eine dreidimensionale.

Arme und Beine können sich nach allen Seiten wenden und sich ausstrecken, je nachdem wo wir einen Gegendruck oder eine Handlung brauchen. Das spart jede Menge Baumaterial und ist energetisch bei weitem günstiger, als noch mehrere Arme und Beine zu haben. Außerdem können wir uns natürlich zusammenziehen und sehr klein machen, wie eine Kugel oder auch strecken, und so eigentlich jede Form zwischen klein und rund und lang und gerade annehmen. Wir sind in der Lage, wenigstens zeitweise die Stellung eines platonischen, also geometrisch perfekten Körpers einzunehmen.

Aber wir schweben eben nicht in einem luftleeren Raum, sondern kleben hier auf der Erde. Da haben wir es mit einer Kraft zu tun, die immer vorhanden ist, aber im ersten Moment gar nicht auffällt: Die Schwerkraft oder

Gravitation. Weil die so selbstverständlich einfach da ist, hat man ihr auch nicht viel Beachtung beim Einfluss auf den menschlichen Körper beigemessen. Dabei ist die gerade oben beschriebene, innere Kraft der Spannungskonstruktionen, die alles zusammenhält, gar nicht bis ins Bewusstsein der Betrachter gekommen. Die Schwerkraft ist so allgegenwärtig, dass wir deren Gewalt völlig übersehen oder einfach quasi unter den Tisch fallen lassen, obwohl sie ganz offensichtlich da ist. Kein Kind wundert sich was passiert, wenn es sein aus Bauklötzen gebautes Haus schräg hält. Alle Steine rutschen durcheinander und das Haus bricht zusammen. Sollten Sie versuchen, Ihr Einfamilienhaus auf Ihrem Grundstück auch auf eine Kante zu setzen, dann würde Ihnen wahrscheinlich das Gleiche passieren, das ganze Haus würde implodieren und auseinander gleiten. Warum? Weil es so konstruiert wurde. Zu einfach und ohne alle möglichen Einflüsse und Kräfte der Natur mit zu berücksichtigen. Hier ist nur ein Kraftvektor berücksichtigt worden, der nach unten, die Schwerkraft. Die seitlichen Scherkräfte, wie sie bei Erdbeben und auch bei einem großen Orkan entstehen können, wurden hier überhaupt nicht in Betracht gezogen. In anderen Regionen der Erde beginnt man, sich darüber Gedanken zu machen.

Kräfte von der Seite spielen in unseren Regionen (noch) eine untergeordnete Rolle, vielleicht ein wenig der Wind. In Erdbebengebieten hat man hingegen inzwischen gelernt, Häuser zu entwerfen, die eben auch eine innere Spannung aufweisen und deswegen kaum noch auseinanderfallen können. Und tatsächlich waren es auch Architekten, die das »Tensegrity Prinzip« entdeckten und erklären konnten, nämlich Stabilität durch Spannung und Gegendruck. Seitdem können wir mit diesem Modell auch in der Medizin arbeiten. Wir müssen es geradezu, um nicht weiter mit mittelalterlichen Denkmodellen unsere Patienten völlig unsachgemäß zu behandeln.

Gerade weil wir laufend mit unserem Körper »sicher fühlen« wie der Druck zu unseren Füssen nach unten zunimmt und uns die Waage das auch täglich bestätigt, ist Tensegrity so schwer zu akzeptieren. Es entspricht nicht unserer Erfahrung. Trotzdem müssen wir umdenken, sonst werden wir uns falsch entscheiden und unserem Körper schaden. Es ist so wie mit der Sonne. Jeden Tag sehen wir sie im Osten aufgehen und im Westen versinken. Aber wir haben gelernt und *wissen* es inzwischen, die Erde dreht sich um die Sonne und nicht umgekehrt.

Für die richtige Behandlung Ihres Körpers sollten Sie das Prinzip verstehen. Deswegen noch einmal:

Druck und Spannungsänderung werden immer im gesamten Körper verteilt. Ist die Spannung zu hoch, versteift sich alles. Das birgt die Gefahr in sich, dass etwas zerbricht. Bei zu geringer Spannung zerfließt alles.

Wir brauchen also eine intelligente Einrichtung, die den Wechsel bei Bedarf möglichst schnell steuern kann. Das ist gerade die Genialität der Faszie.

Es sind also zwei wichtige Phänomene, die eine Tensegrity Struktur ausmachen und die wir bei allen Bewegungen beachten müssen.

1. Ein von außen wirkender Druck oder Zug wird möglichst rasch und gleichmäßig im ganzen Körper verteilt. Entlang der Zuglinien werden sich die Spannungselemente ausrichten. Je größer der Druck ist, der auf sie ausgeübt wird, desto stärker ist der Widerstand des Gewebes. Es wird steifer.

2. Wenn der Druck oder die Belastung nachlässt, kehrt der Körper sofort wieder zurück in seinen Gleichgewichtszustand. Immer optimal ausgerichtet zu sein, ist das Ziel. Das ist der Grund, warum der Körper selbständig und selbsttragend ist und wie eine Blase unabhängig nicht auf die Schwerkraft angewiesen ist. Im Idealfall ist diese gar nicht zu spüren, wie dies zum Beispiel bei einem Rad schlagenden Kind zu beobachten ist.

Wenn allerdings permanent ein Druck oder Zug auf einen Teil des Körpers ausgeführt wird, kann mit der Zeit das Gleichgewicht nicht mehr spontan hergestellt werden. Die Folge davon ist, dass vor lauter Verzweiflung die Spannungszüge verhärten und versteifen müssen. Ab einer bestimmten Dauer und Stärke der Spannung bedeutet das Schmerzen und Veränderung der Gelenke. Das Gehirn sagt also nichts anderes als: »Wenn das so weiter geht, ist *unsere ganze Konstruktion in Gefahr.* Der ganze Körper, die ganze Existenz kann auseinanderbrechen, sollte jetzt noch eine zusätzliche Belastung auftreten«. Da bei den meisten von uns irgendwelche Teile einer Belastungsstraße verspannt oder gar verhärtet sind, werden wir bei wirklich extremen Herausforderungen mit Schaden und Bruch rechnen müssen.

Einfach nur Gehen

All diese theoretischen Erwägungen waren notwendig, um zu verstehen, wie praktisch Bewegung funktioniert. Die häufigste gleichförmige Bewegung, die wir als Menschen machen, ist wohl das Gehen. Sehen wir uns einmal im Einzelnen an, wie das funktioniert.

Beim Auftreten des Fußes wird in der Sehne Energie gespeichert. Es ist die Energie, die bei unserem Beispiel mit dem Basketball diesen wieder nach oben zurückspringen lässt. Je kräftiger wir auftreten, umso mehr Energie wird angehäuft. Dabei wird die Länge der Sehne nicht verändert. Die Kraft ist allein im plastischen Bindegewebe der Faszie gespeichert. Wenn wir nicht allzu lange zögern, wird beim Weitergehen mit dem Abrollen des Fußes die Energie aus der Sehne wieder nach unten auf den Boden abgegeben. Ein wesentlicher Teil der Auftrittsenergie bleibt erhalten und wird wiederverwendet. Wenn wir einmal unseren Rhythmus beim Laufen gefunden haben, müssen wir bei jedem Schritt nur ganz wenig zusätzliche Kraft aufwenden. Dabei gilt es, für die jeweilige Situation die ideale Geschwindigkeit zu finden. Falls Sie zu langsam gehen, versinkt zu viel Energie im Boden. Das führt dann leicht zur Ermüdung. Wir kennen das alle beim Shoppingbummel oder bei einem Museumsbesuch. Es ist richtig anstrengend. Wenn Sie schneller vorankommen wollen, müssen Sie ein bisschen mehr Energie zuführen. Dazu ist Muskelarbeit notwendig. Sie kommen zwar schneller voran, aber es kostet auch insgesamt mehr Kraft. Die optimale Geschwindigkeit ist natürlich unterschiedlich von Person zu Person. Das hängt von Größe und Gewicht ab. Aber unsere Wanderlieder zeigen doch den Takt ganz gut, wie er für die meisten passt. Mit diesem Rhythmus liegen wir nicht zu weit auseinander und lassen uns gemeinsam wie in einer Welle vorwärtstreiben. Dieses Tempo entspricht auch ungefähr unserem Herzschlag, – wieder ein Zeichen der komplexen Harmonie unseres Körpers.

Diese Leichtigkeit kann nur dann perfekt sein, wenn das Fasziengewebe völlig in Ordnung ist. Sollten irgendwelche Verspannungen vorliegen, kommt das ganze System in Unordnung. Die Bewegungen werden langsamer und man braucht sehr viel mehr Kraft für jeden einzelnen Schritt.

Dieses Phänomen ist nicht unbedingt eine Frage des Alters, sondern eher eine Frage nach dem Verspannungsgrad der jeweiligen Spannungsbahnen.

Faszien als hydraulische Kraftverstärker

Wofür brauchen wir dann Muskeln? Wir haben ja gerade schon gesehen, dass man immer bei jeder Kraftanstrengung ein bisschen an Energie zuführen muss. Die meisten unserer Bewegungen werden so ablaufen. Sonst gäbe es auf dieser Welt das Perpetuum Mobile. Was ist aber, wenn man so richtig viel Kraft braucht?

Damit kommen wir zu einem weiteren Phänomen und Begriff, der in den medizinischen Fachbüchern gar nicht vorhanden ist. Bei richtig viel Kraft wirken Muskeln wie hydraulische Kraftverstärker.

Wie wirkt ein hydraulischer Kraftverstärker? Ohne dieses Prinzip wären die meisten unserer Maschinen recht lahm, fast wirkungslos. Das Gesetz ist einfach und kann eine kleine Kraft in eine riesige Kraft umwandeln. Wir finden es in kleinem Maßstab bei normalen Wasserpumpen. Mit großen Wasserpumpen werden in Schiffshebewerken riesige Schiffe mitsamt dem Fluss hochgehoben. Kehrt man das Prinzip um, so kann man mit dem dünnen, scharfen Wasserstrahl eine Stahlplatte zerschneiden.

Wie erzeugt man diese Kraft? Sie nehmen einfach ein langes, dünnes Rohr und ein kurzes dickes Rohr, stecken die beiden in einen völlig dichten, abgeschlossenen Stahlkasten und füllen das System mit Wasser, Öl oder einer anderen Flüssigkeit. Wenn Sie im dünnen Rohr jetzt einen Kolben hinunterdrücken, muss das Wasser im dicken Rohr steigen. Je nachdem, wie Sie das Verhältnis zwischen dünnem Rohr und dickem Rohr festlegen, können Sie mit Leichtigkeit tonnenschwere Gewichte heben. Umgekehrt können Sie aber auch einen Wasserstrahl durch das dünne Rohr 100 m nach oben spritzen lassen. Nach diesem Prinzip wird der extrem hohe Druck bei Wasserturbinen oder für Überschalljets geschaffen, hier mit einer kontinuierlichen Verengung des Rohres, die das Wasser oder das Gas, je nach dem, extrem beschleunigt. Nach diesem Prinzip wird also die Muskelkraft dadurch enorm beschleunigt, dass einfach der Durchmesser verkleinert wird. Gleichzeitig kann die Richtung der Energie umgeleitet und präzise gelenkt werden.

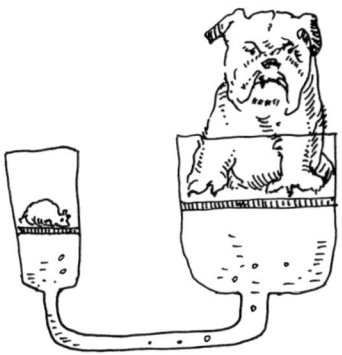

Selbst Fachleute sehen die meiste geleistete Muskelarbeit noch immer in einer konzentrischen, *isotonischen Bewegung*. D.h., der Muskel zieht sich zusammen, wie wir es beim Bizeps besonders gut sehen können, und bewegt dabei etwas, ohne wesentlich seine Kraft zu verändern. Doch nicht nur bei den statischen Muskeln, zum Beispiel im Rücken, die für eine konstante Haltung und Lage verantwortlich sind, sondern auch bei Muskeln, die schnell eine große Leistung erbringen müssen, geschieht das im Wesentlichen durch eine *isometrische Kontraktion*, gut zu sehen an den Muskeln von Hüfte und Oberschenkel. Dabei bleibt von außen alles gleich, nur im Inneren des Gewebes wird die Spannung stark erhöht. Die meisten Muskeln verjüngen sich in der Nähe der Gelenke und laufen in Sehnen aus, die an den bindegewebigen Strukturen der Kapseln oder am Knochen ansetzen. Wir sehen also dieselbe trichterartige Form, wie wir sie auch bei spitz zulaufenden Düsen vorfinden. In unserem Beispiel hat die äußere Hülle der Faszie um einen Muskel herum also die gleiche Funktion wie die extrem gehärteten Wände einer Gasturbine in einem Düsenjäger. Doch es gibt einen Unterschied zu diesen Wänden. Was in der Technik nur sehr unbeholfen gestaltet werden kann, finden wir hier im Prinzip mit Selbstregulation und autonomer Steuerung optimal verwirklicht. Durch punktgenaue iso*metrische* Anspannung der benötigten kleinen Muskelteile kann so die Kraft blitzschnell erhöht und in eine oder auch verschiedene Richtungen geleitet werden, je nachdem, wie die Muskelfibrillen verlaufen. Ausschlaggebend sind der jeweilige Zustand der Faszie, ihre Spannung, ihr Widerstand und vor allen Dingen ihr geschlossener Mantel, ihre Hülle, ihre Unversehrtheit.

Es gibt wahrscheinlich nur wenige Chirurgen, die Ehrfurcht vor diesen ganz wichtigen, manchmal sehr dünnen Bindegewebsschichten haben und sie nicht einfach durchtrennen oder wegschieben, um zu ihrem Operationsgebiet vorzudringen. Es handelt sich bei einer Faszie also nicht um einen Strumpf, der mehr oder weniger straff um einen Muskelstrang gezogen ist, wie er häufig für die Erklärung z.B. bei der Darstellung der Oberschenkelfaszie gebraucht wird. Dieses Gewebe ist beileibe kein Verpackungsmaterial mit ein wenig Ordnung- oder Stützfunktion. Es ist ein wesentlicher Teil der enormen Kraftentfaltung, die im Oberschenkel entwickelt werden kann. Damit ist auch eine exakte Regulierung der Kräfte und die Weiterleitung nach oben und unten gewährleistet. Nicht die Muskeln entwickeln die Kraft, sondern die hydraulischen Kraftverstärker der Faszie, die lebendige aktive Arbeit leisten, um gezielt Kräfte zu bündeln. Kraftentwicklung und Kraftverteilung sind die beiden wesentlichen Funktionen.

Als aufmerksamer Leser können Sie sich jetzt vorstellen, was der Verlust der Unversehrtheit dieser »einfachen, unscheinbaren Bindegewebsfasern« bedeuten kann, nämlich Alter und Kraftlosigkeit. Faszien sind eben nicht die lästigen, störenden Nebensächlichkeiten, die uns bei unseren Fleischgerichten stören, sondern die eigentlichen Hauptakteure bei kraftvollen Bewegungen.

Wie man aus Gravitation Wärme macht

Wer die Gravitation als göttliches Geschenk ansehen möchte, kann dieses tun. Dank der Schwerkraft kriegen wir nämlich Wärme frei Haus geliefert. Sie können es ausprobieren, wenn Sie mal Wärme brauchen.

In bitterer Eiseskälte stehen Sie an einer Haltestelle. Klar, dass jetzt wieder gerade kein Bus kommt. Wenn Sie beginnen, leicht schwingend von einem Fuß auf den anderen zu wechseln, tänzerisch, mühelos in einem eintönigen Rhythmus, dann wird es Ihnen wärmer. Sicher, die Muskeln ziehen sich ein wenig zusammen, aber das ist nur ein Teil der Kraft, die Sie selbst erzeugen. Auch hier spielen die Faszien eine große Rolle. Durch den Druck der Füße auf den Boden werden die bindegewebigen Zugbahnen deutlich in Schwingung versetzt und mit Spannung aufgeladen. Die durch die Schwerkraft gewonnene Energie wird zum Teil in Bewegung zum Teil aber auch in Wärme umgesetzt. Das ist ja das, was wir gerade im Moment nötig haben. Durch die Trippelschritte, möglicherweise noch intensiviert durch jeweils eine Schwungphase, wird die immer wieder geschenkte Energie in kleinen Portionen abgebaut, und so auch völlig ausgenutzt. Aber wahrscheinlich haben Sie das ja schon selbst ausprobiert, auch ohne über die Faszien Bescheid zu wissen. Diese mühelose Art der Bewegung kennen wir Menschen sicherlich schon eine ganze Weile.

Ein anderes Beispiel, wie die Gravitationskraft ausgenutzt und umgesetzt wird, sind die manchmal tagelang andauernden Ritualtänze in Trance mit rhythmischen Bewegungen ohne Pause und Nahrung, wie sie bei afrikanischen und indianischen Stämmen üblich sind. Wir sollten uns gelegentlich daran erinnern, auch wenn wir nicht durch Kälte dazu gezwungen werden, uns rhythmisch zu bewegen. Unsere Faszien würden es uns danken. Aber leider sind hemmungslose, extensive Bewegungen außerhalb gesellschaftlicher Norm nur unseren Kleinen vorbehalten.

Alles muss gleiten können, Viskoelastizität

Die Leichtigkeit und Anmut unserer Positionsveränderung ist maßgeblich auch davon abhängig, wie die verschiedenen Gewebeschichten sich gegeneinander verschieben können. Selbst in den kleinsten Einheiten müssen Räume und Schmiermittel vorhanden sein, in denen die einzelnen dünnen Schichten sich bewegen und gleiten können. Wenn Sie ein rohes Ei aufschlagen und dann das Eiweiß betrachten, wie es auseinanderfließt, haben Sie eine ungefähre Vorstellung davon, wie die Matrixflüssigkeit aussieht und sich verhält. Das auch fast flüssige, areoläre, lockere Bindegewebe enthält Kollagen und elastische Fasern und kann damit aktiv in die Spannungs- und Entspannungstechnik eingreifen.

Bei längerdauernder Verspannung oder auch bei Inaktivität kann es zu einer sogenannten Hydration kommen, d.h. zu einer Anlagerung von (Na^+)-Ionen an Wassermoleküle, die dann eine kristallähnliche Ablagerung bewirken, die natürlich unerwünscht ist und die Beweglichkeit stark hemmen kann. Auch hier wäre die vorsorgliche Lösung eine leichte, gleichmäßige, regelmäßige Bewegung (Yoga, Tanzen), auch ohne große Kraftanstrengung.

Eine der erstaunlichen Fähigkeiten der Faszien ist ihre Viskosität, ihre Zähigkeit oder besser gesagt die Fähigkeit, ihren Zustand zwischen mehr oder weniger dünnflüssig und zähflüssig bis starr zu wechseln.

Von außen kann man diese Reaktion ganz gut beeinflussen. Bei langsamen Bewegungen (Hatha Yoga) und noch stärker unter Hitze beim Bikram Yoga (Sauna Yoga) bleibt das Gewebe weich. Das Gegenteil passiert beim Baden im Eiswasser oder bei langem Schwimmen im sehr kalten Wasser. Manche Leute finden es lustig, den Ärmelkanal zwischen England und Frankreich schwimmend zu überqueren. Die Athleten, die aus dem Wasser wiederauftauchen und an Land torkeln, gleichen wandelnden steifen Holzscheiten. Die Zusatzbelastung der Gravitation friert sie praktisch an Land ein. Dann ist es ratsam, möglichst rasch dem Körper gleichzeitig von innen und außen einzuheizen.

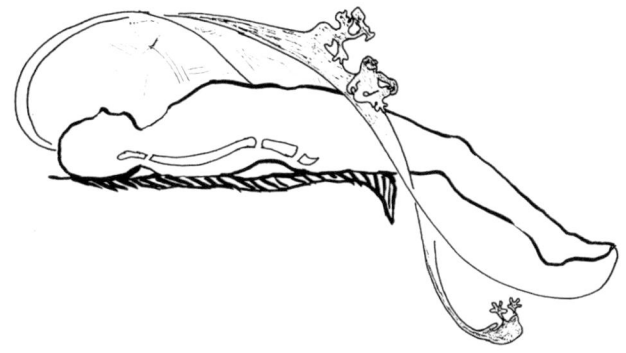

Wenn die Hydration (Verhärtung) länger bestehen bleibt oder sich langsam im Alter vermehrt, ohne dass wir es eigentlich richtig wahrnehmen, werden wir zunehmend unelastischer und steifer. Die normale Struktur der Faszie, die wir uns einfachheitshalber vorstellen können wie die Bespannung eines Violinbogens mit langen, weißen, dünnen Haaren, ist einfach verklebt. So verklebt wie ein Pinsel, den Sie zum Malen häufig gebraucht haben, der nie in Terpentin oder einer ähnlichen Flüssigkeit gereinigt worden ist, um die Farbe herauszulösen. Die Faszie können wir nicht so einfach in solch eine Flüssigkeit stecken.

Doch bleiben wir beim verklebten Geigenbogen. Es gibt eigentlich nur eine befriedigende Möglichkeit, ihn wieder elastisch und gleitfähig zu machen. Man muss das ganze System vom Anfang bis zum Ende, die gesamte Bahn mit einbeziehen. Sie erinnern sich, Faszienbahnen gehen ohne Unterbrechung auch in den Knochen und den Knorpel über. Also muss die ganze Strecke gedehnt werden. Das ist schon deswegen notwendig, weil wir gar nicht wissen, wo der Körper selbst die Hauptakzente der Verhärtung gesetzt hat. Außerdem besteht ein großer Vorteil darin, dass auch die Grenzwächter am Übergang von Knochen und Sehnen mit in das System einbezogen sind.

Wir müssen also den gesamten Verlauf immer im Auge behalten, unabhängig davon, ob wir von außen besser oder schlechter zur Behandlung herankommen. Die perfekte Möglichkeit dafür ergibt sich, wenn sich diese Sehnen-Muskel-Strecke dehnt und wieder zusammenzieht.

Besonders verklebte Bereiche behandelt man, indem man von außen auf diesen Muskel- und Sehnenbereich drückt und gleichzeitig ein weiter unten liegendes Glied der Extremität leicht bewegt.

Bei den Beinen genügt meistens die leichte Bewegung des Fußes, an den Armen erfüllen diese Bedingung die Hände. Übliche normale Massagen mit Durchwalken des Gewebes haben eine völlig andere Funktion und sind dafür weniger geeignet.

Daher sind auch alle hüpfenden und springenden Bewegungen äußerst erfolgreich. Sie lockern auf sehr natürliche Weise die ganze Bahn und nicht nur eine einzelne lokale Region wie bei einer manuellen Lösung. Also öfter mal auf den Zehenspitzen tänzeln, vielleicht sogar mit einem Liedchen auf den Lippen.

Der Kraftspeicher

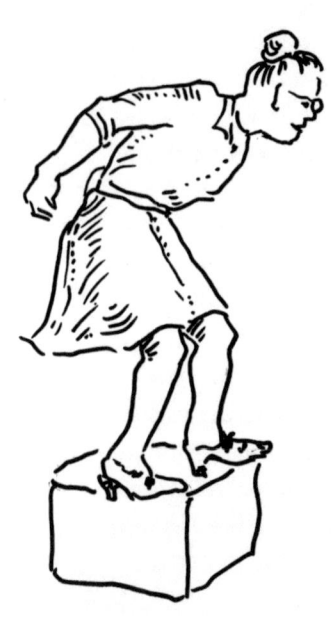

Testen Sie einmal, wie weit sie mit geschlossenen Beinen aus dem Stand nach vorne springen können. Sie gehen in die Knie, pendeln mit ihren Armen, so dass Sie richtig Schwung nach vorne aufnehmen können und lösen sich aus dem Stand. Sie sind ganz gut gesprungen, vielleicht 1 m weit. Aber jetzt machen Sie folgendes: Sie nehmen sich einen Stuhl oder springen von einer Mauer herunter, gehen dabei tief in die Knie, richtig runter, damit Sie die zusätzliche Kraft oder Beschleunigung ihres Sprunges nach unten mit ausnutzen können. Wenn Sie auf dem Boden aufgekommen sind, lassen die Beine wieder nach oben schnellen und reißen gleichzeitig die Arme sofort wieder nach oben. Sie sind erstaunt, dass sie sehr viel weiter gesprungen sind? Wo ist der Unterschied zum ersten Versuch?

Wenn Sie oben auf der Mauer stehen und in die

Hocke runter gehen, werden die Faszien durch das gebeugte Knie vorgespannt. Dazu kommt jetzt noch die Erdbeschleunigung, aufgrund der 60 cm höheren Position. Genau die Kraft wie beim Basketball, der auch höher zurückprallt, wenn er tiefer fällt.

Sobald Sie unten mit den Füssen aufkommen, geschieht folgendes: Sie gehen durch Ihr Gewicht noch tiefer in die Knie, die Spannung in der Faszie wird weiter erhöht und Sie werden dadurch noch einmal mit zusätzlicher Energie aufgeladen. Und zwar diesmal mit richtig viel Energie. Wenn Sie diese sofort ausnutzen wollen, und wieder nach oben schnellen, vermögen Sie wesentlich weiter zu springen. Mit dieser Doppelkraft werden Sie in die nächste Bewegung richtiggehend hinein explodieren. Im Sport nennt man dieses Vorspannen Plyometrisches Training. Wichtig ist dies für Disziplinen, bei denen eine möglichst große Kraftentwicklung in kürzester Zeit gefragt ist (Sprint, Hochsprung). Das gilt nicht nur für einzelne Muskelpartien, in unserem Beispiel jetzt die Beine, die Verbindung Unter- und Oberschenkel, sondern man kann offensichtlich auch die anatomischen Zuglinien in ihrer gesamten Länge einsetzen.

Auf diese Idee muss man erst mal kommen. D.h. im Klartext: wenn Sie irgendeinen Weit- oder Hochsprung machen wollen oder einen besonders hohen Ballettsprung, ist es nicht gleich, ob Sie die Hände nach außen mit geraden Fingern abspreizen und sich damit eine durchgängige, gerade, klare Faszien Bahn in Spannung bildet oder ob Sie bei diesem Sprung die Hände zur Faust verschließen. Immer wenn Sie eine ganze Faszien Bahn von den Zehen bis in die Fingerspitzen einsetzen, werden Sie die gesamte Spannung und Leistung der Faszien voll ausnutzen. Die kurze Strecke der Hand mit der erhöhten Spannung wird Ihr Ergebnis (deutlich) verbessern. Doch diese Erkenntnis ist noch kein Allgemeinwissen. Sie setzt sich erst langsam bei Trainern und Sportlern durch.

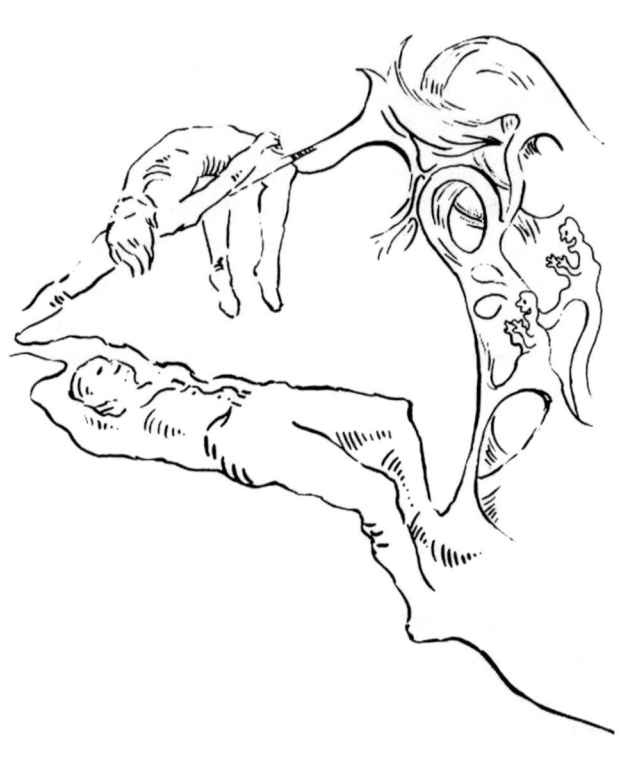

Kapitel 4

Was wir aus der Faszie machten

Wie die Engländer den »Sport« erfanden

Also dann wieder mehr Bewegung – oder ist Sport wirklich Mord?

Intuitiv hat der moderne Mensch erkannt, dass er sich eigentlich zu wenig bewegt. Der Ausgleich heißt Sport. Diejenigen, die das nicht von sich aus fühlen, bekommen diese Einsicht durch einen gesellschaftlichen Konsens beigebracht, was zumindest bei Verweigerern ein schlechtes Gewissen hervorrufen soll. Was denn jetzt? Ist Sport wichtig oder ist Sport gleich Mord? Antwort: Beides ist richtig. Wieso, werden wir gleich feststellen.

Durch die Französische Revolution wurden alte Strukturen aufgelöst. Es gab keine Kriegerkaste mehr, die allgemeine Wehrpflicht verlangte fitte Bürger. Körperliche Ertüchtigung und Turnen (Turnvater Jahn) waren Elemente, die es vorher für die Allgemeinheit nie gegeben hatte. Die Engländer fanden das »alleine sich Verrenken« langweilig und machten ein Mannschaftsspiel daraus. Aus dem ursprünglichen englischen Wort »Disport = Belustigung, Vergnügen« wurde Ende des 18. Jahrhunderts durch Weglassen der Anfangssilbe der heute international gebräuchliche Begriff »Sport«, ein spannender Wettkampf, bei dem es um Sieg und Niederlage geht. Sport gibt es also erst seit ganz kurzem in der Menschheitsgeschichte. In den Jahrhunderten davor hätte man jeden für verrückt erklärt, wenn er so etwas gemacht hätte. Oder können Sie sich einen Bergbauern vorstellen, der in seiner Freizeit (sofern eine solche überhaupt vorhanden gewesen wäre) für einen Marathonlauf trainiert hätte?

Ein besonderes Spiel der Engländer, das inzwischen die ganze Welt erobert hat, ist das Fußballspiel. Natürlich gab es Widerstände, wie immer gegenüber irgendwelchen Neuheiten. Noch 1874 war das Fußballspiel im damaligen deutschen Kaiserreich problematisch. Fußball als Lehrinhalt war nicht erwünscht. Die von der »Engländer Krankheit« infizierten deutschen Schüler wurden benachteiligt und es drohten Ihnen Repressionen. Die Jugend war begeistert, aber das damalige Militär hielt die ganze Sache für einen großen Unsinn. Erst als man erkannte, wie viele Emotionen und Begeisterung dieses Spiel auslösen kann, sah man die große Ähnlichkeit mit einer Begegnung zweier Armeen auf dem Schlachtfeld. Seitdem gehörte das Fußballspiel in jede Schule, inzwischen in der ganzen Welt. Dazu noch eine kuriose Bemerkung. Bis 1927 war Fußballspielen in Bayern noch verboten. Diese Rückständigkeit hat sich ja heute geändert, wie wir alle wissen.

Gladiatorenspiele und moderner Sport haben einiges gemeinsam

Die ungeheuren Ausgaben, die man zur Volksbelustigung und zur Beruhigung des Volkes im Römischen Reich mit globalem Anspruch ausgegeben hat, sind nie richtig erfasst worden. Sie wurden privat finanziert von immens reichen Bürgern. Wahrscheinlich wollte man das auch nicht unbedingt wissen, genauso wie heute. Denn dann wäre der verborgene Sinn dahinter auch für den kleinen Mann möglicherweise offensichtlich gewesen.

In jeder unbedeutenden und abgelegenen Siedlung am Rande des römischen Reichs wurden mit ungeheuren Mitteln prächtige Arenen zur Volksbelustigung gebaut (oder um das Volk im Zaum zu halten). Unsere modernen Sportstadien ähneln in Form und Aufbau nicht zufällig den antiken Vorbildern. Die Investoren, eigenständige Verwalter der Provinzen, hatten gewaltige Summen aufgebracht, um die Menschen zu unterhalten, um von Problemen abzulenken und so eine gewisse Befriedung in der Bevölkerung hervorzurufen. »Brot und Spiele« halten den Pöbel ruhig. So hat man von Seiten der Mächtigen von je her vorgebeugt, um Revolutionen zu verhindern und kritische Stimmen mundtot zu machen.

Wie unsere Fußballstars heute waren die damaligen Gladiatoren hoch angesehene, oft auch reich beschenkte Personen, die nicht nur einen großen Wert für ihren Besitzer darstellten, sondern in die man auch große Summen investierte. Trotzdem war der einzelne Gladiator meistens unfrei und man verlangte von ihm unabdingbaren Gehorsam. Der Vergleich mit heutigen Fußballspielern und Mannschaften ist nicht an den Haaren herbeigezogen.

Die Olympischen Spiele, die im antiken Griechenland an einem neutralen Ort stattfinden sollten, hatten die Aufgabe, feindliche Stadtstaaten an den gemeinsamen Ursprung und die gleichen Werte zu erinnern. Sie sollten die Einheit des Universums anmahnen und einen friedlichen Gedankenaustausch möglich machen. Alle diese Prinzipien werden auch heute noch von Organisationen zum eigenen Vorteil missbraucht. In der Realität erzeugen Sie genau das Gegenteil. Die neue olympische Idee ist Coca-Cola, Adidas usw. unterworfen. Enorme Summen werden verschoben und kommen in dunkle Kanäle und wahrscheinlich auch in völlig unpassende Taschen (steuerfrei für beide Seiten).

Die Frage ist, ob das in Zukunft immer noch so sein muss oder ob wir möglicherweise eine andere Form von Gemeinschaft finden, um die Interessen der Masse besser zu vertreten und alle zu mehr kritischem Denken zu animieren. Hier soll abgelenkt, beziehungsweise etwas beruhigt und auf einer unteren Ebene gehalten werden. Eigentlich gegen Sinn und Verstand!

Natürlich sind die Gladiatoren-Spiele wie auch der heutige Sport von der Idee her auch Animation und Vorbild, sich zu bewegen, ein Superstar zu werden, einen besonderen Skill zu erwerben oder eben einfach sich im Leben zu behaupten. Die Perversion liegt darin, ein Spiel auf Leben und Tod daraus zu machen. Eine moderne Version zeigt die in die Zukunft verlagerte Spielfilmserie »Die Tribute von Panem«. Todesspiele zur Unterhaltung von Massen, um von den eigentlichen Problemen der Zeit (die durchaus unterschiedlich waren) abzulenken. Heute liegt die Perversion darin, dass Millionen von jungen Menschen, hauptsächlich aus Regionen mit geringer Hoffnung auf Besserung ihrer sozialen Verhältnisse von der Vorstellung verführt werden, dieses Ziel zu erreichen, nämlich ein Superstar zu werden. 99,99 % aller dieser Jugendlichen bleiben auf der Strecke. Zerbrochene Leben, die vernünftiger hätten geplant werden können. Ist wirklich jeder seines Glückes Schmied?

Sport als gesellschaftlichen Zwang?

Ich betone das deshalb, weil Sport in den westlichen Gesellschaften zu einem absoluten Muss geworden ist, quasi unverzichtbar notwendig für Persönlichkeitsentwicklung und Karriere (Beispiel, angloamerikanische Colleges). In Europa ist es nicht ganz so schlimm, aber es gehört immerhin zum guten Ton, sich sportlich zu betätigen. Aber Sport ist natürlich nicht Sport. Zu Beginn möchte ich eine für mich sinnvolle Einteilung vornehmen, die das Wesen der Ertüchtigung klarstellen soll. Da die Bedeutung weiblich und männlich zu geschlechtsbezogen aufgefasst werden könnte, möchte ich die umfassenderen, asiatischen Begriffe Yin (w) und Yang (m) verwenden.

Yang Sportarten trainieren Kraft und Masse. Sie sind praktisch alle vom Kriegshandwerk abgeleitet. Geübt werden Fertigkeiten, die zum Angriff oder zur Verteidigung unabdingbar waren. Ausdrücke und Wortwahl machen sie leicht als solche erkenntlich. Es geht um »Sieg«, »Gewinn eines Pokals«, einer »Trophäe« oder um »ausschalten«, »fertig machen«, »demütigen«. Trainiert wird auf maximale Leistung. Muskel, Sehnen und Faszien werden bis zur Grenze belastet, oft auch beim harmlosen Bodybuilding, beim Fitness-Training oder gar beim sanften »Rückenstärken«. Weil eben immer wieder überdehnte Muskeln noch weiter belastet werden.

Es geht mir nicht darum, Exzesse anzuklagen, wie z.B. die durchschnittliche Lebenserwartung der so gefeierten und hoch bezahlten NFL-Spieler in den USA (weniger als 60 Jahre), die brutalen Verletzungen mancher Superstars oder das immer latente Dopingproblem. Mein Anliegen geht dahin, jedem in unserer Kultur klar zu machen, dass er irgendwo verspannt ist, wenn er älter ist als 20 Jahre.

Das hier ist meine Forderung: Bevor ein Sport- oder Fitnessprogramm gestartet wird, sollten die Faszien ausgeglichen sein. In modernen Sportvereinen mit internationalem Renommee wird das schon perfekt durchgeführt.

Darüber hinaus gibt es bislang wenig Trainer, die wissen, welche Muskelgruppen regelmäßig bei ihren Schützlingen verspannt sind und die nach jedem Training und jeder Belastung sofort die erforderliche Gegenmaßnahme einleiten können, nämlich die entsprechende Gegenmuskulatur mit in Be-

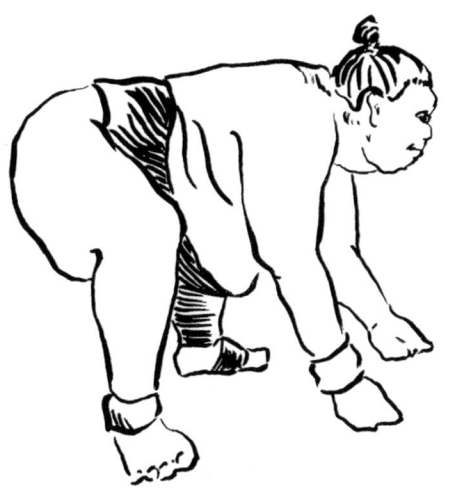

tracht zu ziehen. In der Schule sind es wohl in erster Linie die Sportlehrer, die sich darum kümmern sollten. Gemeinsam die wenigen, allgemein gültigen Entspannungsdehnungen zu üben, würde noch mehr Verständnis bringen. Wie schwer sich Erwachsene tun als Eltern, diese einfachen Regeln umzusetzen, erlebe ich jeden Tag in der Praxis. Zu fest und tief sind allgemein gängige Vorstellungen der Schulmedizin und Physiotherapie verankert. Verstehen und Einsehen scheinen oberflächlich nicht das Problem zu sein. Nur die Durchführung nachher in der Praxis lässt immer wieder Fehler zu.

Der Flop, der den Sport veränderte

Einer der denkwürdigsten Momente in der Olympischen Geschichte ereignete sich 1968 in Mexiko. Alle Beteiligten rieben sich die Augen, alle Athleten und Zuschauer. So etwas hatten sie noch nicht gesehen. Da flog so ein junger, völlig unbekannter Kerl mit dem Rücken nach unten über die Hochsprunglatte und holte sich die Olympische Goldmedaille. Dick Fosbury. Eigentlich sollte der mittelmäßige Leichtathlet gar nicht zugelassen werden zur Olympiade. Die Einberufung zum Vietnam Krieg stand damals bevor. Da er aber chronische Probleme mit dem Rücken hatte, wurde er glücklicherweise zurückgestellt. Gerade dieses Rückenleiden bescherte der Welt eine neue, grandiose Technik.

Der bis dahin erfolgreichste Hochsprungstil war der sogenannte »Straddle«. Nach dem Absprung rollte man sich praktisch mit dem Bauch über die Latte. Weil Fosbury sich aber wegen seines Rückens nicht richtig nach vorne zusammenklappen konnte, musste er den Anlauf mehr von der Seite machen. Alles andere sei dann automatisch gekommen, so Fosbury, das sei eben die einfachste Form gewesen, mit der er die Latte überqueren konnte. Die Verblüffung war groß.

Als andere diese Technik ausprobierten, purzelten schnell hintereinander die Rekorde. Es lag also an der Technik, nicht an der Muskelkraft. Irgendetwas war verändert. Erklären konnte man sich das nicht so richtig. Heute springt jeder so. Warum diese neue Technik so viel erfolgreicher ist, wird auch heute noch mit dem tieferen Schwerpunkt beim Überqueren der Latte erklärt. Diese Berechnung ist aber für einen Körper in Bewegung falsch. Der Grund liegt in der Eigenschaft der Faszie, was damals noch keiner wissen konnte. Heute ist es dieser Bewegungsablauf, der sehr schön zeigt, wie die gespeicherte Kraft der Absprungsspannung durch den ganzen Körper von der Frontallinie auf die Rückenlinie umgeschaltet wird. Der Mechanismus ist oben erklärt. Wer die Spannung richtig verteilen kann, gewinnt. Wer die längste zusammenhängende Spannungsbahn trainiert, gewinnt. Wer vom kleinen Zeh bis in die Fingerspitzen den richtigen Impuls und die richtige Reihenfolge zur Anregung der Muskelkontraktion gefunden hat, gewinnt. Irgendwann war dann die Grenze erreicht. Der heute noch gültige Weltrekord ist 1993 vom 1,93 m großen Kubaner Sotomayor aufgestellt worden, der damals mit 2,45 m die Latte übersprang. Das ist inzwischen 27 Jahre her.

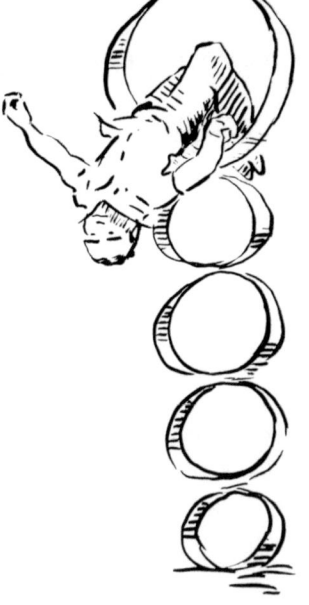

Mexico 1968 high Jump Final
https://www.youtube.com/watch?v=rX3bCh8v1FE

Doch die Technik war noch nicht ausgereizt. Im Jahre 2011 konnte man im Circus Krone den chinesischen Artisten Qu Hao bewundern, der jeden Tag (mehrmals) durch einen Ring in 2,50m

Höhe sprang, ohne Hilfsmittel, nur mit der »Fosbury-Flop« Technik. Er war nur 1,60m (!) groß und wird in Sportstatistiken deswegen nicht aufgeführt, weil er der Wettkampfbestimmung nicht gerecht wurde, die einen Absprung mit einem Bein forderte. Qu Hao war immer mit beiden Beinen gleichzeitig gesprungen. Doch was ist der Unterschied? Wieso kam er höher?

Er hatte zwei Spannungsstraßen zur Verfügung, die beide zusammen natürlich mehr Energie speichern konnten. Mit den beiden vorderen Zugbahnen, rechts und links (und der entsprechenden Technik) kann man offensichtlich mehr Kraft in die mächtigen, komplexen Rückenfaszien transferieren als nur mit einer.

Uns setzen diese Dinge in Erstaunen. Wir fragen uns, wie kann das möglich sein? Welcher Trick steht dahinter? Wir vermuten eine Täuschung. Auf der anderen Seite sind wir neugierig und versuchen rauszufinden, worin das Geheimnis besteht. Aber diese Fähigkeit ist Jahre vor unserer Zeit schon angelegt worden, wir konnten sie nur nicht entdecken, beziehungsweise nicht wahrnehmen, auch wenn einzelne von uns diese seltsamen Kunststücke fertigbrachten. Wahrscheinlich schlummern bei jedem von uns diverse Möglichkeiten. Offensichtlich gibt es eine Kraft, die uns dahinzieht, wohin wir es gar nicht für möglich halten und worin wir auch keinen Sinn sehen: Die Kraft der Evolution. Die Energie, die uns weiterführt, ohne dass jemand zu sagen weiß, wohin es geht. Uns werden einfach nur neue Möglichkeiten eröffnet, egal, ob wir sie wahrnehmen oder nicht. Ein vernunftbegabtes Wesen wird in diesem Fall sofort in Versuchung geführt werden, ein göttliches Wesen hinter dem Plan anzunehmen, das Schicksal und Zukunft bestimmt und begleitet. Die letzten Jahrtausende bestätigen diese Vermutung.

Wir erahnen, wie im Laufe der Evolution offensichtlich in den genetischen Apparaten Möglichkeiten ausprobiert werden, die Leben und Überlebenskraft deutlich begünstigen (entgegen der Entropie). Kein Wunder, dass nach Besiedlung der festen Teile dieser Erde durch Pflanzen und Tiere die Idee aufkam, auch den Luftraum dieses Planeten mitzubenutzen.

Zusätzlich zur flächenförmigen, zweidimensionalen Ausbreitung des eigenen Lebensraums eröffnete sich die Möglichkeit, einen freien, dreidimensionalen Himmel ohne sichtbare Grenzen zur Verfügung gestellt zu bekommen. Die Bedingungen waren anders als im Wasser (keine Schwerkraft, aber hohe Massenverdrängung), oder an Land (Schwerkraft, aber hier leichtere Bewegung). Jeder der damals einigermaßen intelligent war, hat in der genetischen Codefabrik an der Frage gearbeitet, wie so ein Flügel aussehen muss, mit dem man sich schwerelos und häufig auch ohne Kraftaufwand tragen lassen kann, um sich die Welt anzusehen.

Und so wundert es nicht, dass aus den unterschiedlichsten Bereichen der damaligen Bewohner dieses Planeten Lösungen für dieses Problem vorgestellt wurden, die sich erstaunlicherweise alle sehr ähneln, obwohl die tatsächlichen Konstruktionen nichts miteinander zu tun hatten und aus völlig anderen Wurzeln kamen. Für unsere Maßstäbe fast zur gleichen Zeit haben ganz unterschiedliche Erdbewohner die Lösung für dieses Problem gefunden: Insekten, Vögel, Reptilien, Saurier und auch im Ansatz Säugetiere (wir sind natürlich wieder die Könige mit unseren Flugzeugen).

Das zeigt uns, wie weitsichtig die Evolution beziehungsweise die Selbstorganisation des einzelnen Individuums in der Lage ist, weit voraus Lösungen der Verwandlung zu planen. Würden wir in diesen Bereich der Möglichkeiten hineinsehen können, wären wir wahrscheinlich sehr überrascht. Wir würden unendlich viele Modelle vorfinden, die auf DNA-Ebene in der theoretischen Planung schon ausprobiert werden, ohne dass es zu einer physischen Umwandlung oder tatsächlichen Verwirklichung im Körper kommt und der Plan dann auch genetisch weitergegeben wird. Wir können uns nicht nur nach den theoretisch vorhandenen Möglichkeiten richten, sondern wir müssen auch ziemlich genau nachempfinden können, welche Folgen so eine Entscheidung hat.

Zum Hochsprung mit Flügeln hat es offensichtlich nicht gereicht, also bleiben wir mit unseren Beobachtungen lieber auf dieser Erde.

Nachrichtenvermittlung

Propiozeptoren

Woher weiß unser Körper, wo und in welchem Teil welche Spannung vorliegt und wie kann er so schnell darauf reagieren? Es gibt so etwas, wie ein internes Nachrichtensystem. Für das Funktionieren dieser Abteilung hat unser Körper eine Menge investiert. Überall im Körper sind Messfühler angebracht, mit denen wir die Außenwelt wahrnehmen können. Manche Belastungen können wir überhaupt nicht registrieren, zum Beispiel Radioaktivität oder Magnetismus. Die überwältigende Mehrheit dieser unserer Messfühler (Rezeptoren) sind im ganzen Körper mehr oder minder gleichmäßig verteilt und geben uns unsere Stellung im Raum an, die Propiozeptoren («Selbstfühler»). Wo wir uns auch immer befinden, auch weit außerhalb in einer Raumkapsel, wir können unterscheiden, was für ein Teil des Körpers sich wo befindet. Wenn Sie Ihre Augen zumachen und Ihre Arme ausstrecken, dann können Sie ganz sicher sagen, ob Sie die eine Hand höher halten als die andere, überall, in jeder Lage.

Mit der Fülle dieser Rezeptoren sind wir wieder in unserer Blase alleine. Sie sind aber nicht nur dazu da, uns unsere Stellung im Raum anzuzeigen. Wenn der Unterschenkel sich auch nur leicht bewegt, wird sofort und laufend der Zustand dieses Muskelsystems (Länge, Kraft, Verspannung usw.) auf alle andern Teile des Körpers weitergegeben. Die Neuro-Faszial-Muskuläre Einheit der Oberschenkel als nächst höhere Station reagiert am ehesten und heftigsten – oder vielleicht doch die nach unten in den Fuß? Das wird ganz darauf ankommen. Entscheidend sind hier die Winkel der einzelnen Gelenke und die Richtung der Energie.

Wir können die Bahnen selbst wählen

Die Weichteile reagieren auf die Stellung und Veränderung der Gelenke. Wenn Sie zum Beispiel hochgesprungen sind und anschließend auf einer harten Unterfläche landen, wird es Ihnen kaum möglich sein, das mit gestreckten Beinen zu tun. Automatisch winkeln Sie die Knie an. Die Kraft wird jetzt übertragen auf die starke, vordere Oberschenkelmuskulatur (m.quadriceps femoris). Der Muskel wird exzentrisch verformt und bremst damit den Körper ab. Gleichzeitig kann aber diese gespeicherte Kraft wieder zu einer Gegenbewegung abgegeben werden. Beim erneuten Hochspringen wirken also die Muskeln des Unterschenkels, des Oberschenkels und die der Füße zusammen. Jetzt müssen Sie diesen Gedanken noch auf den gesamten übrigen Körper übertragen, dann verstehen Sie ein wenig den Mechanismus. Alle Muskeln, auch die Halsmuskeln sind betroffen, besonders die tiefen. Um jetzt eine maximale Leistung zu erzielen, ist nur noch ein ausgeklügeltes, hintereinander geschaltetes Zünden (firering) der einzelnen Muskelelemente (Muskelfibrillen) nötig. So, wie bei einem perfekten Feuerwerk.

Das Geheimnis des Teufelgeigers

Die unglaubliche Fingerfertigkeit, mit der Paganini die Welt berauschte, ist immer wieder als unerklärlich und mystisch dargestellt worden. Wie kann jemand so viel Ausdruck in die Musik bringen, dass jedes Publikum dahinschmilzt und verzaubert ist? Der muss doch mit dem Teufel im Bunde sein! Was war das Besondere an ihm? Gab es etwas, das andere nicht hatten?

Nun, Paganini hatte lange, spinnenförmige Finger, die zweifellos besonders beweglich waren, eine vererbbare Anomalie des Bindegewebes (Marfan Syndrom). Seitdem wir mehr über die Faszie wissen, könnte auch folgende Erklärung gelten: Der Teufelsgeiger muss auch einer derjenigen Menschen der Geschichte gewesen sein, die intuitiv die grandiosen Fähigkeiten der Faszie gespürt haben. Und er hat sie auch zu seinem Vorteil ausgenutzt, wie seinerzeit die Helden. Nur ging es hier nicht um Kraft und Geschicklichkeit, sondern um die Erzeugung einer neuen Dimension von kaum spürbaren Wellenlängen, die zu einer übernatürlichen, den ganzen Körper durchdringenden Harmonie und Ordnung führte, der keiner widerstehen konnte.

Nicolò Paganini war mit 1,65m nicht sehr groß und liebte es nicht, wie damals üblich, im Sitzen zu spielen. Mit seiner Virtuosität glänzte er am liebsten stehend auf offener Bühne. Dabei hatte er einen ganz besonderen Stil entwickelt. Er stand sehr breitbeinig da mit dem linken Bein ziemlich weit nach vorne und spielte seine Geige statt aus dem Handgelenk vom Schulterblatt aus. (Da beginnt tatsächlich funktionell auch der Arm). Das allein schon war ein großes, ungewöhnliches Schauspiel. Mit seinen großen rudernden Bewegungen flogen nicht nur die Finger, sondern auch der Arm und die Schulter wie ein großer Propeller um ihn herum. Aber nicht nur das. Auch der Oberkörper, nein, selbst die Beine pendelten, drehten und wirbelten in fast bizarren Verrenkungen da oben auf dem Podium.

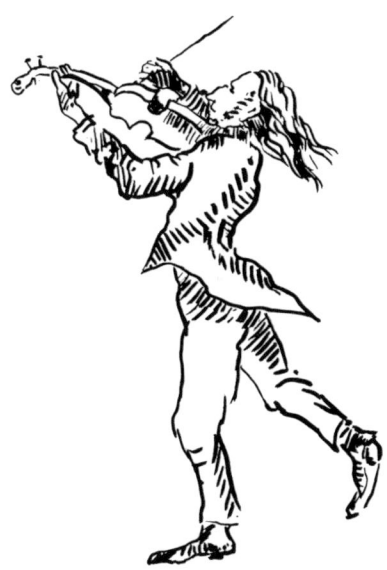

Wir haben ja gerade gesehen, wie die Länge der Faszienstraßen die Perfektion einer Bewegung immer stärker verfeinert. Je mehr von diesen sich selbst regulierenden, anpassungsfähigen Einheiten hintereinandergeschaltet sind, umso perfekter ist das Ergebnis. Das scheint für alle Eigenschaften zu gelten. Paganini hat seinen Bogen allein über neun Armgelenke dirigiert. Dazu kommen noch die Spannung und Beweglichkeit des gesamten (Resonanz) Körpers. Viele dieser Gelenke, in drei Dimensionen agierend, haben sich bei jedem angerissenen Ton in einer niemals wiederholten Stellung befunden. Die Folge kann nur ein unglaublich leichtes Federn und eine Eleganz der Bewegung mit offensichtlich genialen Ausdrucksmöglichkeiten sein. Eine Übertragung der Spannungsmuster des eigenen Faszien Systems auf eine weitere gespannte Bogensehne, um dann in einer Schwingungskonstellation auf einer Geigenseite zu enden, die man nur noch als göttlich bezeichnen konnte. Offensichtlich deswegen, weil hier einfache, plumpe mechanische Bewegungsenergie wieder zurück zum göttlichen Ursprung umgewandelt werden konnte in eine akustische, alles tief durchdringende und damit verändernde Wellenform.

Selbstperfektion heißt immer die ganze Bahn einsetzen

Paganini hat also intuitiv verstanden, dass das Einsetzen der gesamten Faszien Bahn von einem Ende zum anderen nicht nur große Vorteile bringt, sondern letztlich zu einer ausgesprochenen Perfektion führen muss. Eigentlich kann demnach unser Ziel nur sein, so oft wie möglich tatsächlich die komplette Bahn einzusetzen. Im Sport, bei künstlerischen Tätigkeiten und natürlich im täglichen Leben, soweit es geht und möglich ist. Vornehmlich natürlich in unserem Beruf, bei allen Tätigkeiten, die wir regelmäßig durchführen. Das würde nicht nur Kraft sparen und elegant aussehen, sondern unsere Leistung wäre dann auch perfekter und fehlerfreier. Wir wären schneller fertig und wären wesentlich zufriedener mit uns und unserem Schaffen. Der Grund dafür ist leicht einzusehen. Die Bahnen sind von Natur aus systematisch ausgebildet nach Funktionen. D.h. die neurologischen Verknüpfungen sowohl in der Peripherie als auch im zentralen Nervensystem liegen logisch und nah beieinander. Die einzelnen Elemente sind es gewohnt, miteinander zu kommunizieren und ihre eigene Perfektion durch Üben und Lernen immer mehr zu vervollkommnen. Je weniger eine Funktion unterbrochen wird, je flüssiger die Bewegung ausgeführt wird, je harmonischer die Kraft im Körper verteilt wird, desto besser funktioniert das gesamte System. Wenn eine komplette Bahn eingesetzt wird, so wird als Korrespondenz am ehesten eine gegenüberliegende ganze Bahn bei der Bewegung ebenso beteiligt sein. Die Folge davon ist, der gesamte Körper schwingt mehr und weiter, der Schwingungsradius wird größer und der Rhythmus harmonischer. Damit kommen wir automatisch dem Ideal einer schwebenden Blase immer näher. Wir werden schwerelos und lastenfrei sowohl im Körper als auch im Gemüt. Wie nähern uns dem Zustand eines munteren, glücklichen Kindes, das immer in Bewegung ist, ausgeglichen und sorgenfrei. Oder wir versuchen so zu sein wie der Dalai-Lama, immer unerschrocken, selbstverständlich, wertefrei mit humorvollem Lachen.

Wie wichtig der möglichst gesamte Einsatz einer Leitungsbahn sein kann, möchte ich am Beispiel einer physiotherapeutischen Behandlung erläutern. Sicher haben Sie schon alle die Erfahrung gemacht und können beurteilen wie wirkungsvoll, angenehm und erleichternd so eine Therapie sein kann. Vielleicht sind Sie aber auch mit einem unzufriedenen Gefühl nach Hause gegangen. Diese Fähigkeit, mit den Händen tief und angenehm in das zu verändernde Gewebe einzusinken, wünschen wir uns auch von den Therapeuten, die uns wegen unserer Beschwerden behandeln. Es ist ein großer Unterschied, ob Sie nur mit den Händen behandelt werden und die Kraft nur von hier aus geht oder ob der ganze Körper für Behandlung oder Massage eingesetzt wird. Die arbeitende und mitdenkende Faszie sollte auch hier mehrere Gelenksstufen und Wechselwinkel durchlaufen. Nur so kommt eine innige, harmonische Verschmelzung zustande. Bei jedem Kontakt mit dem anderen Körper sollten Manual Therapeuten mehr oder minder ihren ganzen Körper einsetzen. Das ist auch einfacher, entspannter und kräftesparender für den Behandler. Sehr sanft sollte das geschehen und von außen gar nicht sichtbar sein. Zumindest ist es empfehlenswert, aus der Schulter heraus zu arbeiten, um die Hände und Finger deutlich geschmeidig zu erhalten. Diese Technik ist für beide Beteiligten sehr viel angenehmer, viel zarter und wirkungsvoller, nicht nur, weil auch hier eine direkte (Energie) Übertragung von Gewebe zu Gewebe stattfinden kann.

Tanz, Ballett und Sexualität

Das gilt eigentlich für jede gemeinsame Aktion, die Menschen miteinander ausführen, sowohl in einer größeren Gruppe als auch zu zweit: Wenn die Konzentration nur auf einen Partner gerichtet ist, kann die Verbindung ungleich stärker sein. Bei manchen Aktionen muss es quasi zu einer Verschmelzung kommen, bei der die gegenseitigen Faszien eine Einheit bilden. Denken Sie an Trapezkünstler, die unter einer Zirkuskuppel durch die Luft fliegen und für kurze Zeit während des Fangens eine verschmolzene Einheit bilden müssen. Hier sieht man förmlich, wie die Armfaszie des Fliegenden mit dem Fänger verschmilzt, um gleich danach wieder selbstständig zu agieren. Das erfordert noch einmal eine andere Intensität von Übung, da Gesundheit und Lebensschicksal von der Einheit und Harmonie abhängen.

Noch vielfältiger in den Bewegungen und deutlich ästhetischer und feinfühliger ist der gemeinsame Ausdruck beim Tanz mit einem Partner. Hier ist geradezu ein Verschmelzen der beiden Körper gefordert, die eine eigene Idee darstellen sollen. Idealerweise vereinigen sich auch hier die Faszien in einer Weise, die auf ihre Art das ewige Auf und Ab, die Spannung und Entspannung, die Nähe und Ferne, die Einheit und die Trennung, kurz die polare Ambivalenz des Lebens darstellen. Eine nicht verbale Sprache, die intuitiv jeder versteht. Ist es nicht unglaublich, was wir mit unserem Körper ausdrücken können? Es geht nicht nur darum, wie eine Handlung dargestellt wird, wie das ja im täglichen Leben für uns selbstverständlich ist und im Schauspiel oder in Spielfilmen mehr oder minder ausdruckstark zur Geltung gebracht wird. Wie eine Stimmung erschaffen wird, wie ganz nuanciert Gefühle übertragen werden können, wie mit kleinen Gesten und Änderungen der Haltung Emotionen einen Raum erfüllen, die hunderte von regungslos gefesselten Zuschauern in einen unwiderstehlichen Bann ziehen, darin besteht das Geheimnis.

Offensichtlich können wir allein durch Sehen einer Körperstellung unsere eigenen Faszien so animieren sich vorzustellen, in der gleichen Lage zu sein wie die Tänzer. Wir spüren die Bewegung, wir können die bei uns im Gehirn gespeicherten Bilder damit in Einklang bringen und so die Emotionen wieder in den Körper zurückleiten. Wir verstehen intuitiv, was gemeint ist. Wir fühlen mit. Sollten wir aufgefordert werden, das sprachlich zu formulieren, hätten wir damit Schwierigkeiten. Für mich ist es eine ungeheure Leistung, Geschichten über eine Körpersprache zu erzählen. Das Wesen und die Charaktereigenschaften eines Menschen, seine Stimmung und Hoffnung, seine Sehnsüchte und Ängste allein durch den Körper ausdrücken zu können, ist etwas zutiefst Menschliches.

Das Spiel zwischen Gleichgewicht und Bewegung, zwischen Ruhe und Beschleunigung ist beim Ballett in höchster Vollendung zu bewundern. In Ästhetik und Eleganz, Rhythmus und Timing können wir das Wunder der menschlichen Schöpfung erkennen. In dieser Vielfalt kann sich kein Tier bewegen. Ich muss gestehen, erst die Beschäftigung mit dem Phänomen Faszie und das Entdecken ihrer vielfältigen, unverhofften Wandlungsfähigkeit haben mir die Augen geöffnet und mich veranlasst, ein wenig genauer hinzuschauen und zu verstehen, wie leicht und vielseitig der Körper Geschichten im Tanz erzählen kann. Eine poetische Körpersprache. In der Verschmelzung mit Musik, die immer den Takt und das Leben des Körpers angibt, eine harmonische Vollkommenheit. Auch hier ist ganz klar zu beobachten, wie die Möglichkeiten des Ausdrucks und der Kraftentwicklung steigen, wenn möglichst viele Teile der Faszienstraße mit eingesetzt werden. Sehen Sie genau hin, dieselbe Figur mit offener oder geschlossener Hand getanzt, entwickelt eine völlig andere Spannung. Die Intensität steigt und auch die Bewegungen werden kraftvoller. Allein wegen der 10 cm, die die Finger ausmachen? Ja, es ist erstaunlich, aber es ist so. Das ist auch der Grund, warum die Füße beim Ballett möglichst oft gestreckt eingesetzt werden und dafür natürlich auch besondere Schuhe entwickelt worden sind.

Das Gegenteil sehen wir bei uns allen, die dem allgemeinen Alltagstrott verfallen sind. Wir benutzen unsere Fußgelenke viel zu wenig. Sie werden immer mehr inaktiv und fangen an, uns irgendwann zu belästigen. Durch festes Schuhwerk (Särge für die Füße) und flache Böden ohne irgendwelche Unebenheiten wird bei Untrainierten die Funktion dieser vielen kleinen Gelenke immer mehr eingeschränkt. Ein Verlust, den die übrigen, höher gelegenen Gelenke nur unzureichend kompensieren können. Diejenigen, die

die kompletten Bahnen funktionstüchtig erhalten haben und sie trainieren, helfen ihrem gesamten Körper.

Gibt es eine weitere Steigerung? Eigentlich kaum. Und dennoch scheint es erlaubt, einen Grenzbereich mit in Erwägung zu ziehen. Beim Kampf der Geschlechter, beim intimen Spiel der Körper erleben wir ebenfalls eine Verflechtung der Faszien, die nach Harmonie verlangt. Hier wird eine Spannung aufgebaut, die noch stärker alles durchdringt und in dem Bestreben nach Erlösung eine unbedingte Einigkeit verlangt. Bemerkenswerterweise spielen die Oberflächenrezeptoren der Haut zusätzlich eine Rolle. Die ganzen Körper werden durchflutet. Von den tiefen inneren Bahnen, die auch die zentralen, lebenswichtigen Organe mit einschließen bis zu den empfindlichen freigelegten Hautpartien, deren Berührung ein ganzes Repertoire von Empfindungen in uns auslösen kann, vom wohligen Schauer über ein angenehmes Kitzeln bis zu einem fast schmerzlichen Verkrampfen. Eben das, was uns zuletzt zu sozialen Wesen gemacht hat.

Spannungselemente des Körpers – Anatomische Leitbahnen

Vielleicht konnte ich Sie ja mit diesen Beispielen überzeugen, nicht mehr in einzelnen Muskeln oder Gliedern zu denken, sondern in zusammenhängenden, funktionellen Bahnen, die in verschiedenen oberflächlichen und tiefen Ebenen den Körper durchziehen. In einer bildlichen Darstellung kann man diese Bahnen am besten verfolgen, wenn man sie an einem stehenden Menschen zeigt (Die Darstellung der Anatomischen Leitbahnen). Hier scheinen die einzelnen Bahnen so angelegt zu sein wie Autobahnen auf einer Landkarte. In einem bewegten Leben ist das allerdings völlig anders. In Wirklichkeit gleichen sie eher Girlanden, die sich gleitend gegeneinander verschieben und die eine räumliche Bewegungen überhaupt erst anschaulich machen.

Bei der täglichen Arbeit, bei der wir uns auch wenig vom Fleck rühren, also im Stehen oder Sitzen, ist es nicht immer einfach, die gesamte Bahn mit ein zu beziehen. Die senkrechten Bahnen fangen alle unten am Fuß an und ziehen von da bis nach oben zum Kopf. Eine für unsere zivilisatorische Fehlhaltung wichtige Bahn, die äußere Oberflächliche Rücken Linie (ORL), beginnt an den Zehenspitzen, folgt dann über die Ferse den Rücken hinauf nach oben und endet oberhalb der Augenwülste. Ihre Aufgabe ist es, den gesamten Körper im Stehen und auch im Laufen nach hinten zu ziehen, damit die Tendenz nach vorne zu fallen aufgehoben wird, denn der natürliche Schwerpunkt des Menschen liegt etwas unter dem Nabel. Damit ist er vorne vor der Wirbelsäule, bei dicken Menschen ziemlich weit vorne. Der Grund warum sie meistens mit Hohlkreuz dastehen.

Diese Oberflächliche Rücken Linie wird bei den meisten Tätigkeiten, die wir als moderne Menschen sowohl im Stehen als auch im Sitzen verbringen, selten in ihrer gesamten Länge eingesetzt. Wesentliche Teile sind wie abgeschnitten. Wahrscheinlich sind diese nicht einbezogenen Teile die wichtigsten von allen, nämlich die Endbereiche der Bahn. Hier sitzen vermutlich auch die maßgeblichen Steuerelemente. Die außerordentliche starke Reaktion und die prompte Wirkung bei sachgemäßer Behandlung lassen darauf schließen.

Und nun das große Geheimnis:

Die Faszie als Kulturbeschleuniger

In den sechziger Jahren wollte die Jugend unabhängig sein und unkonventionell neue Dinge ausprobieren. So kam das Surfbrett vom Wasser aufs Land und hat sich dann zum Skateboard entwickelt. Ein weltweiter Sport ohne Ligazugehörigkeit, organisierten Verbänden oder irgendeiner geordneten Hierarchie, wie alle, die weiter folgen sollten. Die Kunststücke wurden komplizierter und waghalsiger, und dann entdeckte man mit neuen Materialien eine Vielzahl von Möglichkeiten zu Luft, zu Wasser, zu Lande und im Schnee und probierte immer tollkühnere Experimente aus. Durch weltweite YouTube-Videos angestachelt, explodierte die Zahl der immer neuen Tricks in sehr kurzer Zeit. Wir sind eben gut in Muster erkennen und wir lernen am besten durch Nachahmung, schon von unserer Geburt an.

Das damals 1964 im James Bond Film »Goldfinger« rasante, todesmutige Verfolgungsrennen auf Skiern, in den meisten Sequenzen als Trickfilm gedreht, ruft heute lediglich ein müdes Gähnen in die Gesichter der Zuschauer. Das kann jetzt der Toni von nebenan besser. Die Beherrschung der Elemente, die perfekte Ausnutzung der faszialen Körperspannung und die fokussierte mentale Konzentration bringen heute schier Unglaubliches zustande.

Most Creative Ski Tricks Ever!! Vol.2 https://www.youtube.com/watch?v=wfaBJ7yDD9Y

Buildering, Big Wave Surfing, Freeclimbing, Wingsuit fliegen, Basejumping, Roofing, Tricking, um nur einige zu nennen, kann man sich unter YouTube runterladen. Es macht Spaß, sich das anzusehen und Sie kommen aus dem Staunen nicht heraus. Bei manchen Tricks hat man den Eindruck, die physikalischen Gesetze gelten nicht mehr, zum Beispiel, wenn Sprünge im Sand gemacht werden und die Energie einfach keine Zeit mehr hat, im Boden zu verschwinden. Und das alles von ganz normalen Menschen, die keine besondere Muskelentwicklung zeigen, aber top fit sind. Das Geheimnis liegt eben in den Faszien. Vielleicht haben aber auch Superhelden aus den damals beliebten Comic-Heften mit ihren eindrücklichen, plastischen Bildern inspirierend gewirkt. Wer möchte nicht einmal gerne Superwoman, Batman oder Spiderman sein? Nicht nur in einem phantastischen Traum, sondern in einer von allen bewunderten Realityshow?

Diese neuen Fähigkeiten wurden natürlich auch sofort in Action Filmen übernommen, die dann doch ein wenig zu Übertreibungen neigen. Oder sind diese eher Vorbilder und ein Ansporn, noch weitere Möglichkeiten aus dem Körper rauszuholen?

So kann die unbeachtete Fas-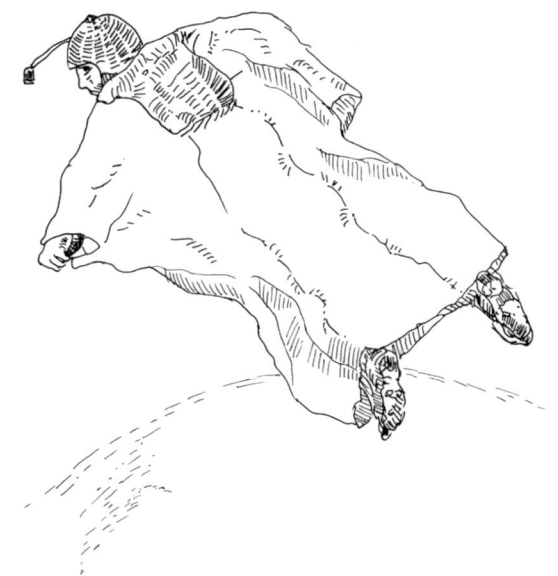
zie eine ganze Kultur verändern!
Einen größeren Einfluss auf die
Entwicklung des Körpers in wenigen Jahren, hat es bisher in der
Geschichte der Menschheit noch
nicht gegeben. Höchste Zeit,
dass diese Wahrnehmung auch
in der Medizin Einzug hält und
jeder Mann und jede Frau von
der unglaublichen Möglichkeit
der selbst organisierenden Reparatur, oder nennen Sie es auch
Heilung, profitieren kann.

Die neurale Verknüpfung muss trainiert werden

Je besser die Koordination der Muskelelemente gelingt, je weniger Fehlzündung es gibt, umso größer ist die Leistung bei jeder Bewegung. Dabei
müssen andere Routineprogramme, die für das Alltagsleben erforderlich
sind, in den Extremsportarten außer Kraft gesetzt werden oder sich in irgendeiner Weise modulieren lassen. Deswegen wird es im normalen Alltag
immer viele Fehlzündung oder falsch programmierte Muskelfibrillen geben,
die eine Perfektion zunichtemachen. Aber Training ist nichts anderes als
eine Verknüpfung immer neuer Möglichkeiten, die bei weitem noch nicht
alle ausgeschöpft sind.

Gerade im Hochleistungssport setzt sich immer mehr die Erkenntnis
durch, wie wichtig es ist, völlig entspannt in den Wettkampf zu gehen. Wer
verspannt ist, hat keine Chance. Diese Weisheit sollten wir auch in unserem
Alltagsleben übernehmen. Das bedeutet: Sofort nach jedem psychischen
und körperlichen Stress entspannen und vor jeder konzentrierten Aufgabe
loslassen und sich lockern!

Die Willensenergie von Ronaldo, warum er der Sieger ist

Ronaldo, mehrfacher Fußballspieler des Jahres, ist ausgesprochen ehrgeizig und zielgerichtet, willensstark und mit einer gehörigen Durchschlagskraft gesegnet. Sein Erfolg kommt nicht von ungefähr. Er trainiert praktisch Tag und Nacht. Sein Ehrgeiz treibt ihn in jeder freien Minute immer wieder dazu an, dieselben Bewegungen und Abläufe in seinem Körper zu perfektionieren. Das wohl am hervorstechendste an ihm ist sein eiserner Wille. Er ist ein wunderbares Beispiel dafür, wie man Energie in sich aufpumpen kann.

Sehenswert ist die Vorbereitung zum Beispiel bei einem Elfmeter. Sämtliche Muskeln sind angespannt. Mit tiefen Atemzügen wird Luft in den Brustkorb und in den Hals gepumpt. Die ganze Umwelt versinkt in einem Schleier. Nur ein kurzer Blick auf den Schiedsrichter. Wann wird dieser pfeifen? Mit konzentriert fokussiertem, fast sturem Blick wird der Torwart analysiert und man begreift, dass gerade ein Verhältnis zwischen Beiden im Begriff ist zu entstehen, ein unsichtbares Band. Der Goaly wird durchsichtig, löst sich praktisch auf. Ist da ein intuitives Wissen, wie er reagieren wird oder ist es eine fast hypnotische Einflussnahme von Seiten Ronaldos, das lässt sich jetzt nicht mehr entscheiden. Der Tunnel wird immer enger und dichter. Das Ziel immer konkreter. Die Konzentration steigt noch einmal, ein letztes kurzes Einatmen, Luft anhalten, dann ein Anlauf, ein lässiges, fast zögerliches Zurücklehnen mit dem Körper, das Bein findet entspannt seinen eigenen Weg und mit ungeheurer Energie wird der Ball unhaltbar im Netz landen.

Ökonomie

Um es noch einmal zu betonen: in unserem Universum geht es immer nur um Ökonomie, das heißt, mit möglichst geringem Aufwand eine möglichst hohe Wirkung erzielen. Das gilt auch für uns Menschen. Obwohl wir uns möglicherweise selbst zu Grunde richten, wenn wir die Ökologie nicht auch in Betracht ziehen.

Doch, im Moment lauten für uns Menschen die Fragen:

F: Welche Möglichkeiten haben wir, an welche Form von Energie heranzukommen?

A: *»An praktisch alle bekannten, jetzt sogar auch an Gravitationswellen.«*

F: Welche können wir selbst im Körper verwerten?

A: *»Kohlenhydrate, Eiweiße, Fette, Photonen.«*

F: Welche Energie können wir im Körper produzieren?

A: *»Kinetische Energie, chemische Energie, elektrische Impulse.«*

F: Wie stelle ich es an, mit möglichst wenig Energie einen hohen Effizienzgrad zu haben?

A: *»Indem ich spare wo ich kann (möglichst geringe Masse habe.«* – *»Den Wirkungsgrad erhöhe (Mechanik und Organisationen weiterentwickle).«* – *»Energie besser verfügbar mache (zum Beispiel durch kochen und chemische Prozesse).«*

Bis jetzt wenigstens scheint es so zu sein, als wären wir in allen Disziplinen die Olympiasieger im uns bekannten Universum. Es kann trotzdem kein Nachteil sein, die Konstruktion und Wirkungsweise unseres Körpers besser zu verstehen, denn auf dieser Ebene sieht es noch nicht so weltmeisterlich aus.

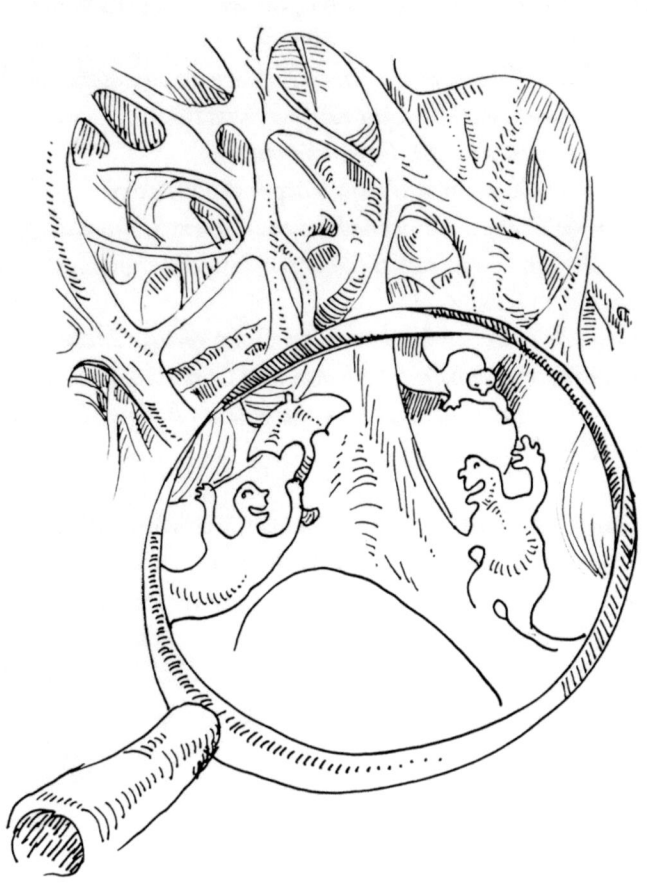

Die moderne Gretchenfrage: Kraft, Beweglichkeit oder Entspannung?

Wir sind alle geprägt von den Vorstellungen unserer Zeit. Wie tief einzelne Meinungen eingebrannt sind, merken wir erst, wenn wir gezwungen werden, eine andere Position einzunehmen. Wer sich aufmacht, etwas anderes zu denken oder auszuprobieren, wird in der nächsten Phase feststellen, dass alle wichtigen Personen in der eigenen Umgebung mit Vehemenz die alte Meinung vertreten. Alle im Clan denken das Gleiche, aber im Gegensatz zur Steinzeit ist es heute durchaus möglich, die Gruppe zu verlassen, ohne dabei zu Grunde zu gehen. Doch das alte Verhalten steckt viel zu tief in uns, immer noch. Wir gehen lieber auf Nummer sicher.

Als erstes muss man erkennen, dass die eigene jetzige Position immer weiter ins Abseits führt. Es treten immer weitere Fehler auf, die Abweichungen von der Norm sind. Den Grund dafür kann man für sich alleine nur schwer finden. Man dreht sich im Kreise und sieht den Wald vor lauter Bäumen nicht.

Die alte Vorstellung – Beweglichkeit ist das Maß aller Dinge

Wie ein gesunder Geist mit einem gesunden Körper zusammenfinden sollte, wurde im 18. Jahrhundert für die Neuzeit festgelegt. Der demokratische Gedanke einer Volksgesundheit wurde gepaart mit der englischen Vorstellung von Sport. Seitdem gibt es die Idee der Ertüchtigung. Ein Allroundpatent, für Körper und Geist. Wie kann man Tüchtigkeit messen? Indem man etwas bewegt, im Körper und auch im Geist. Also Bewegung ist der zentrale Punkt. Durch Bewegung erreicht man Beweglichkeit und Beweglichkeit ist das Zeichen für Fitness. Bei Männern kommt dann noch Kraft dazu. Aber auch die Frauen wollten in dieser Beziehung nicht zurückstehen und begannen die Muskeln zu trainieren.

Während das männliche Ideal dem antiken griechischen Vorbild des männlichen Körpers entsprach, welches in der Renaissance erneut als Ideal bestätigt wurde, hat sich das Leitbild der perfekten Frau merklich verändert. Welches Museum oder welche Kirche Sie auch besuchen, in der Zeit vor

1800 wurden Frauen völlig anders dargestellt als heute unsere Covergirls, sowohl in Bildern als auch in Skulpturen. Sie waren weiblicher, rundlicher und zarter. Vor allen Dingen war die Darstellung des Bauches eine völlig andere. Man sieht nur rundliche, ein wenig nach vorne gewölbte Bäuche, je nach Epoche mehr oder minder gut gepolstert, eben weiblicher, oft mütterlicher. Nach einem schleichenden Übergang sehen wir dann auf Titelseiten von Illustrierten und Fotos der wichtigsten Meinungsmacherinnen von heute nur noch schlanke, straffe, brettharte Bäuche, womöglich noch mit Waschbrettmustern. Seitdem ist diese Vorderfront das Maß aller Dinge. Dieses Image so zu erhalten, ist auch heute noch der Wunsch der meisten Frauen. Bewahren kann man dieses Ideal nur durch regelmäßiges Training, vor allen Dingen natürlich der vorderen Bauchmuskulatur. Problematisch werden kann diese angespannte Vorderseite für den Rücken, aber auch für die inneren Bauchorgane.

Was Sie auf den klassischen Bildern nicht sehen können, ist die Beweglichkeit der Dargestellten. Freiwillige, spontane körperliche Bewegungen sind bei Frauen selten gemalt worden. Wahrscheinlich gehörten Gymnastikübungen früher nicht ins Programm einer edlen Dame. Heute ist das anders. Heute gehört es zu einem unausgesprochenen Pflichtprogramm, jeden Tag oder mindestens mehrmals in der Woche Gymnastik zu betreiben. Das Ziel ist, jung zu bleiben und die Beweglichkeit zu erhalten.

Aber bei jedem kommt irgendwann der Tag, an dem der Körper nicht mehr alle Bewegungen perfekt ausführen kann. Meistens wird das nicht sofort bemerkt, weil Schmerzen im Vordergrund stehen. Es sind die typischen Klagen, die alle haben: Schultern-, Knie-, Hüft- und natürlich sehr häufig Hals- und Nackenschmerzen. Bei einem genaueren Check hapert es bei den meisten Leuten an mehreren Stellen gleichzeitig. Die Reaktion ist klar. Man muss stärker trainieren, die Übungen intensivieren, mehr Sport treiben! Die Resultate sind vage. In vielen Fällen kommt es zu einer Verschlimmerung aller Symptome und eine unerklärliche Steifheit macht sich breit. Da dieses Phänomen die meisten betrifft, ist jedem klar, dass das mit dem Alter zusammenhängt. Das ist unser Schicksal, da ist sicher ein Erbfaktor schuld, dem müssen wir uns ergeben. Doch das stimmt eben nicht.

Die neue Sicht – permanent locker sein

Sollten die Schmerzen weiterhin vorhanden sein oder sich sogar noch steigern, ist die natürliche Reaktion eine völlig andere. Man sucht einen Ausweg. Die Schmerzen müssen unbedingt weg. Eine Möglichkeit, dies zu erreichen, bietet das von mir entwickelte und hier vorgestellte Modell. Es gibt sicher noch andere Wege. Wichtig allein ist das Ziel und das ist einzig und allein die Entspannung. Stress vermeiden, locker bleiben und so rasch wie möglich die vordere Muskulatur wieder entspannen! Noch einfacher: Sei immer entspannt! Die Anweisung ist banal einfach und erreicht damit grundsätzlich auch formell das ideale Ziel: Die Therapie soll so einfach wie möglich sein, – nach der modernen Zauberformel »KISS«: Keep It Simple Stupid.

Verspannung vermeiden und sofort nach einer Stresssituation die entstandene Verspannung wieder lösen.

Das ist das Geheimnis. Es ist einfach und kann auch von jedermann und –frau selbst gemacht werden. Nein, halt, so eben nicht! Es muss heißen: »Das ist einfach, muss aber leider jeder selber machen«.

Eigentlich sollte es damit keine großen Schwierigkeiten geben, denn gymnastische Übungen gehören ja schon länger zu unserem täglichen Programm. Und doch gibt es einen wesentlichen Unterschied, der es schwer macht, diese Forderungen im Alltag umzusetzen. Die bisher gemachten Yoga- oder Dehnübungen gehören zu einem strukturierten Tag. Zeit und Ort sind exakt festgelegt. Jeden Morgen nach dem Aufstehen eine Viertelstunde, am Dienstagnachmittag eine ganze Stunde. Alles fest geplant und geordnet. Meine Forderung verlangt genau das Gegenteil. Die Verspannung sollte möglichst rasch, am besten unverzüglich gelöst werden. Immer sofort nach dem Auftreten. Das zu erfüllen macht jedoch erstaunlich viele Schwierigkeiten.

Wenn sich jemand plötzlich – für einen Zuschauer völlig unmotiviert – bis in die Fingerspitzen lang streckt und sich dabei rhythmisch hin und her bewegt oder wenn sich jemand spontan auf den nächsten Tisch legt und die Beine runter hängen lässt, dann kommt das in der Umgebung nicht immer gut an. Das Unverständnis ist groß. So etwas macht man nicht in einer zivilisierten Gesellschaft. Es ist nicht leicht, dann bei sich den inneren

Schweinehund zu überwinden. Dabei würde gerade *dies* freien Menschen in einer freien Demokratie helfen, in Zukunft kaum noch chronische Schmerzen zu haben. Es wäre so selbstverständlich wie das mehrmals tägliche Zähneputzen. Aus verkrampftem Sitzen würde lockere Beweglichkeit. Die geschmeidigen, emotional geöffneten Faszien würden automatisch für eine freundschaftliche, warme und entspannte Stimmung sorgen. Die Wirkung auf Geist und Gemüt sind frappant.

Unsicherheit und Zweifel

Ein anderes Hindernis ist der innere Zweifel. Zwei gegenüberstehende Positionen sind im Gehirn verankert.

Da ist die bisher geltende Meinung, bei Schmerzen sei irgendetwas nicht in Ordnung. Vielleicht ist doch ein Schaden da, der repariert werden muss? Für die Lösung dieses Problems ist das Gesundheitssystem zuständig. Genug Geld dafür habe ich bereits bezahlt. Den Schaden können nur Ärzte reparieren.

Doch auch die neue Entspannungstheorie hat ihren Reiz. Sie ist instinktiv einleuchtend. Aber warum sehe ich bis jetzt nicht den geringsten Fortschritt? Ich mache doch schon meine Dehnübungen, empfohlen von Sporttrainern und Physiotherapeuten. Bisher hat sich kaum oder gar nichts verändert. Warum klappt es also nicht?

Nicht dehnen, sondern verlängern und entspannen

Es klappt deswegen nicht, weil die üblichen Dehnübungen aus dem Sportbereich den Sinn haben, die Muskeln aufzuwärmen und funktionsbereit zu machen. Wir wollen aber das System Muskel-Faszie im Ergebnis strecken und verlängern. Es muss mehr Platz und Freiheit her. Außerdem muss die Gleitfähigkeit erhöht werden. Die Fasern müssen sich voneinander lösen und geschmeidiger werden. Das bringt eine normale Dehnübung nicht zustande. Dazu kommt noch ein ganz wesentlicher Punkt. Man muss wissen, welche der Faszien verlängert werden müssen und welche schon überdehnt sind. Da das nicht ganz klar ist, spielt bei den meisten wohlgemeinten Übungen der Zufall eine Rolle. Einen Teil der ausgewählten Muskeln muss tatsächlich verlängert werden. Aber es sind immer auch Muskeln dabei, die genau entgegengesetzt behandelt werden müssen. Die machen selbst den kleinsten Erfolg wieder zunichte. Also lieber keine Experimente auf eigene Faust. Wenn Sie sich allerdings exakt an die Vorgaben der hier vorgestellten Übungen halten, dann werden Sie bald merken, wie Sie sich langsam positiv verändern.

Kapitel 5

Übungen, die Ihr Leben verändern

Alle Übungen sind genial

Diese Übungen haben es in sich. Manche werden Ihnen als zu simpel vorkommen. Sie scheinen wenig aufregend, verändern aber, regelmäßig gemacht, deutlich Ihre Haltung, Ihre innere und äußere. Sie werden sich verändern. Das geschieht langsam und mit Bedacht und natürlich haben die Übungen einen unterschiedlichen Einfluss auf Ihr äußeres Profil. Ein Teil der Veränderung geschieht von außen nicht sichtbar im Gewebe. Sie merken das an der unterschiedlichen Spannung von Muskulatur und Sehnen, aber auch an einer zunehmenden Geschmeidigkeit und Leichtigkeit in Ihren Bewegungen. Sie werden auch nicht mehr so schnell ermüden. Diese äußeren und inneren Veränderungen nimmt Ihr Gehirn dankbar wahr und sieht dann auch keinen Grund mehr, Sie weiter mit Schmerz zu irritieren. So zaubern Sie sich selbst schmerzfrei.

Jeder kann sie machen

Jeder kann diese Übung machen, ob jung oder alt. Jeder der Schmerzen hat und natürlich auch jeder, der noch keine Schmerzen hat, dem aber bewusst ist, dass er vorsorgen muss, um nicht später das ansonsten vorbestimmte Schicksal zu erleben. Diese Übungen ersetzen nicht die übliche Gymnastik, sie haben auch nichts miteinander gemein, denn sie wirken entweder durch die Verlängerung von Muskeln, Sehnen und Faszien (plastische Dehnung) oder bewirken das Gegenteil, indem das Gewebe langsam wieder zusammengezogen wird. Beides verändert natürlich auch die Stellung von Knochen und Gelenken. Das ist ja auch eines der Ziele.

Sie wirken im ganzen Körper, in jeder Zelle

Es sind Universal-Übungen. Sie wirken von der Fußsohle bis zu den Haarspitzen. Denn sie behandeln die nach dem Tensegrity Modell funktionierenden Myofaszialen Belastungsstraßen, die in unterschiedlichen Tiefen und

Richtungen den Körper durchziehen. Diese geben die notwendigen klaren Strukturen vor und sorgen für die richtige Auslastung. Es sei nochmal daran erinnert, dass jeder Einfluss auf den Körper eine möglicherweise geringe Verletzung nach sich zieht, wenn die Energie von einer Zelle zur nächsten weitergeleitet wird und somit im Prinzip auch entfernte Zellen des Körpers den Druck mit abfangen.

Aktivieren des Brust- und Bauchraums

Grundsätzlich wird eine in unserer Kultur völlig vernachlässigte Region aktiviert und mit Leben erfüllt, nämlich der ganze vordere Brust- und Bauchraum vom Kehlkopf bis zum Beckenboden. Einige der Organe sind nicht nur eingequetscht und unbeweglich, sondern auch in ihrer Funktion eingeschränkt. Die Erlösung aus der Starre setzt dann wunderbarerweise neue ungeahnte Energien frei (Chakren).

Die belebende Wirkung auf das Kreislauf- und Lymphsystem bedarf wohl keiner eingehenderen Erklärung.

Für den jungen Sportler

Am meisten profitiert jeder, der noch gar keine Schmerzen hat und der versteht, dass jede Spannung zwischen den Muskeln die eigene Kraft und Geschmeidigkeit reduziert. Da dieses Verstehen in unserer Kultur noch nicht so selbstverständlich ist wie das morgendliche Zähneputzen, wäre es gut, wenn sich die Jugend langsam mit dem Motto »Sei immer locker« vertraut machen würde. Anbieten für den Impuls würden sich Schulen und Sportvereine, die wie selbstverständlich (jetzt auch schon unabdingbar im Spitzensport) nicht nur vor dem Sport für eine Lockerung und Aufwärmung sorgen, sondern die grundsätzlich auch nach dem Sport bedingungslos wieder Entspannung fordern. Elterliche Vorbilder und aufklärende Worte von dieser Seite könnten auch nicht schaden. So entsteht eine aufgeklärte, körperbewusste Gesellschaft.

Wer erst wenige Schmerzen hat

Wer schon kleine Wehwehchen im Kreuz oder in der Schulter hat, sollte wirklich mit den Übungen anfangen. Sie als Patient können ganz allein ziemlich rasch alles zum Besseren wenden und Arztbesuche vermeiden. Wichtig ist die frühe Einsicht »Ich sollte mich wirklich darum kümmern« und etwas dafür tun, weil der weitere Verlauf vorhersehbar ist. Im Moment dürfte es schwierig sein, diese Vorstellung so ohne weiteres durchzusetzen. Die meisten Leute sind nämlich schon davon überzeugt, sich selbst bereits darum kümmern, weil sie ein Abonnement im Fitnesscenter haben oder sowieso regelmäßig Sport treiben. Den Verspannungen, die ganz normal bei jedem Sport auftreten, wird man heute üblicherweise mit intensiverem Training begegnen (damit werden die Muskeln wieder geschmeidiger?) und noch mit dazu einer gehörigen Portion Dehnübungen, um die Muskulatur wieder locker zu bekommen. (Wirklich auf der richtigen Seite? Und nicht da, wo es weh tut?). Sie sehen, die Verwirrung ist groß und die Fitnessindustrie bemüht sich, immer neue Geräte und Instrumente auf den Markt zu bringen und gleich noch die passenden Bilder und Slogans mitzuliefern.

Wer immer wieder Schmerzen hat
Wer bereits richtige Schmerzen hat, kann damit beginnen, intensiver an sich zu arbeiten. Es geht ja um Veränderungen im Bindegewebe und da genügen nicht ein oder zwei Übungen pro Tag. Die Patienten können dafür erwarten, dass eine wesentliche Besserung schon nach kurzer Zeit auftritt. Es kann aber sein, dass der Körper nicht so ohne weiteres seine frühere Haltung wiederfindet. Dann sind weitere Maßnahmen und spezielle Übungen erforderlich.

Wer Schmerztabletten nimmt oder vor einer Operation steht
Der schon wirklich Schmerzgeplagte wird es schwerer haben, mit diesen Übungen zurechtzukommen. Sie können dann nämlich ziemlich unangenehm sein. Das kostet Überwindung und ist nicht jedermanns Sache, obwohl es gerade jetzt notwendig ist, konsequent den Weg weiter zu verfolgen. Neben dem eigenen Willen ist in der Regel ein Partner sehr hilfreich, kann dieser doch durch Lob, Anfeuerung und auch durch Tadel so manches Stimmungstief überwinden helfen.

Werden Sie jünger

Wenn Sie aber verstehen, worum es geht und wenn Sie Ihre erste Skepsis überwinden, dann werden auch Sie Erfolge haben und das Rad der Zeit wieder zurückdrehen können, d.h. wieder beweglich und geschmeidig werden ohne einschränkende Schmerzen, so wie Sie vor mehreren Jahren mal waren. Denn die neue Haltung, die Sie jetzt einnehmen, ist eigentlich gar nicht neu, sondern Ihr Körper erkennt Sie als eine Haltung aus früherer Zeit. Und die versucht er wieder nachzubilden, Das sind jetzt sein Wille und sein Ziel. Es ist das Wunder der Veränderung.

Ein reiches Geschenk an Sie

So einfach die Übungen auch sein mögen, sie sind das Konzentrat oder die Kondensation von vielen anderen einzelnen Übungen. Eine Essenz mit starker Wirkung. Jede einzelne Übung hat Auswirkungen auf den gesamten Körper. Zum Teil ist hier uraltes Wissen verdichtet. Der Wert ist gar nicht abzuschätzen. Sie bekommen das Geheimnis hier umsonst.

Verachten Sie die Übungen nicht wegen ihrer Einfachheit. Versuchen Sie nicht, sie irgendwie zu verändern. Es kann nur in einem Desaster enden. Nach drei oder vier Wochen können Sie noch gar nichts beurteilen. Wenn Sie die Übung abändern wollen, dann haben Sie diese im Grunde noch nicht verstanden. Also warten Sie ab. Auch kleine Abweichungen können das Gegenteil bewirken. Viele Übungen, die Sie zu Hunderten im Internet angeboten bekommen, sind ähnlich, aber führen nicht zum gewünschten Ergebnis. Also: Geben Sie nicht auf, wenn es unangenehm und schmerzhaft wird und machen Sie die Übung(en) mehrmals täglich. Es wird sich lohnen.

Irgendwann wird es soweit sein, dass auch diese hier vorgestellten Übungen noch verbessert werden und noch besser auf Ihren Körper zugeschnitten werden können. Aber in den ersten Monaten Ihrer Versuche werden Sie das nicht schaffen und seien Sie ein noch so großer Spezialist, der sich schon immer mit dieser Materie beschäftigt hat.

OVERHANG

Das Universal Heilmittel, die Mutter aller Übungen

> *Sie legen sich auf einen Tisch,*
> *lassen Ihre Beine runter hängen*
> *und führen die gestreckten Arme hinter Ihren Kopf.*
> *Das war's.*

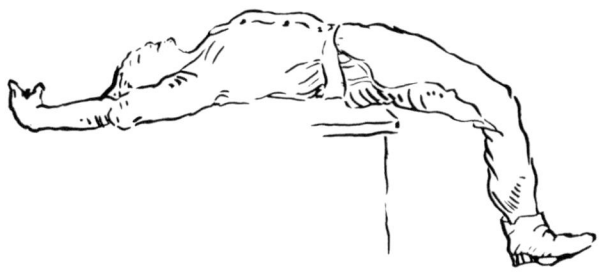

Wie von Geisterhand

Die Overhang Übung wird Ihr Leben verändern. Die unglaubliche Kraft, die in ihr steckt, wird magisch die meisten der Myofaszialen Straßen harmonisieren und wieder ins Gleichgewicht bringen. Man hat den Eindruck, alle kleinen Unregelmäßigkeiten auf den verschiedenen Etagen des Körpers werden automatisch miteinander verglichen, um dann einen möglichst guten Weg zu finden, damit alles miteinander ohne große Reibungsverluste funktionieren kann. Das dauert seine Zeit und hängt natürlich auch davon ab, wie viel man in Trainingseinheiten (und auch Schmerzen) investiert. Die entscheidenden Impulse zur Veränderung werden wohl hier gesetzt.

Das Gehirn lernt mit

Das ist kein geradliniger Prozess. Immer wieder wird uns unser Gehirn auch einen kleinen Streich spielen, indem es unnötig Schmerzen projiziert. Durch die mehrfach tägliche Erfahrung wird unser Gehirn aber dazu überredet, schließlich die Positionen zu akzeptieren, die wir in der rückwärtigen Überdehnung einnehmen. Irgendwann empfindet man sie dann einfach nicht mehr als gefährlich und von dem Moment an wird sie als normal eingestuft. Ab jetzt kommt mit der Entspannung ein Wohlgefühl auf, das immerhin so viel Dopamin im Gehirn freisetzt, dass wir diese Übung anfangen zu lieben. Manche Patienten sprechen geradezu von einer Sucht.

Für wen ist das was?

Weil alle Faszien im Körper zusammenhängen und weil eine Verschiebung des Körpers alle Teile mehr oder minder betrifft, gibt es eine zentrale Übung, die für alle gleich ist und die jedem einzelnen von uns einen Vorteil verschafft. Demjenigen, der gerade beginnt, in der Pubertät seine eigene Haltung und Figur zu finden sowie dem Rentner, dem eigentlich gar nichts fehlt und der nur darüber klagt, dass er ein wenig unbeweglicher geworden ist. Beide können leichter durchs Leben gehen, wenn die zusätzliche Dysbalance aus den Muskeln verschwunden ist. Für alle anderen, die schon irgendwelche Beschwerden haben, braucht es keine zusätzliche Begründung.

> *Man kann also weder zu früh noch zu spät damit beginnen.*
> *Der einzige Fehler kann darin bestehen, gar nicht damit zu beginnen.*

Die Entspannung eines Katapults

Ohne dass wir es bewusst wahrnehmen, wird unsere Frontseite täglich wie ein Katapult nach vorne gespannt. Das geschieht beim Sitzen, beim nach vorne gebeugten Arbeiten, beim Tragen von Lasten und häufig auch unbewusst im Schlaf. Wir können das nicht vermeiden, denn es ist weitgehend zivilisationsbedingt. Wir können uns dies aber klarmachen, um dann entsprechende Gegenmaßnahmen zu ergreifen.

Als erstes ist es einmal wichtig sich bewusst zu werden, in welchen Momenten wir überhaupt zu diesen Verspannungen kommen. Je mehr wir ein Gefühl dafür gewinnen, umso leichter lassen sich die Situationen vermeiden. Als Nächstes geht es darum, möglichst wenig lang verspannt herumzulaufen und rasch zu versuchen, wieder in einen normalen ausgeglichenen Zustand zurückzukehren.

Beugung nach hinten

Was passiert bei der Overhang Übung? Es gilt die nach vorne verspannte und gebogene Feder wieder nach hinten zu biegen und zu entspannen, also genau die entgegengesetzte Stellung einzunehmen, die wir den ganzen Tag gewohnt sind. Das geht aber vom Prinzip her schon gar nicht. Wir können uns zwar gut und ohne Schwierigkeiten nach vorne beugen und auch so arbeiten. Aber die Wirbelsäule ist erst einmal nicht in der Lage, sich in gleicher Weise nach hinten durchzudrücken. Das ist seit Jahren oder sogar Jahrzehnten nicht von ihr gefordert worden. Denn Sie werden, sobald Sie die Beine herunterhängen lassen, automatisch ein Hohlkreuz formen müssen. Das sind Sie nicht gewohnt. Es ist äußerst unangenehm. Die bindegewebigen Strukturen um die Wirbelkörper, die Bänder und Kapseln, sind versteift und quasi ausgetrocknet. Um diesen Bereich wieder beweglich zu machen, brauchen wir Zeit.

Das Gehirn wird die ungewöhnliche Spannung im Lendenwirbelbereich als gefährlich einstufen und entsprechend die Schmerzproduktion wieder ankurbeln. In sehr vielen Fällen wird also ein schon bestehendes Hohlkreuz (Lordose) weiter verstärkt. Das ist erst einmal für Sie als Patient schwer zu verstehen. Aber genau das ist es, was wir brauchen. Die Wirbelsäule muss sich noch weiter nach vorne durchdrücken lassen, um eine Gesamtbeweglichkeit in drei Ebenen zu erreichen. Nach vorne und hinten, zu beiden Seiten und schließlich auch die wichtige, oft vernachlässigte Drehbewegung um die eigene Achse. Alle drei sind von großer Bedeutung. Wenn nur eine ausfällt oder mangelhaft ist, sind Probleme vorprogrammiert.

Gut gemeinte Ratschläge und Mahnungen von Physiotherapeuten und

Ärzten, ja nicht den Rücken nach hinten zu verbiegen, klingen natürlich weiter in Ihren Ohren. So etwas macht konfus. Aber seien Sie versichert, diese Warnungen kommen nur von Leuten, die diese Übung nie gemacht haben und nicht aus eigener Erfahrung wissen, wovon sie reden.

Die Wirbelsäule kann bei dieser Übung gar nicht durchbrechen.

Das könnte eher geschehen, wenn Sie sich nach vorne bücken. Denn dann könnte die Zwischenwirbelmasse austreten und Nervenstränge irritieren. Wenn etwas die Nerven schädigen kann, dann ist es eine einseitige Dauerbelastung in dieser Region. Eine Zwischenwirbelscheibe, die nach allen Seiten hin elastisch und beweglich ist, dürfte die beste mögliche Prophylaxe dagegen sein. Also arbeiten wir weiter daran.

Die Schmerzen im Lordose-Bereich sind ziemlich fies. Wenn Sie es schaffen locker zu lassen, wird sich Ihre Wirbelsäule noch mehr wölben. Trotzdem werden die Schmerzen weniger. Sie merken plötzlich, wie Ihre Schultern und der obere Rücken weiter nach unten rutschen, wenn Sie eine glatte Tischoberfläche haben. Das bedeutet, die vordere Muskulatur (Bauchmuskeln und Psoas) haben sich endlich entspannt.

Nicht dreimal eine Übung, sondern eine je nach Bedarf
Je nach körperlicher Belastung (Arbeit, Sport) und psychischer Anspannung kann man diese Übung mehrmals täglich wiederholen. Am besten sofort nach jedem Stress. Wenn Sie irgendwelche Beschwerden im Bewegungsapparat oder gar Schmerzen haben, egal wo, und egal, wie die Beschwerden aussehen, dann sollten Sie diese Übung mindestens 6-8mal am Tag machen. Sie werden sich wundern, wie schnell sich etwas verändert, nach den Erfahrungen, die Sie mit anderen Therapien machten.

Überall gibt es eine Gelegenheit

Egal, wann oder wo wir unsere Übung machen wollen, wir brauchen lediglich eine Konstruktion, bei der Oberkörper und Rücken flach aufliegen und die Beine bequem nach unten hängen können. Wir sollten alles, besonders den Rumpf, so weit entspannen wie möglich. Auf dem flachen Boden eine Rolle unter den Po zu schieben, reicht nicht. Die Beine müssen nach unten weisen, so dass die Hüfte nach hinten geknickt ist. Je nach Fortschritt und Belastbarkeit braucht es eine mehr oder minder große Stufe (Distanz von Po-Ebene zu Fuß-Ebene), um die Übung befriedigend ausführen zu können. Ob die Kante weich oder hart ist, spielt eigentlich erst einmal keine Rolle.

Und hier sind wir schon bei einer Hauptforderung der gesamten Therapie. Da wir den Körper verändern wollen, ist es gerade am Anfang ganz wichtig, dass Sie Ihr Denken und Ihre Aufmerksamkeit permanent unterschwellig auf diesen Punkt richten. Wo kann ich die nächste Übung machen? Sie sollten sich angewöhnen, in jedem Raum den Sie betreten, eine Gelegenheit zu suchen. Als eine Art von Aufmerksamkeitstraining. Auch wenn Sie nicht unbedingt jetzt den Overhang machen müssen. Am Anfang fällt es schwer, im Beisein anderer sich einfach irgendwo hinzulegen. Mit dem bewussten Suchen nach einer Gelegenheit trainieren Sie sich die Scheu ab.

Seien Sie erfinderisch

Am besten eignen sich ein Bett, eine Liege oder ein Tisch. Sie können aber auch zwei Stühle zusammenstellen oder eine Treppe benutzen. Draußen in der Natur sehen Sie plötzlich reichlich Bänke, oft auch Felsen und Baumstämme, die Ihnen das Rückwärtslehnen ermöglichen. Wenn Sie beim Autofahren nach ein oder zwei Stunden eine Pause machen, dann benutzen Sie die Tische und Bänke auf dem Rastplatz. Zur Not dienen Ihnen auch Ihre schon angewärmte Kühlerhaube oder die Heckklappe. Seien Sie erfinderisch und probieren Sie alles aus. Auch in der Öffentlichkeit, in der Stadt oder in Parks.

Praktische Umsetzung

Das Wichtigste von allem für ein lebendiges Leben ohne Schmerz:

> *Eine gute Beweglichkeit der Lendenwirbelsäule.*
> *Das oberste Ziel für diese Übung: immer ein entspannter Bauch.*
> *Solange Sie einen völlig entspannten Bauch haben,*
> *wenn die gesamte Vorderseite Ihres Körpers locker ist,*
> *werden Sie keine Rückenschmerzen haben.*
> *Wenn Sie dazu noch Ihre Beinfaszien*
> *spannungsfrei einrichten,*
> *können Sie auch keine Hüft- oder Knieschmerzen bekommen.*

Hier ist die gewünschte exakte Darstellung. Vom Oberschenkel sollte immer weniger aufliegen.

Bei Ihnen besteht eine spürbare Dysbalance, die Sie nicht mehr so ohne weiteres ausgleichen können. Ein Teil der Muskulatur ist massiv zusammengezogen (konzentrisch verspannt), der andere Teil wird auseinandergezogen (exzentrisch verspannt). Beide Verspannungen sind alleine durch Betasten des Gewebes nicht auseinanderzuhalten. Aber einen deutlichen Hinweis haben wir. Jene, die auseinandergezogen sind, bereiten Ihnen Schmerzen. Am Anfang sollten Sie sich von dieser Regel leiten lassen. Da die beiden sich gegenüberstehen (quasi als Antagonisten, aber es ist eigentlich noch ein wenig komplizierter) und sich dadurch praktisch selbst gegenseitig ausschalten, werden Sie unbeweglicher und verspannen noch mehr. Eigentlich müsste jetzt die große Analyse losgehen und Sie sich bei jedem einzelnen Muskel darüber Gedanken machen, in welcher Lage er sich denn nun eigentlich befindet. Wenn Sie eine falsche Entscheidung getroffen haben, werden Sie es nicht sofort merken. Sie werden warten müssen und erst spät realisieren, dass sich praktisch nichts verändert. Das positive Erlebnis an Ihrem eigenen Körper bleibt aus. Die Situation ändert sich nicht. Die Verspannung bleibt wie sie ist. Die Schmerzen ärgern Sie nach wie vor oder werden gar aufdringlicher. Ihr Gehirn reagiert darauf, wie Sie das schon von anderen vergeblichen Therapien kennen oder wenn Sie sonst eine falsche Entscheidung getroffen haben, es bleibt bei seinem Aufruf: »Verändere etwas«.

Wenn dem Überwachungszentrum langsam die Geduld ausgeht, wird es die Schmerzen sogar verstärken. Also ist es wohl besser, sich vorher Gedanken zu machen und sich von Anfang an zu überlegen, welche Strategie man am besten wählt. Bei den vielen Möglichkeiten, die so einem perfekten System wie dem Körper zur Verfügung stehen, sind die Variationsmöglichkeiten wahrlich vielfältig. Man könnte es vergleichen mit einem Symphonieorchester, das eine Melodie spielt. Welches Instrument führt und wie die entsprechenden Akkorde zusammengesetzt sind, das kann variabel sein. Sie werden auf jeden Fall immer die Melodie heraushören und zuordnen können.

Seien Sie versichert: Sie können gar nichts falsch machen. Die erste Übung wird auch nicht perfekt ablaufen. Sie werden noch so manches zu korrigieren haben. Sie ist trotzdem für jeden ideal und passt auch zu jeder Situation. Es werden praktisch alle wichtigen Leitungsbahnen angesprochen. Den Ausgleich zwischen den Belastungsstraßen besorgt der Körper selbst. Sie brauchen kein besonderes Wissen. Sie müssen auch nichts beachten, weil Ihnen bei dieser Übung nichts passieren kann.

Genauere Anweisungen für Anfänger

Als erstes suchen Sie sich bitte einen Platz zu Hause, an dem Sie diese Übung in Ruhe machen können. Da Sie am Anfang ein wenig Scheu haben, diese Übung in der Öffentlichkeit und auch vor Ihrer Familie zu machen, probieren Sie es erst einmal in einem Nebenraum möglichst alleine. Wählen Sie einen etwa 70 cm hohen Tisch, der eine freie, glatte Oberfläche hat und ungefähr ein bis anderthalb Meter Platz aufweist, wo Sie Ihre Beine bequem runter hängen lassen können. Dieser kleine Ort wird in Zukunft Ihr Schicksal mitentscheiden.

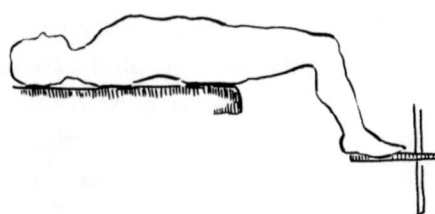

An der Seite des Tisches brauchen Sie noch einen normalen Stuhl oder irgendeinen anderen Gegenstand, ein hohes Polsterkissen oder einen Seitenschrank, auf dem Sie später Ihre Beine abstützen können.

Es ist völlig egal wie alt Sie sind oder wie sportlich, legen Sie einfach los. Bitte setzen Sie sich so auf den Tisch, dass nur die Unterschenkel bequem runter hängen. Dann lassen Sie sich langsam nach hinten sinken, so dass Sie mit dem Rücken flach auf dem Tisch liegen. Wie fühlen Sie sich? Ist es bequem? Haben Sie irgendwelche Schmerzen? Wenn nicht, können Sie weitermachen. Wenn Sie jetzt gar nichts machen und einfach nur so warten, Schultern und Kopf entspannt auf der Tischoberfläche, werden Sie sich verändern, ohne dass Sie willentlich etwas dazu tun können oder wollen. Erstaunlich, je länger Sie so dort liegen, umso unangenehmer wird es für Sie. Im Kreuz beginnt es zu ziehen, obwohl Sie sich nicht bewegen oder irgendetwas verändern.

Das ist zunächst überraschend und wird Sie ein wenig verwundern. Aber hier schon merken Sie, wie der Körper mitdenkt und daran arbeitet, Sie immer zu beschützen. Denn wenn Sie jetzt weiter so liegen bleiben ohne sich zu bewegen, werden Sie zunehmend Schmerzen bekommen, bis es unerträglich wird. Wahrscheinlich an verschiedenen Stellen, in der Leiste, im Knie, am Hals, aber hauptsächlich im Kreuz, im Bereich der Lendenwirbelsäule. Das wird alles übertönen. Sie lernen die Reaktion des inneren Wächters kennen, oder wie wir es auch formulieren können, des »Generals«, der Tag und Nacht für unsere Sicherheit sorgt. Für eine kurze Zeit so zu liegen, ist für ihn völlig ok. Für eine längere Zeit indes hat er Bedenken. Das ist nach seiner Beurteilung gefährlich. Zunehmend verlieren Sie die Möglichkeit, spontan aufzuspringen und den Raum zu verlassen. Zwar ist die Gefahr, dass ein Säbelzahntiger um die Ecke kommt oder dass ein Einbrecher mit einem Messer in Ihrem einsamen Zimmer auf Sie zu rennt, ziemlich unwahrscheinlich, eigentlich ausgeschlossen, aber Ihr Steinzeitprogramm hat diesen Unterschied noch nicht gemerkt und verhält sich so wie vor 40.000 Jahren. Das hört sich ein wenig komisch an. Aber genau das ist das Problem. Wir sind zwar moderne Menschen und leben in einer völlig anderen Zeit, haben aber noch Verhaltensprogramme, die sich seit Urzeiten nicht änderten und in unserem Körper fest verankert sind.

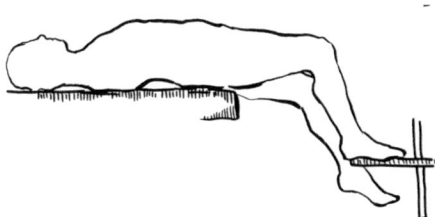

So seltsam das klingt, aber genau dieses *Löschen der Programme* ist eine Hauptaufgabe für Sie in den nächsten Wochen und Monaten.

Doch dieses Umprogrammieren eines seit Jahrtausenden fest geprägten Verhaltens ist gar nicht so einfach. Deshalb haben Sie bitte mit sich ein wenig Geduld.

Für Fortgeschrittene

Bei Fortgeschrittenen ist alles anders. Sie haben die »Tortur-Phase« hinter sich. In Ihrem Körper tut nichts mehr weh. Offensichtlich ist Ihr Gehirn jetzt zufrieden und lässt Sie in Ruhe. Sie haben es geschafft. Es gibt keine Stellen, die sich unangenehm anfühlen und Sie haben auch keine Schmerzen mehr. Trotzdem machen Sie die Übung gerne. Sie ist ein Teil Ihres neuen

Lifestyles. Sie werden es genießen, mehrmals täglich einfach zu merken, wie die Spannung aus Ihrem Körper weicht, wie Sie locker, aufmerksam und wohlgemut sind.

Auf die Kante setzen …

Üblicherweise werden Sie mit Ihrer Übung auf einem Tisch oder einem relativ hohen Bett beginnen. Ein japanischer Futon reicht nicht aus. Er liegt praktisch auf dem Boden und ist somit zu niedrig. Sie bekommen keinen richtigen Druck auf die Leiste, den Bereich, wo die Psoassehne nach hinten zum Oberschenkel abknickt, da die Beine nicht frei herunterhängen können.

Sie gehen an die Unterseite des Tisches oder des Bettes und setzen sich so auf die Kante, dass die Sitzbeinhöcker unmittelbar mit dem Rand abschließen.

… mit den Sitzbeinhöckern

Die Sitzbeinhöcker sind die Knochen auf denen Sie sitzen. Die können Sie direkt unterhalb der Haut tasten. Beim normalen Sitzen haben wir hier keine Empfindung. Aber wenn Sie sich darauf konzentrieren, können Sie wie mit einer Wasserwaage genau entscheiden, auf welche Seite Sie Ihr Gewicht mehr verlagert haben. Kippen Sie sich einmal im Sitzen von links nach rechts.

Zurücklegen und vorne entspannen

Wenn Sie jetzt sitzen, dann lassen Sie Ihren Oberkörper und Kopf langsam nach hinten kippen. Sie entspannen die Beine und lassen beide locker hinunter hängen. Sollte Ihr Bett so niedrig sein, dass Ihre Füße den Boden berühren, so ist das nicht schlimm. Sie strecken die Beine gerade aus, berühren nur mit den Fersen den Boden und entspannen sich.

Ausrichten auf der Liege

Je nachdem, wie Sie sich auf Ihre Unterlage gesetzt haben, hängt jetzt ein mehr oder weniger großer Teil Ihrer Beine runter. Wenn Sie mit der Hand die Kante der Unterlage ertasten (Tisch, Bett) und eine Linie zu Ihrem Oberschenkel bilden, werden Sie sofort merken, wo die Hebelkraft ansetzt.

Ist es im Bereich des Oberschenkels, auf der Ebene der Hüftknochen oder noch weiter oben beim Po? Sie wissen jetzt, wie weit Sie aufliegen und wie viel vom Bein runter hängt (wie lang der Hebel ist).

Die Länge des herunterhängenden Beines bestimmt den Schmerz

Wenn zu viel von Ihrem Bein raushängt, werden Sie es sofort merken, als Schmerz. Und zwar wahrscheinlich als erstes im Kreuz. Vielleicht auch zusätzlich als Ziehen in der Leiste oder an der Oberseite des Oberschenkels. Aber auch der vordere Bauchmuskel kann so angespannt sein, dass Sie kaum noch Luft bekommen.

Der Haupttäter muss sich beugen

Obwohl sämtliche Muskeln der Vorderseite nun gedehnt werden, liegt unser Hauptaugenmerk erst einmal auf dem inneren Lendenmuskel (Psoas), der in dieser Position hart rangenommen wird. Durch die Übung kann er seine lässige gerade Haltung von den unteren Wirbelkörpern durch das Becken zum Oberschenkelknochen nicht mehr beibehalten, sondern wird gezwungen, in der Leiste nach hinten wie ein Wasserfall abzubiegen. Das gefällt ihm gar nicht, und entsprechend wird er sich durch Kreuzschmerzen und Ziehen in der Leiste dagegen wehren. Gleichzeitig wird aber auch Spannung aus dem System genommen. Die mit der Vorderseite verknüpften hinteren Po-Muskeln und Teile der Rückenmuskulatur können jetzt endlich lockerlassen. Die Folge: Der Zug auf die Gegenmuskeln der Rückseite mit ihren Schmerzen wird geringer.

Wie bei einem Kopfsprung ins Wasser

Indem Sie sich zurücklegen, strecken Sie Ihre Arme gerade nach vorne zur Decke aus und verschränken Ihre Hände. Zum Beispiel können Sie den ausgestreckten Daumen der einen Hand mit der Faust der anderen Hand fest umschließen. So bilden die Hände praktisch eine Einheit. Jetzt strecken Sie die beiden Arme so weit gerade aus, dass die Ellenbogen keinen Knick mehr bilden können. Als nächstes führen Sie die parallel stehenden steifen Arme nach hinten an Ihrem Kopf vorbei bis die Fäuste die Auflagefläche berühren. Das ist gar nicht so einfach, da die Ellenbogen automatisch auseinanderdriften wollen. Drücken Sie trotzdem die Oberarme kräftig gegen Ihre Ohren und versuchen Sie, die verbundenen Hände hinter Ihrem Kopf auf der Auflagefläche zu halten.

Ruhe bewahren und 2 Minuten aushalten

Während der Zeit, in der Sie unbequem da liegen, versuchen Sie ruhig zu atmen, und sich zu konzentrieren. Achten Sie auf Ihren Herzschlag, Ihre Atmung und die Veränderungen der Muskulatur. Aber trotz aller Irritationen versuchen Sie, diese Stellung zwei Minuten durchzuhalten. Wenn es zu unangenehm wird, rutschen Sie einfach ein wenig nach oben in Richtung Kopf. Meistens genügen schon 1-2 mm. Bei einer glatten Unterlage (Tisch) ist das einfach. Sie wackeln ein wenig mit dem Körper, nehmen die Arme vorübergehend nach unten und schieben sich nach oben. Danach kommen die Hände wieder über den Kopf. Nach zwei Minuten sind Sie erlöst.

Jetzt muss noch die Gegenspannung raus

Sie haben auf die Uhr gesehen oder sich einen Wecker gestellt. Die zwei Minuten sind jetzt um, und ich glaube zumindest am Anfang sind Sie ganz froh darüber. Jetzt gilt es wieder, in ein normales Leben, in eine normale Haltung zurückzufinden. Die ungewohnte Spannung in Ihrem Körper hat Sie regelrecht steif gemacht.

Schultern und Arme nach vorne

Sie entspannen die Schultern und nehmen bitte die Arme und Hände wieder nach vorne. Als nächstes heben Sie beide Beine nach oben wieder an. Sie knicken also in Hüfte und Knie ein, umgreifen Ihre Knie und ziehen die Beine weiter an. Sie machen jetzt automatisch einen runden Rücken, ein sogenanntes »Paket«.

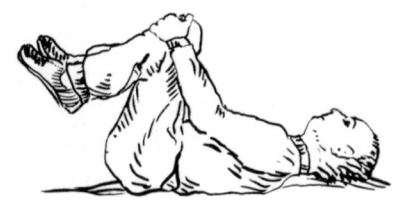

Beine langsam wieder anziehen

Wenn das schwer geht und Sie dabei arge Schmerzen haben, können Sie auch ein Bein nach dem anderen nach oben nehmen. Umgreifen Sie jetzt mit den Händen beide Knie, oder wenn das Schwierigkeiten macht, schieben Sie die Hände hinter die Oberschenkel unterhalb der Knie und ziehen Sie kräftig die Knie in Richtung Schultern. Im Kreuz wird sich eine Spannung gebildet haben, die jetzt dankbar entweicht. Sobald Sie nichts mehr im Rücken merken, etwa nach 4-6 Sekunden (also nicht zu lange warten), lassen Sie die Beine angewinkelt und drehen sich leicht zur Seite, um aufzustehen. Oder Sie setzen sich mit einem Schwung nach vorne an die Bett- oder Tischkante. Wenn Sie keinen Schwindel verspüren, richten Sie sich auf, *schauen bitte nicht nach unten* und bleiben ein paar Sekunden so stehen oder gehen ein paar Schritte.

Wichtig: Jetzt nicht nach unten sehen

Schon während Sie aufstehen, versuchen Sie nicht auf den Boden zu blicken. Richten Sie Ihre Augen auf einen imaginären Horizont oder sogar noch ein wenig darüber. Denn sechs geheimnisvolle Muskeln an der Hinterseite Ihres Kopfes sorgen dafür, dass der ganze Körper perfekt nach vorne und hinten und auch zur Seite ausgerichtet ist. Diesen Effekt sollten Sie die ersten fünf Sekunden nie stören, sondern eher genießen. Also noch einmal. Der Zwang, nach dem Aufstehen auf den Boden zu gucken, ist groß. *Machen* Sie das nie. In den wichtigen Sekunden nach dem Aufstehen wird Ihre Haltung nicht nur analysiert und bewertet, sondern auch gespeichert. Das ist wichtig für den Erfolg.

Drei Bedingungen
1. Dauer ZWEI Minuten

Die ersten Wochen, in denen Sie diese Übung machen, geht es nicht um Dehnung. Unser Ziel ist eine *plastische Verlängerung* der Faszie und der Muskulatur. Das heißt: der verkürzte Muskel wird tatsächlich verlängert, indem neue Elemente eingebaut werden. Dafür brauchen wir genügend Zug (sonst würde sich nichts ändern) und genügend Zeit (damit nichts reißt und kaputt geht). Erst um die zwei Minuten öffnet sich ein kleines Zeitfenster in dem ein Reiz gesetzt werden kann, um weiteres Gewebe in geringem Maße an der richtigen Stelle einzubauen. Nun ist so ein Muskel unterschiedlich lang. Gerade bei den dreieckigen Muskeln finden wir die unterschiedlichsten Längen von Myofibrillen. Ein Teil besteht mehr aus Sehnen, der andere hat dichteres Muskelgewebe. Alle Teile sind eingepackt in Faszien. Wo muss jetzt welches Gewebe vermehrt werden, wenn ich meinen Druckreiz setze?

Darum brauchen wir uns gar nicht zu kümmern. Das macht der Körper ganz von alleine. Er weiß am besten, wo und wann und an welcher Stelle das neue Material eingebaut werden muss.

2. Druck (aushaltbarer Schmerz) im Kreuz

Das Muskelgewebe wird sich umso schneller verändern, je größer der Zug ist, der es auseinanderzieht. Im selben Maße wird allerdings auch das Kreuz belastet. Das ist so gewollt, denn die Wirbelsäule muss auf jeden Fall beweglicher werden. Hier wird die erste Zeit ein Schmerz erzeugt und als Druck wahrgenommen, der zunehmend unangenehm wird und manchmal auch nicht auszuhalten ist. Der Druck (Schmerz) ist davon abhängig, wie viel vom Bein ohne Unterstützung (der Auflage) außerhalb des Tisches hängt. Hier gilt das einfache Hebelgesetz. Wir erinnern uns, der Druck nimmt im Quadrat der Entfernung zu.

3. Komplett entspannte Bauchmuskulatur

Das ist für die meisten Betroffenen das Schwierigste. Mehrere Wochen bis Monate kann es dauern, bis dieses Ziel erreicht ist. Deswegen ist es anzuraten, von Anfang an mit Atemtechnik und Konzentration immer wieder zu versuchen, den Bauch locker zu lassen. Eine gute Möglichkeit, den Bauch nicht anzuspannen, besteht darin, während dieser 2 Minuten eine Opernarie zu singen. Das ist natürlich nicht jedermanns Sache. Aber erfolgsversprechend ist es schon. Wichtig dabei ist, nicht die Luft anzuhalten oder gar zu pressen. Halten Sie die Atemwege offen. So entspannen Sie den gesamten Brustkorb und lassen die Bauchmuskeln locker.

Eine andere Möglichkeit ist, das Zwerchfell hin und her zu schieben. Also, versuchen Sie, im Liegen den Bauchnabel nach oben bis an die Decke zu drücken (was natürlich nicht geht) und danach wieder den Bauch einzuziehen, so dass ein möglichst großer Krater im Bauch entsteht. Dabei die Luft *nicht* hin und her schieben, weil es Ihnen sonst bald schwindlig wird. Ein Hecheln mit kurzen Stößen hat denselben Effekt. Dieselbe Technik wird angewendet, um das vorzeitige Pressen unter der Geburt zu verhindern.

Ein Geheimnis des Erfolgs

Ziel ist, jederzeit und bei jeder Gelegenheit sofort den gesamten Körper locker lassen zu können. In der bewussten sofortigen Entspannung liegt das große Geheimnis für einen dauerhaften Erfolg. Das bedeutet, Sie haben für den Rest des Lebens einen wirksamen Schutz gegen Stress entwickelt. Das geht nur durch intensives Training.

Bevor es überhaupt zum Stress kommt, genau in dem Moment, in dem Sie Stress erwarten, stellen Sie sich locker hin, und in einer von Ihnen selbst bestimmten Reihenfolge entspannen Sie ein Muskelsystem nach dem anderen. Sie atmen tief ein und beim langsamen Ausatmen lassen Sie alles nach unten fallen, angefangen mit den Schultern. Gleichzeitig entspannen Sie die Gesichtsmuskulatur, machen Ihren Kopf frei und blicken entspannt ohne Ziel sozusagen in die Unendlichkeit. Sie erzeugen damit eine Art stressresistente Abwehr wie ein Regencape.

Hilfsmittel

Dafür gibt es einige Tricks, die Ihnen helfen können. Wenn die Spannung im Bauch größer wird, ziehen Sie einfach die Fersen weiter zum Tisch hin. Der Winkel zwischen Oberschenkel und Unterschenkel wird deutlich kleiner. Dadurch wird die vordere Muskulatur des Oberschenkels sanft verlängert. Die Folge davon ist, dass auch die Hüfte ein wenig entlastet wird und es leichter fällt, das ganze Bein weiter nach unten zu senken. Diese Anspannung der Unterschenkel können Sie ruhig öfter wiederholen.

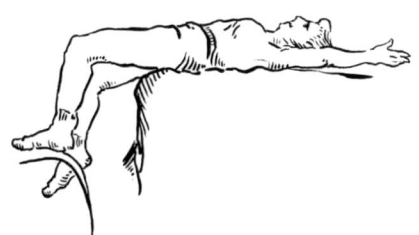

Eine andere Möglichkeit haben Sie, wenn Sie einen Stuhl zu Hilfe nehmen und ihn so stellen, dass Sie mit einem Fuß die Sitzflächen berühren können. Wenn dabei Ihr Bein eher gestreckt ist, wird die Unterstützung geringer ausfallen. Hier kommt es nun auf den Winkel zwischen Becken und Oberschenkel an. Die Hüfte ist jetzt gestreckter und damit nimmt auch die Spannung in der Leiste zu.

Sobald das Bein ein wenig lockerer geworden ist und Sie sich an den Druck gewöhnt haben, machen Sie die ganze Übung weiter »freifüßig«. Nun beginnt für Sie der Wettlauf mit der Zeit. Die geforderten 2 Minuten werden Ihnen am Anfang ziemlich lang erscheinen. Deswegen sollten Sie die Dauer nicht schätzen, sondern wirklich mit einer Uhr messen, möglichst sekundengenau.

Die Lordose (Lendenwirbel)

Wenn das schwer geht und Sie dabei arge Schmerzen haben, können Sie auch ein Bein nach dem anderen nach oben nehmen. Umgreifen Sie jetzt mit den Händen beide Knie, oder wenn das Schwierigkeiten macht, schieben Sie die Hände hinter die Oberschenkel unterhalb der Knie und ziehen Sie kräftig die Knie in Richtung Schultern. Im Kreuz wird sich eine Spannung gebildet haben, die jetzt dankbar entweicht. Sobald Sie nichts mehr im Rücken merken, etwa nach 4-6 Sekunden (also nicht zu lange warten), lassen Sie die Beine angewinkelt und drehen sich leicht zur Seite, um aufzustehen. Oder Sie setzen sich mit einem Schwung nach vorne an die Bett- oder Tischkante. Wenn Sie keinen Schwindel verspüren, richten Sie sich auf, *schauen bitte nicht nach unten* und bleiben ein paar Sekunden so stehen oder gehen ein paar Schritte.

Wichtig: Jetzt nicht nach unten schauen

Schon während Sie aufstehen, versuchen Sie nicht auf den Boden zu blicken. Richten Sie Ihre Augen auf einen imaginären Horizont oder sogar noch ein wenig darüber. Der damit ausgelöste Effekt ist so wichtig, dass er als eigene Übung hier im Buch vorgestellt wird. Ich nenne ihn den »1 Million $ Tipp«.

Für einen Moment haben Sie wieder Ihre frühere Haltung
Wenn Sie darauf achten, werden Sie merken, wie sich für ein paar Augenblicke oder nach einiger Übung auch ein paar Minuten Ihre Haltung verändert hat. Sie bewegen sich jetzt mit gerader, eher gestreckter Wirbelsäule und nach hinten verlagertem Gewicht. Für diese kurze Zeit haben Sie wieder annähernd Ihre ideale Haltung von früher.

Das ist der Sinn der Übung, dem Körper in Erinnerung zu rufen, wie er vor 10-15 Jahren ausgesehen hat und ihn zu animieren, diese alte Form wieder anzunehmen.

Er wird es mit Freuden tun, wenn auch langsam.

Und zum Schluss eine Bitte: Die hier erworbenen Kenntnisse sollten Sie bewusst an die nächste Generation weiter geben. Sie selbst müssen das Vorbild sein und Ihre Erfahrung so leicht und möglichst selbstverständlich weiterreichen, wie Sie das mit dem täglichen Zähneputzen geschafft haben.

MORGENÜBUNG

Welche Haltung wir während des Schlafes gehabt haben, können wir nicht so genau nachverfolgen. Aber jeder hat so seine Angewohnheiten. Sie wissen wahrscheinlich, auf welcher Seite Sie mit Vorliebe schlafen. Vermutlich kann man Ihre Lieblingslage auch schon an Ihrem Gesicht ablesen. Von Ihren beiden Gesichtshälften wird es die schmalere (eingedrückte) sein. Auch die Lage während des Schlafes hat eine Auswirkung auf die gesamten Spannungen im Körper und lässt oft die hauptsächlich belastete Seite erkennen.

Während des Schlafes haben wir uns natürlich auch bewegt. Vielleicht nicht so häufig wie während des Tages. Aber immer wieder hat der Körper dafür gesorgt, dass die Durchblutung aller Körperteile *möglichst* gewährleistet ist und sich alle Teile wohl fühlen. Auch die inneren Organe. Wahrscheinlich haben Sie während Ihres Traumes Erlebnisse verarbeitet, die sich bei Ihnen auch in Körperbewegungen ausgedrückt haben. Trotzdem haben Sie am Morgen den Eindruck: irgendwie bin ich ein wenig steif. Also gilt es, den gesamten Körper wieder auf `Betriebstemperatur` zu bringen. Auch hier das Erste und Wichtigste:

> *Bewege das Zentrum deines Körpers, die Lendenwirbelsäule*

Der kleine Seehund oder die kleine Kobra

Sie drehen sich in der Mitte des Bettes lang gestreckt auf den Bauch und stützen sich vorne mit den Ellenbogen ab. Der Oberkörper ist jetzt ein wenig erhöht. Sie blicken gerade aus. Der Rücken bildet eine leichte Kurve nach hinten. Das ist also dieselbe Haltung, wie wenn Sie sich im Stehen stark nach hinten biegen und im Ansatz vergleichbar mit der Overhang Position.

188

Rhythmische Bewegung durch Drehen des Beckens (2-3 Min.)

Jetzt versuchen Sie, abwechselnd den vorderen Darmbein-Dorn in die Matratze zu bohren und jeweils das Gewicht auf diese Seite zu verlagern. Rechts – Links, Rechts – Links. Das Becken beginnt zu schwingen. Es klappt schon ganz gut. Fangen Sie an, gleichzeitig auch die seitliche Muskulatur ein wenig mit einzubeziehen. D.h. das gesamte Becken zieht jetzt ein wenig mehr zur Seite nach außen. Die Schwingung wird stärker und Sie merken auch deutlich die Rotationsbewegung in der unteren Wirbelsäule. Wenn Sie Ihre einzelnen Muskelbewegungen vom Fuß bis zum Kopf aufmerksam verfolgen, werden Sie sowohl in den Beinen als auch im oberen Teil des Rückens merken, wie die Muskeln mitschwingend sich zusammenziehen, die gesamte Bahn sich langsam einstellt und versucht, koordiniert eine Bewegung in die Wirbelkörper auszuführen.

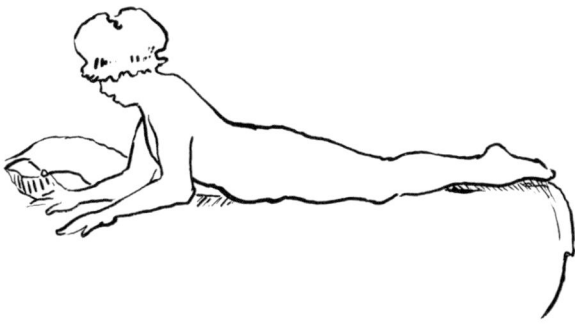

Der Sinn der Übung ist, die Lendenwirbelsäule beweglich zu machen. Während das Becken eine Bewegung nach links macht, sollte die Schulter nach rechts gedreht werden. Nur so kommt eine Drehung in die Wirbelkörper. Also: linke Seite des Beckens nach links, rechte Schulter nach rechts möglichst kräftig bewegen. Im Anfang ist das nicht immer ganz leicht.

Unser Ziel ist eine Umprogrammierung der Muskulatur, der Faszien und der Belastungsstraßen. Durch das abwechselnde Schwingen versuchen wir eine fast schwerelose Drehbewegung zwischen den einzelnen Wirbelkörpern zu erzeugen, die zwangsläufig durch vorherige Programme nicht installiert ist, weil das bisher noch nicht so geübt wurde. Durch diese unbelastete Absichtslosigkeit ist die Bewegung frei. Sie ähnelt im Prinzip der Bewegung beim normalen Gehen.

Bei dieser alltäglichen, selbstverständlichen Fortbewegung muss der Körper ja laufend dafür sorgen, dass er im Lot ist. Der Mittelpunkt bei Ihnen ist jedoch verschoben. Der nach der Seite und nach vorne verschobene Masseschwerpunkt in der Nähe Ihres Nabels muss bei dieser Übung aber nicht wie bei einer normalen Belastung beim Gehen ausgeglichen werden, weil Sie liegen. Weil die Belastung fehlt, fehlt auch die Verspannung. Das bedeutet, der obere Wächter, der General, hat keinen Grund einzugreifen und eine Warnung auszusprechen. Seine Aufgabe ist es, bei jeder Haltungsposition und bei jeder Bewegung zu entscheiden: Kann das gefährlich werden? Kann ich mit der Situation umgehen? Kann ich verletzt werden?

Hier, liegend auf dem Bett, fällt alles weg. Hier kann nichts passieren. Das ist der immense Vorteil. Uneingeschränkt kann ein neues Programm geübt und installiert werden, was dem Bestehenden nicht in die Quere kommt. Bei diesem Umprogrammieren werden wahrscheinlich ganz andere Bahnen gesucht und passendere gefunden. Sie werden direkter, besser, neuer sein.

Wenn Sie sich genau beobachten, werden Sie vielleicht feststellen, dass die beiden Hüften unterschiedlich schwingen. Die eine Seite wird mehr oder minder deutlich tiefer in die Matratze gedrückt. Diese Seite wird Ihnen leichter fallen. Bei der anderen ist irgendwie eine Bremse drin. Sie merken schon: Hier im Bett können Sie bequem trainieren, die schwächere Hüfte weiter nach vorn zu bringen. Das ist genau das, was im Gehen dann umgesetzt werden muss. Alle gegenüberliegenden Bahnen vorne und hinten und an der Seite müssen sich anpassen. Im Prinzip müssen die einen verlängert und die anderen verkürzt werden. Immer ist es eine Bahn, die vom Fuß bis zum Kopf verläuft, aber jeweils ihren eigenen Weg gefunden hat.

Sie können übrigens diese Übung mehrmals am Tag machen und auch die Übungsdauer verlängern.

Stärkung der vorderen Unterschenkelmuskulatur (1 Min.)

Einige der am schwächsten ausgebildeten Muskeln beim Menschen sind die der vorderen Unterschenkel. Beim langen Wandern oder Marschieren ermüden sie am schnellsten. Für jeden ist es sinnvoll, sie ein wenig zu trainieren. Wie schwach diese Muskulatur bei Ihnen ist, können Sie sofort selbst feststellen.

Die Aufgabe dieser Muskeln ist es, den Fuß nach oben zu ziehen. Am besten erkennen Sie diese Bewegung, wenn Sie auf dem Rücken liegen. Spannen Sie einmal die Muskeln an, die Ihre Zehen auf Ihre Nase zu bewegen. Verantwortlich dafür sind die kleinen Muskeln, die sich seitlich außen von Ihrem Schienbein befinden.

Es sind drei Muskeln, die den Fußrücken, das Fußgrundgelenk und den dicken Zeh nach oben bewegen. Deren Gegenmuskeln sind die viel ausgeprägteren Wadenmuskeln, die beim Gehen verantwortlich sind für das Abstoßen des Fußes. Die Größenverhältnisse dieser beiden Gruppen machen auch ihre Bedeutung klar. Die kleineren sind offensichtlich unwichtiger und werden viel weniger gebraucht. In unserer Kultur viel zu wenig.

Doch nun zur Übung: Sie liegen noch auf dem Bauch und rutschen soweit runter, bis Sie sich mit dem Fußrücken hinter die Matratzen einhaken können. Mit dem Abstand zwischen den Füßen dürfen Sie ein bisschen experimentieren. Je weiter Sie nach außen rücken, umso länger sind die Hebel und umso deutlicher ist der Einsatz der Anatomischen Leitlinien. Sie schwingen deutlicher und lockern damit Muskeln und Gelenke.

Wanderrhythmus im Liegen

Am besten ist, Sie spannen jede Seite isoliert und abwechselnd an. So, dass Ihr gesamter Unterkörper hin und her schwingt. Die Schultern bleiben weiterhin steif oder wippen sogar ein wenig mit. Am Anfang wird es an der Koordination fehlen. Sie kommen aus dem Takt. Jetzt sehen Sie, wie wichtig es ist, neue Bahnen zu installieren und in Funktion zu bringen. Anfangs klappt das überhaupt nicht gut. Aber dann kommen Sie in den richtigen Rhythmus. Sie müssen jeweils kräftig den Fuß zu sich hinziehen, am besten in dem Takt, in dem Sie auch laufen, ein Wanderrhythmus. Und jetzt werden Sie sehen, wie schnell Sie ermüden. Wenn sie 30 kräftige Züge schaffen am Anfang, dann sind Sie ganz gut. Danach können Sie auch einen schnellen Trippel-Rhythmus probieren.

Beachten Sie einmal aufmerksam Ihren Körper bei dieser Übung. Sie können spüren, wie die Seite, die Sie gerade anziehen, sich ein wenig verkürzt. Im Anfang vielleicht nur bis zur Hüfte, dann auch im Bereich der Lendenwirbelsäule, und später werden Sie vielleicht auch Ihre Nackenmuskulatur gut fühlen, wie sie sich abwechselnd zusammenzieht. Jetzt können Sie viel harmonischer und leichter Ihre Übung machen. Es wird Ihnen zunehmend Spaß machen, eine perfekte Bewegung Ihres Körpers selbstverständlich hinzubekommen.

Wenn Sie dies öfter und rhythmisch machen, werden Sie vielleicht sogar in eine Art Trance versinken. Kommt es Ihnen nicht so vor als würden Sie laufen? Und das ist auch tatsächlich so. Sie liegen im Bett und bewegen sich, als ob Sie gehen würden. Bei genauer Beobachtung merken Sie auch immer dann, wenn der rechte Fuß sich anzieht, dass er dieselbe Bewegung macht wie *der* Fuß beim Gehen, der gerade nach hinten gestellt und nach vorne abgeknickt ist. Das ist der Moment, in dem ein bewusster Druck auf den Vorderfuß den gesamten Körper weiter nach vorne bringt. Und wie beim Gehen ist die rechte Schulter jetzt auch vorne. Als Gegenschwung oder Gegengewicht wird die linke Hüfte ebenfalls nach vorne schwingen. Sie wandern also im Liegen. Dies ist eine ganz gute Übung, um einfach im Liegen diese Wechselbewegung und den Rhythmus einzustudieren.

Die Kobra (Yoga Übung, 30 Sek.)

Nach der Lockerung kommt die Kobra. Sie sind jetzt schon geschmeidiger. Es fällt Ihnen nicht schwer, noch für 20-30 Sek. diese Kobra-Stellung einzunehmen. Anstatt auf die Ellenbogen, stützen Sie sich auf Ihre Hände und stemmen sich einfach hoch. Die Hände sind in etwa da, wo die Ellenbogen gewesen sind, also in Höhe der Brustwarzen. Dabei achten Sie darauf, dass der Kopf weit nach hinten gebogen und Ihr Blick eher auf die Wand Richtung Zimmerdecke gerichtet ist. Sie atmen locker ein und aus. Der Rücken ist so weit es geht durchgebogen. Wir haben hier einen ähnlichen Effekt wie bei der Overhang Übung. Entspannen Sie Ihren Bauch. Lassen Sie locker.

Den Entspannungseffekt verstärken können Sie dadurch, indem sie eine ähnlich rhythmische Bewegung machen wie beim Stützen auf den Ellenbogen. Die Wirkung ist jetzt besonders stark auf die inneren tiefer gelegenen Spannungslinien, die ihre Wirkung besonders im unteren Teil am Beckenboden an Darm und Blase haben.

Kobra Liegestütz, 10 –20 oder mehr)
Auf dem Bauch liegend platzieren Sie Ihre Hände ca. in Brustwarzenhöhe flach, mit ausgestreckten Fingern nach vorne neben Ihren Brustkorb. Durch die weiche Bettunterlage werden die Fingerspitzen stärker nach oben abgeknickt. Wenn Sie jetzt Schwierigkeiten mit Ihrem Handgelenk bekommen, nicht nur ein Spannen, sondern auch einen Schmerz, dann ist Ihre Unterarmmuskulatur deutlich verkürzt und wahrscheinlich haben Sie auch Probleme mit der Schulter. Wenn Sie Rechtshänder sind, werden hier Ihre Beschwerden deutlicher auftreten als links. In diesem Fall setzen Sie Ihre Hände bitte ein wenig weiter nach oben zum Kopf auf, immer noch die Finger parallel zum Körper.

Fangen Sie an, Ihren Oberkörper hoch zu stemmen. Achten Sie darauf, dass Ihre Lendenwirbelsäule durchgedrückt ist.

Wenn Sie diese Übungen nacheinander konsequent durchgeführt haben, wundern Sie sich nicht, wenn Ihr Darm sich meldet und hier auch eine Entspannung gefordert wird.

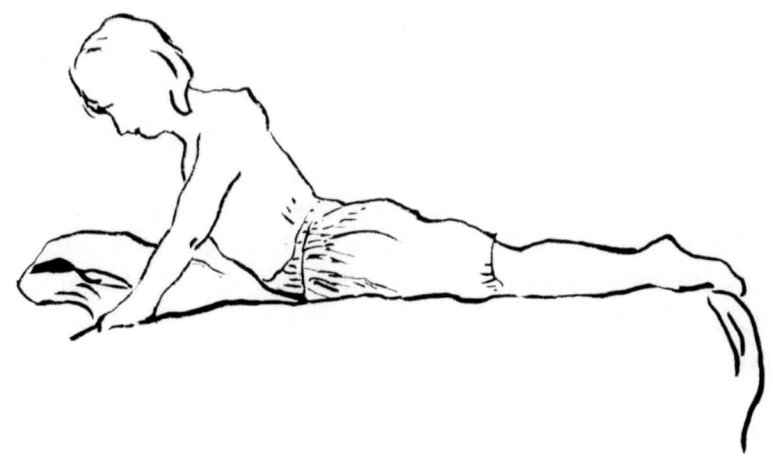

Falsche Übung

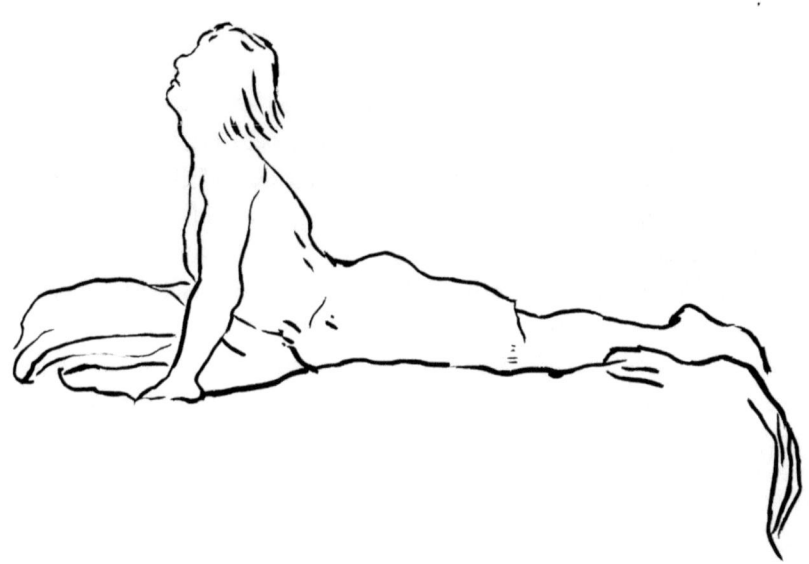

Richtige Übung

TAGSÜBER IMMER WIEDER

Ihr Tag wird Sie wie immer in die verschiedensten Räume führen. Öffentliche und private, bekannte und unbekannte. Egal wo Sie sich aufhalten, je häufiger Sie daran denken, irgendwelche Bewegungen zwischendurch zu machen, umso selbstverständlicher werden Ihnen die hier vorgestellten kleinen Übungen. Sie bilden die Grundlage. Jede von ihnen kann selbstverständlich variiert werden. Passen Sie sie den äußeren Umständen an. Es geht hier lediglich um Vorschläge. Versuchen Sie, den tieferen Sinn in sich aufzunehmen, dann wird es Ihnen nicht schwer fallen, alle möglichen Variationen zu finden, die dann perfekt in die jeweilige Situation passen.

Trippeln

Die einfachsten Übungen sind oft die schwierigsten. Trippeln, das schnelle Treten von einem Fuß auf den anderen, ist eigentlich so selbstverständlich, dass es keiner weiteren Erklärung bedarf. Es sind Bewegungen von kleinen Kindern und Jugendlichen. Bewegungen, die mit Freude und Ausgelassenheit zu tun haben und unbekümmerten Bewegungsdrang erkennen lassen. Genau deswegen hat man uns offensichtlich dazu erzogen, uns entgegengesetzt zu verhalten, gelassen, ruhig, gesetzt, überlegt und nicht kindlich überschäumend. Aber gerade diese Erwachsenenhaltung macht uns eben auch zu steifen Figuren, die irgendwann unter dieser Unbeweglichkeit leiden müssen. Also versuchen Sie, sich zu überwinden. Werden Sie wieder ein wenig kindlich. Gönnen Sie sich diesen inneren Spaß und lernen Sie sich ein wenig über die überraschten und vielleicht auch pikierten Mienen Ihrer Umgebung zu amüsieren. Tun Sie sich selbst etwas Gutes und produzieren Sie einmal wieder ein wenig Dopamin.

Dribbeln Sie möglichst rasch abwechselnd mit beiden Füßen auf dem Boden. Der Abstand der Füße kann variieren, aber normal wäre eine Distanz, die der ein wenig geringer ist als Ihre Schulterbreite oder der Abstand

Ihrer Hüftgelenke. Wichtig ist jetzt, dass Sie nur mit dem Vorderfuß kurz aufkommen, dann nach unten federn und sofort die Spannung nach oben wieder aufnehmen. Die Fersen berühren den Boden nicht. Das Fußgewölbe verändert sich laufend und schwingt mit. Die vielen kleinen, bisher lahmgelegten Muskeln können wieder aktiv werden. Der ganze Fuß und auch das ganze Bein freuen sich. Denn von hier aus gehen wichtige Impulse bis zum Kopf. Bei einem normalen Gehen werden Fuß und Zehen kaum noch gegeneinander bewegt, immer weniger, je älter wir werden.

Diese Bewegung ist aber ganz wichtig. Erinnern Sie sich bitte daran, wie unsere Haustiere laufen. Hunde zum Beispiel laufen nur auf ihren Zehenspitzen und die Fersen sind für uns so etwas wie umgekehrte Ellenbogen. An der ausgeprägten Bewegung eines Hundebeines können Sie erkennen, wie wichtig die unterschiedliche Funktion zwischen Fuß und »Ellenbogen« ist. Bei uns fällt das praktisch ganz weg. In Verbindung mit dem Tragen von Schuhen, die die Aufnahme irgendwelcher genaueren Informationen vom Boden verhindern, ist das ein großer Nachteil. Also versuchen Sie, durch Trippeln so oft wie möglich wieder Spannung und Sensibilität in Ihren Fuß hineinzubringen.

Eine Funktion der Zehen ist, beim Gehen nach vorne mit dem Fuß anzustoßen, um mit Schwung eine Schrittverlängerung zu erreichen. Dazu sind extra unter dem großen Zeh zwei kleine runde erbsenförmige Knöchelchen angebracht, die als Kraftverstärker dienen. Wenn Sie so laufen, sparen Sie also Kraft. Der Faktor der Verstärkung ist unterschiedlich zwischen 1,2 und 1,5. Sie sparen also eine ganze Menge Energie.

Beim Trippeln handelt es sich eben nicht nur um eine kindliche Marotte. Es ist ein wichtiges Training gerade für unsere Erwachsenenzeit. Nehmen Sie sich ein Beispiel am Boxtraining. Hier entscheidet ausgerechnet diese Beweglichkeit über Sieg und Niederlage.

Waschbecken (morgens) oder Tischrand

Vielleicht kann ich Sie ja davon überzeugen, dass ein morgendliches Ritual gar nicht so schlecht ist. Wenn Sie Ihre Übungen im Bett gemacht haben, dann sind Sie eigentlich schon so fit, dass die Overhang Übung Ihnen kein Problem mehr macht. Danach geht es ab ins Badezimmer. Nehmen Sie sich doch nach Ihrem üblichen Waschritual noch ein wenig Zeit.

Unser Hauptthema ist die Beweglichkeit der Wirbelsäule. Mit der Overhang Übung haben wir die Spannung vorne aus dem Körper genommen und die Beweglichkeit von vorne nach hinten erhöht. Jetzt steigern wir die Sache und komplettieren unsere Morgengymnastik mit folgender Übung:

Stützen Sie sich vorne beidhändig am Waschbecken auf. Sie sind jetzt ein wenig nach vorne gebeugt. Nun versuchen Sie möglichst weit das Becken von vorne nach hinten zu bewegen. Sie können dies erst langsam und ausgeprägt tun, dann aber ein wenig beschleunigt vor zurück, vor zurück.

Jetzt kommt die Schwingung zur Seite d.h. Sie knicken jeweils seitlich mit Ihrer Hüfte ein und versuchen den Oberkörper so weit es geht auf dieselbe Seite und Höhe zu bringen wie Ihren Fuß. Auch das natürlich abwechselnd. Am Anfang ein wenig langsam und ausgeprägt, aber dann können Sie ruhig einen schnelleren Rhythmus finden.

Zum Schluss kommt jetzt noch die Drehung zur Seite. D.h. Sie schieben die linke Hüfte so weit es geht nach vorne und die rechte nach hinten und umgekehrt. Da die Arme weiter stabil am Waschbecken verankert sind, bleiben Ihre Schultern gerade. Also muss Ihr Becken diese Bewegungen durchführen und Ihre Wirbelsäule muss sich abwechselnd von einer Seite auf die andere drehen. Gleichzeitig wird Ihnen auffallen, wie sich diese Drehbewegung auf die Beine überleitet. Sie merken vielleicht, wie Ihre Füße auch dieser Schwingung folgen wollen. Versuchen Sie, sie fest stehen zu lassen.

Als Nächstes versuchen Sie bitte, diese beiden Übungen miteinander zu verbinden. Also das Becken nach vorne und langsam nach hinten schieben und gleichzeitig die Rotationsbewegung in der Hüfte. Das ist jetzt Balsam für Ihre Zwischenwirbelscheiben. Die empfindlichen äußeren Ränder werden hierbei gestärkt, und da sie unterschiedlich belastet werden eben geschmeidiger. Sie werden besser gewässert und damit jugendlicher. Diese kombinierte Übung eignet sich auch sehr gut, um zwischendurch am Arbeitsplatz eine kleine Pause einzulegen, die Entspannung und Lockerung bringt. Möglichst weit nach vorne und nach hinten schwingen und gleichzeitig intensiv nach rechts und links drehen. Sie erinnern sich: Die Beweglichkeit der Wirbelsäule ist eine zentrale Forderung des gesamten Körpers.

Damit zwingen Sie den Unterschenkel, sich auch dieser Drehbewegung anzuschließen. D.h., Wadenbein und Schienbein müssen sich gegenseitig ein ganz klein wenig verschränken. Das außenstehende Wadenbein wird dann bei der Einwärtsbewegung versuchen, sich vor das Schienbein zu stellen. Das geht natürlich nicht. Aber wir erlauben diesen beiden Knochen diese ganz wichtige Bewegung und Lockerung, da sie bei den meisten von uns so steif sind und eine beträchtliche Einschränkung beim Gehen darstellen. Damit werden auch die Belastungsstraßen vom Fuß bis zum Kopf auf beiden Seiten passend eingestellt. Vor allen Dingen bei Knieschmerzen ist die Beweglichkeit dieser beiden Knochen gegeneinander ziemlich wichtig. Eine wenig beachtete Tatsache.

Also möglichst temperamentvoll twisten. Mal ein wenig schneller, dann wieder ein wenig langsamer. Versuchen Sie, in einen Rhythmus zu kommen und merken Sie, wie Ihre Beweglichkeit sich erhöht.

Weil Ihnen das Ganze morgens so gut gefallen hat, können Sie tagsüber, sobald Sie sich über einen Tisch beugen, das angenehme Gefühl in Erinnerung rufen und dieselben Bewegungen wiederholen. Sie müssen das nicht so exzessiv machen. Tagsüber reicht es, wenn Sie ein paar Sekunden lang jeweils eine von diesen Übungen machen. Der Körper soll sich lediglich daran erinnern, dass diese Beweglichkeit existiert. Es geht um die Neuprogrammierung Ihrer Muskulatur. Deswegen ist eine laufende und häufige Erinnerung während des Tages ausgesprochen sinnvoll. Je mehr Sie Ihren Körper anstoßen, sich wieder daran zu erinnern wie es früher war, umso schneller werden Sie Ihr Problem bewältigt haben.

AUGEN AUF DEN HORIZONT

> *Bitte Augen auf den Horizont,*
> *oder sogar noch ein bisschen höher*

Eine unglaublich einfache Anweisung, die leicht auszuführen ist und doch ungeahnte Effekte hat. Sie kann und wird Ihre Haltung verändern, Schmerzen beseitigen und Ihr Leben beweglicher machen.

Milliarden Versuche umsonst

Diese Übung mag fast lächerlich erscheinen. Sie ist auch eigentlich gar keine Übung, sondern ein weiser Rat fürs Leben, äußerst effektiv. Hätte man im vorigen Jahrhundert diese Wirkung allgemein bekannt gemacht, so wäre es Hunderten von Millionen Kindern der westlichen Zivilisation erspart geblieben, jahrelang die Ermahnungen ihrer Eltern zu hören: »Setz dich gerade hin«, »Lass dich nicht so hängen«, »Brust raus, Bauch rein«, »Nimm die Schultern zurück«. Mangelnde Erfolge bei sich selbst und ihren Kindern haben offensichtlich nie die Befürworter dieser militärisch anmutenden Methode abgeschreckt. Wie heute war man der Überzeugung, man könne mit dem Zurückziehen der Rücken- und Schultermuskeln irgendwie die Haltung verändern. Über die eigentlichen Täter, die Muskeln der Vorderfront, wusste man nichts, hat aber auch nicht die weiteren Zusammenhänge erforscht

Wenn die Jugend da heute mitmachen würde

Heute hätten es Eltern einfacher, wenn nicht gerade jetzt eine technische Entwicklung die Jugend animieren würde, genau das Gegenteil zu tun, nämlich permanent auf ein Smartphone oder iPad zu gucken, – für ein paar Jahre noch, später werden wir wohl eine Brille einsetzen oder eine noch bequemere Lösung finden. Der Rücken ist inzwischen schon rund von der gedehnten, kaum noch intakten Muskulatur der Schulter. Der Kopf ist bereits viel zu weit nach vorne gewandert, und jetzt kommt auch noch ein Abknicken des Kopfes nach hinten dazu. Die Haltebänder des Kopfes werden ganz schön beansprucht. Stundenlanges Sitzen vor dem PC mit Kopf im Nacken, danach übergangslos Blick aufs iPad mit nach vorne gesenktem Kopf. Hoffentlich fällt er nicht bald ab bei diesem laufenden Vor und Zurück! Auffällig ist allerdings jetzt schon die ungewöhnliche Häufigkeit von Kopfschmerzen bei Kindern zwischen 12-14 Jahren.

Augen und Rückenmuskulatur sind seit uralten Zeiten miteinander verbunden

Sie sollten sich angewöhnen, vor allen Dingen außerhalb der häuslichen Enge, die Augen auf den Horizont zu richten, dann werden Sie von einer Reihe ungewöhnlicher Vorteile profitieren. Das ist auch für die Augenmuskulatur gut, die nicht mehr gewohnt ist, in die Ferne zu blicken. Lassen Sie die Augen ruhig oben. Nicht alles was die Augen sehen, muss einer kritischen Prüfung im Gehirn unterzogen werden. Das würde in einem akuten Notfall, in dem Sie sofort reagieren müssen, viel zu lange dauern und gefährlich sein. Es muss eine reflexhafte Abkürzung geben. Und das ist auch tatsächlich der Fall.

Die Katze fällt immer auf ihre Füße

Wissen Sie, warum Katzen immer auf allen vier Pfoten landen, egal von welcher Höhe sie fallen? Weil alle Körpermuskeln sich darauf einstellen, in der günstigsten Position zu landen. Und das ganz automatisch.

Eine Katze wird aus dem Fenster geworfen, macht völlig ungestresst, fast müde die Augen auf, registriert den Horizont, und Bruchteile später ist der gesamte Körper perfekt ausgerichtet. Alle Beine zeigen jetzt nach unten. Die ganze Rückenmuskulatur und auch die angeschlossenen Extremitäten richten sich automatisch entsprechend der Schwerkraft aus, so dass die Katze immer auf allen vier Pfoten landet. Das sind ein toller Überlebensreflex und eine Absturzprophylaxe für ein Tier, das unter anderem auf Bäumen nach Vögeln jagt.

So ideal, schnell und perfekt funktioniert es bei uns nicht. Dennoch ist etwas davon übriggeblieben. Das Geheimnis liegt in sechs kleinen Muskeln, die auf jeder Seite des Hinterkopfs die gesamte Rückenmuskulatur dauerhaft ausrichten (Suboccipitalmuskulatur). Diese kleinen Muskeln sind allerdings nicht mit dem Auge direkt verbunden. Dass aber eine neurogene Verbindung bestehen muss, können Sie selbst testen, indem Sie die Ansatzstellen der Muskeln hinten am Schädel ertasten und dann Ihre Augen bewegen. Die Muskeln zucken zusammen, sie bewegen sich (siehe Bild).

Die hinteren Spannungslinien straffen sich von selbst
Wenn Sie sich angewöhnen, im Freien immer auf den Horizont zu schauen, werden Sie automatisch Ihren Schwerpunkt weiter nach hinten legen und damit eine bessere Haltung einnehmen. Dieser lächerlich erscheinende kleine Tipp kann enorm viel bewirken. In geschlosse- 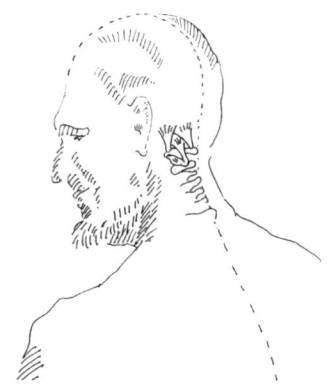 nen Räumen das beizubehalten, dürfte schwieriger sein. Versuchen Sie es trotzdem. Gestrafft und ausgerichtet wird jene Spannungslinie, die von den Fußsohlen bis zur Stirn über die Augenbrauen reicht und wie eine Klammer dafür sorgt, dass eine ausgeglichene Haltung mühelos und lange eingehalten werden kann. Verstärken kann man diesen Effekt noch, indem man gleichzeitig die Golfballübung ins Trainingsprogramm aufnimmt (siehe dort).

Sie erweitern Ihren Horizont und Ihre Gedanken
Einen anderen unerwarteten Aspekt gewinnen Sie zusätzlich, weil das übliche enge, fokussierte Sehen auf einen sowieso nicht richtig wahrgenommenen Gegenstand aufgegeben werden muss und automatisch Ihre Netzhaut einen vollen Winkel von 170°- 180° abbildet. Nicht besonders scharf, aber trotzdem können Sie alle Elemente Ihrer Umgebung registrieren. Mit einem Mal hat sich Ihr Blickfeld erheblich vergrößert. Sie registrieren sämtliche Bewegungen in Ihrem Umfeld. Und wenn Sie sich selbst genau beobachten, werden Sie bemerken, wie völlig andere Gedanken Ihnen durch den Kopf gehen. Sie sind freier, universeller und sozialer. Sie beziehen eben mehr von der gesamten Welt mit in Ihr eigenes Leben ein.

Der 1 Million $ Tipp

Kein Scherz, dieser einfache, hier vorgestellte Tipp ist 1 Million USD wert. Ein Freund, dessen Wissen so manches Zivilisationsproblem mit einfachen Tipps aus der Welt schaffen kann (Stress, Konzentrationsmangel, Zugang zum eigenen Unterbewusstsein, Effektivitätssteigerung, Glücksgefühle, Zufriedenheit usw.) hat den Job, die Milliardäre am im Moment kreativsten Ort unseres Planeten, im Silicon Valley (CA, USA), zu beraten und zu coachen. Hier sind die genialen Tüftler tatsächlich bereit, 1 Mio. USD für diesen Tipp zu zahlen (was sie dann aber tatsächlich nicht müssen, genauso wenig wie Sie.

ENTSPANNT SCHLAFEN

Sie sorgen für die Beweglichkeit der Lendenwirbelsäule im Schlaf!

> *Für Probleme an Nacken, Schulter, Armen und Händen*

Vor dem Einschlafen legen Sie sich bitte auf eine Seite und strecken die Beine geradeaus. Sie liegen also kerzengerade wie ein Streichholz. Den Kopf können Sie auf ein eher dünnes Kopfkissen legen, so wie Sie es bequem haben. Der Hals sollte nicht abknicken. Oder besser noch, Sie winkeln den unten liegenden Arm soweit nach oben an, dass Sie bequem mit ihrem Kopf auf Ihrem Oberarm schlafen können. Diese Stellung ist die ersten paar Tage ziemlich unkomfortabel. Versuchen Sie es trotzdem. Gerade wenn Sie eine Einschränkung in der Schulter haben. Die wird gleichzeitig mitgedehnt.

Es geht auch darum, die Halswirbelsäule daran zu gewöhnen, sich wieder gerade auszurichten. Der übliche Bogen von der Brustwirbelsäule zum Kopf sollte wieder (wenigstens zeitweise) gerade verlaufen, damit die Blutgefäße und das Rückenmark sich vom permanenten Abknicken nach vorne und nach der Seite erholen können. Außerdem wird der Energieaustausch in der Längsachse des Körpers weniger behindert.

Achten Sie darauf, dass die Hüfte nicht vorne eingeknickt ist. Vor allem das untere Bein sollte ziemlich gerade oder gar ein wenig in der Hüfte nach hinten gestreckt sein. Das obere Bein positionieren Sie so, dass der obere Fuß vor dem unteren liegt. Wenn es geht, sollte auch dieses Bein gestreckt sein. Der obere Fuß liegt dann genau vor dem unteren Fuß. Er kann aber auch noch ein wenig weiter nach vorne gelagert werden, und je nach Beweglichkeit der Wirbelsäule, wenn der Oberkörper nach hinten gedreht ist, können Sie in einer halbstabilen Seitenlage das Knie anwinkeln.

Nun nehmen Sie den oben liegenden Arm nach hinten auf den Rücken und lassen Ihren Handrücken über Ihrem Gesäß auf die Matratze gleiten. Entspannen Sie die Schulter, damit der Arm bequem nach unten sinken kann bis zur unteren Pobacke. Wenn das unangenehm ist, bedeutet das, Ihr Schultergelenk auf dieser Seite ist nicht beweglich genug und wird Ihnen irgendwann Schwierigkeiten machen. Hier üben Sie schon einmal eine leichte Lockerung. Der Oberkörper wird sich dann immer weiter mit der Zeit nach hinten drehen und so auch die Spannung vorne am Brustkorb reduzieren.

Sie liegen jetzt verschraubt da. Die obere Hüfte ist nach vorne gedreht, die obere Schulter nach hinten. Dadurch entsteht eine Rotationsspannung der Wirbelsäule. Diese wird dadurch endlich einmal angenehm entlastet, da wir im Alltag selten eine Seitwärtsdrehung machen. Die Zwischenwirbelscheiben freuen sich, denn jetzt können sie sich wie ein Schwamm wieder leicht vollsaugen und das umliegende Gewebe versorgen. Eine reine Wohltat.

Der Brustkorb wird aufgeklappt und gedehnt. Ohne dass Sie etwas dazu tun, strömt mehr Luft in die Lunge rein. Das Atemvolumen ist jetzt deutlich vergrößert. Ihre Atemfrequenz verlangsamt sich und wird oberflächlicher. Die Atemmuskulatur hat es nun leichter und wird automatisch flacher. Sie schlafen ruhiger und entspannter.

Das Herz ist jetzt aus seiner üblicherweise beklemmten Lage befreit und muss nicht mehr um Raum kämpfen. Das Gewebe um das Herz wird auch leichter durchblutet (Herzbeutel). Das Herz kann langsamer schlagen. Es braucht weniger Kraft.

Die »bequeme« Embryonalstellung ist allerdings dahin. Die beiden Arme sind nicht mehr so angewinkelt vor den Brustkorb gepresst. Die Durchblutung der Arme wird einfacher, was bei allen Störungen in Schulter, Unterarmen, Handgelenken und Fingern sehr wichtig ist.

Wenn schon tagsüber der Bauchraum durch permanente Anspannung der vorderen Bauchmuskulatur eher dem Inhalt einer Sardinenbüchse glich, wird jetzt endlich die große Befreiung ermöglicht. Alle Organe sind ja an beweglichen Faszien aufgehängt und müssen sich bewegen können, um ihre Arbeit vernünftig zu erledigen. Ein echtes Freudenfest. Verdauungsprobleme dürften deutlich seltener auftreten.

Wenn Sie morgens entspannter und ausgeruhter aufwachen, könnte es auch daran liegen, dass Ihre geheimnisvollen Energiezentren, die Chakren, ihre unergründliche Arbeit im Schlaf befreiter vollbracht haben.

Wenn Sie immer wieder vor dem Einschlafen so liegen, wird sich Ihr Körper langsam an diese Position gewöhnen, die Entspannung genießen und gleich am Anfang Ihrer neuen Haltung seine Spannungsstraßen lösen und ausgleichen.

Lassen Sie sich nicht dadurch entmutigen, dass Sie am Anfang von gleich mehreren Teilen Ihres Körpers die Aufforderung bekommen, die merkwürdige Lage schleunigst zu beenden.

Am Anfang berührt der Rücken der hinteren Hand die unten liegende Pobacke. Vor allen Dingen, wenn Sie einen Schreibtischjob haben, sind Schulter, Arme und Hände gefährdet. Hier sollte die Nacht ausgleichende Entspannung und ausreichende Durchblutung bringen. Wenn Sie mit dem Handrücken weiter nach oben dem Rücken entlang streichen, immer am Betttuch entlang, werden Sie die oben liegende Schulter automatisch noch mehr nach außen und hinten ziehen. Damit wird das Schulterblatt wieder weiter nach hinten gezogen und sein vorderster Teil direkt oben am Schultergelenk so aufgeklappt, dass man sehr gut an die Ansatzstellen der Muskeln kommt, die dafür verantwortlich sind, dass Sie nach vorne gezogen werden, eine schlechte Haltung und einen krummen Rücken haben. Ganz zu schweigen von den Armproblemen.

Vor dem Einschlafen können Sie diese Punkte bearbeiten. Sie nehmen einfach den Daumen der unten liegenden Hand und drücken auf diese knopfförmige Erhebung von unten Richtung Zimmerdecke. In der Regel werden Sie drei Punkte finden. Drücken Sie jeden so lange, bis der Schmerz deutlich abgeklungen ist.

Dann schlafen Sie zufrieden ein.

STEHEN AUF DEM GOLFBALL

Es geht wieder um Ihren Rücken – und noch um viel mehr

Auch diese Übung mutet auf den ersten Blick ein wenig seltsam an. Aber auch sie hat es in sich.

> *Ein großes Missverständnis in unserer Kultur kommt von der verkorksten,*
> *überdehnten und schmerzenden Rückenmuskulatur.*
> *Ein lebenslanges Experimentierfeld*
> *für Physiotherapeuten und Masseure!*
> *Genau darum kümmert sich der Golfball.*

Aber es gibt noch andere Bonbons.

Es kostet Überwindung

Was ich Ihnen jetzt vorschlage, werden Sie als Zumutung empfinden und das ist es auch. Zumindest am Anfang werden Sie fluchen und verzweifeln, aber später, ja später, dann werden Sie diese Übung lieben lernen. Manch einer (tatsächlich sind es eher Frauen) ist geradezu süchtig danach geworden. Im Grunde ist alles ganz einfach. Sie müssen lediglich auf einen Golfball treten, barfuß oder leicht bestrumpft. Damit der Golfball nicht wegrollt, kann man ihn auf eine raue Unterlage legen, ein Tuch, eine Matte oder etwas Ähnliches. Besser noch, Sie stecken ihn in eine Socke oder einen Gesichtswaschlappen oder so etwas, damit er Ihnen nicht davonrollt. Ein Golfball sollte es schon sein. Er ist geradezu ideal. Ein Tennisball geht gar nicht. Er ist viel zu weich. Steine oder Holzkugeln gehen natürlich auch, wenn zur Not nichts anders vorhanden ist. Aber der Golfball ist gerade wegen seiner Ausbuchtungen und seiner Größe besonders geeignet (die ideale Größe des Druckpunktes, unebene Oberfläche durch seine Dimpels). Gönnen Sie sich nur das Beste.

Überall nur schmerzhafte Punkte

Eigentlich ist es egal, wo Sie anfangen. Die ersten Tage wird es überall wehtun. Auf der ganzen Fußfläche wird es an die 30 Punkte geben, die alle schmerzhaft sind. Am besten fangen Sie so an: Sie stellen die Ferse auf den Boden, heben den Vorderfuß an und legen den Ball in die Nähe des Zehengrundgelenks. Jetzt verlagern Sie langsam Ihr Gewicht nach vorne. Damit haben Sie eine gute Möglichkeit, die Intensität des Druckes zu regulieren. Eigentlich ist es egal, an welcher Stelle der Fußsohle Sie den Ball platzieren. Wenn Sie einem gewissen Schema folgen, werden Sie weniger Stellen auslassen. Sie können wie beim Lesen immer eine Zeile nach der anderen durchgehen. Die Punkte werden unterschiedlich schmerzen. Je weiter Sie sich der Ferse nähern, umso unangenehmer wird es werden.

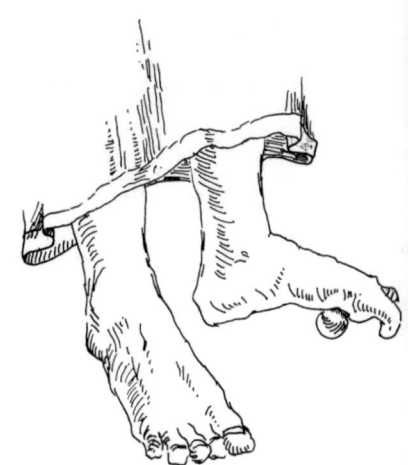

Sie werden Ihre Schwachstellen finden

Es sind insgesamt drei Faszien-Etagen, die das Fußgewölbe von vorne nach hinten in Spannung halten. Alle drei müssen bearbeitet werden. Es genügt also nicht, nur ein wenig auf den Ball zu treten. Wenn Sie genau darauf achten, gibt es tatsächlich drei unterschiedliche Schmerzintensitäten an derselben Stelle. Versuchen Sie möglichst immer, die Stufe zwei zu erreichen. Eine besondere Beachtung sollten Sie dem langen Wulst schenken, der sich an der Fußaußenkannte entlang zieht. Er ist besonders belastet und verspannt, weil die überwiegende Mehrzahl der Leute hier auftritt und abrollt.

Die Achillessehne braucht mehr Bewegungsfreiheit, mehr Sprungkraft

Was macht nun gerade diese Stelle am Körper so interessant? Einmal muss man die Fußsehnen funktionell als Verlängerung der Achillessehne ansehen. Das bedeutet, die Achillessehne beginnt an der Unterseite der Zehen und reicht mindestens bis zum Oberschenkel, funktionell sogar bis zum Becken. Das ist die Sehne für große Sprünge. Kängurus schaffen mit einem Sprung 7 m. Bei den meisten Menschen ist diese Sehne deutlich verkürzt durch unsere Gewohnheit, Schuhe zu tragen.

Hauptsehne, bitte das Knie entlasten

Wir bekommen also mehr Freiheit und Entspannung in den Unterschenkel und vor allem ins Knie, da die Sehne mit ihrem Muskel bis zum Oberschenkelknochen reicht. Das ist nicht die einzige Klammer, die fast bei jedem von uns das Knie einseitig zusammenschiebt und damit eine Fehlbelastung zwangsläufig hervorruft, aber doch eine wesentliche.

Alle Fußsehnen werden länger und damit wird der Stand stabiler

Eine der Funktionen haben Sie gerade schon erfahren, die Entlastung des Knies. Eine andere wichtige Funktion für den Golfball wird sein, die Funktion des Fußes wiederherzustellen. Die Wirkung ist im Fuß sofort zu erkennen und betrifft auch die dazugehörigen Belastungsbahnen. Da alle Fußsehnen praktisch verkürzt sind, weil wir permanent Schuhe tragen, gilt es eben, alle Sehnen wieder auf Normallänge zu dehnen (zu verlängern). Damit gemeint sind die unterschiedlichen seitlichen Sehnen, die wie ein Steigbügel für die seitliche Stabilität des gesamten Beines verantwortlich sind. Aber auch die vorderen, die funktionell mit dem Fuß eine Einheit bilden. Praktisch sind die Füße aller Schuhträger massiv eingeschränkt. Auch die von Spitzensportlern. Die dazugehörigen großen Muskeln sitzen alle im Unterschenkel.

Der Hauptspannungsbogen an der Rückseite

Ein viel wichtiger Aspekt betrifft die Oberflächliche Rücken Linie. Sie beginnt bei den Zehen, folgt dann auf der Rückseite über Beine, Rücken, Hals und Kopf bis zu den Augenbrauen. Wie mit einer Klammer wird die gesamte Rückseite nach hinten gezogen. Mit dem Drücken und Dehnen der Fußsehnen und Faszien wird die komplette Leitungsbahn beansprucht. Schon nach 2 Minuten intensiver Bearbeitung eines Fußes kann man die

Wirkung entlang der ganzen Straße verfolgen. Das ist wirklich ein Knüller. Wie von Geisterhand reguliert sich die gesamte Bahn.

Haben Sie sich erholt oder sind Sie jünger geworden?

Wenn Sie nach Ihrer kurzen Behandlung (»Quälphase«) loslaufen, werden Sie überrascht registrieren, um wie viel leichter Ihr Fuß geworden ist. Auch das ganze Bein lässt sich müheloser bewegen. Es ist geschmeidiger geworden, und manchmal werden Sie die gesamte Seite als leichter empfinden. Sie sind in ein paar Minuten jünger geworden. Sie haben Ihre Haltung leicht verändert und die Muskulatur wieder mehr entspannt. So verbrauchen Sie weniger Kraft. Sie sind beweglicher, schwungvoller, dynamischer. Es fühlt sich so an und es ist tatsächlich so. Sie verlieren jetzt weniger Energie, werden insgesamt leichter, trauen sich mehr zu, und nebenbei reduziert sich auch noch der Schmerz, weil offensichtlich das Gehirn diese Veränderung sofort registriert.

Selber machen überzeugt, die Oberflächliche Rückenlinie ist tatsächlich entspannt

Eine kleine Demonstration. Sie stehen mit einem Fuß auf dem Ball. Der Druck soll mindestens unangenehm bis schmerzhaft sein. Sie können den Ball auch ein wenig bewegen und unter Ihrer Sohle rollen. Nach 2 Minuten entfernen Sie den Ball und stellen sich in normaler Haltung locker hin mit normalen Fußabstand. Wenn Sie sich jetzt nach vorne beugen und die Arme locker runter hängen lassen bis ungefähr auf Kniehöhe, sehen Sie sich bitte Ihre beiden Hände an. Die Hand, auf deren Seite Sie den Fuß entspannt haben, sollte ein wenig tiefer zum Boden hängen (klappt in ca. 80 %). D.h., die senkrecht zur Oberflächlichen Rückenlinie verlaufende Armlinie wird über eine Kreuzung in der Schultergegend ebenfalls sichtbar ein wenig gelockert.

Wie der Golfball Kopfschmerzen beseitigt

Hätten Sie es für möglich gehalten, dass der Golfball ein einfaches und wirksames Instrument ist, um Kopfschmerzen zu beseitigen? Bei Frauen ist diese Methode ziemlich beliebt. 20 % meiner Kopfschmerzpatienten haben den Golfball wirklich in ihr Herz geschlossen, da er ihnen ein Leben ohne Kopfschmerzen ermöglicht. Auch hier gilt: regelmäßige Übung. Am besten schon morgens beim Zähneputzen. Ursache der Kopfschmerzen sind natürlich Verspannungen im Nacken und Schulterbereich, die dann die Kopffaszie so versteifen und einschnüren, dass das Ganze wie eine viel zu enge Badekappe wirkt.

Denken Sie nicht lokal, sondern komplex
Auch hier muss nicht die Lösung des Problems in unmittelbarer Nähe sein, wie wir es gern vermuten. Die klassische Medizin mit ihrer immer weiteren Spezialisierung (Aufspaltung) fördert unbewusst diese Vorstellung. Die tägliche Erfahrung unserer neuen Welt sollte uns doch eigentlich lehren, dass es auf die Entfernung nicht ankommt, sondern nur auf die Funktion. Die Energie eines Lichtes kommt nicht mehr vom Öl einer Petroleumlampe, sondern aus weit entfernt liegenden Generatoren. Und durch das Internet lernen wir, alles ist mit allem verbunden.

Die Oberflächliche Rücken Linie
(aus Thomas W. Myers »Anatomy Trains«)
»Die Oberflächliche Rücken Linie verbindet und schützt wie ein Panzer die gesamte rückwärtige Oberfläche von der Unterseite des Fußes bis zum Scheitelpunkt des Kopfes. Wenn sich die Knie wie im Stehen in der Extension befinden, fungiert die Oberflächliche Rücken Linie als eine kontinuierliche Linie einer integrierten Faszie.

Die übergeordnete Funktion der Oberflächlichen Rücken Linie für die Haltung besteht darin, den Körper in der vollständig aufrechten Extension zu unterstützen und der Tendenz, sich wie ein Fötus in einer Flexion vornüber zusammen zu rollen, entgegenzuwirken. Diese ganztägige Haltungsfunktion erfordert einen höheren Anteil an roten, sog. intrafusalen, tonischen Muskelfasern im muskulären Anteil des Myofaszialen Bandes. Die andauernde Beanspruchung durch die Haltungsfunktion erfordert außerdem besonders stark ausgeprägte Gewebeschichten und Bänder im faszialen Anteil.

Mit Ausnahme der Flexion in den Knien und von dort an abwärts besteht die allgemeine Bewegungsfunktion der Oberflächlichen Rücken Linie darin,

Extension und Hyperextension zu erzeugen. In der menschlichen Entwicklung heben die Muskeln der Oberflächlichen Rücken Linie den Kopf des Säuglings an und aus der embryonalen Flexion heraus. Dies geschieht parallel zum wachsenden Interesse des Säuglings an seiner Umgebung, das sich zunächst als Strecken beziehungsweise Greifen mit den Augen zeigt. Da wir in flektierter Haltung mit einem überwiegend nach innen gerichteten Focus geboren werden, geht die Entwicklung von Stärke, Kompetenz und Balance in der Oberflächlichen Rücken Linie eng mit dem langsamen Reifungsprozess einher, in dem wir uns von der primären Flexion hin zu einer vollständigen und entspannten Extension in aufrechter Haltung entwickeln.«

DER BALL, DER DIE SCHMERZEN WEGDRÜCKT

Faszienball ⌀ 5cm

Sie legen sich auf den Boden, ziehen beide Beine an, nehmen einen Fuß auf das entgegengesetzte Knie und auf der Seite des stärker angezogenen Beines platzieren Sie den Ball unter jene Stelle, wo Sie immer Ihre Schmerzen verspüren. Nun bleiben Sie darauf bewegungslos liegen, bis die Schmerzen nachlassen

Die Rückseite

Der Overhang zielt auf die Entspannung der Vorderseite. Aber was ist mit der Rückseite, von der wir schon so oft gesprochen haben und von der wir behaupten, dass sie mit der Vorderseite reibungslos kommunizieren sollte, weil beide auf Gedeih und Verderb zusammengehören? Diese Seite ist nicht der aktive Part und war es auch nie. Sie lässt alles auf sich zukommen und ist eher für die Statik des Körpers ausgelegt. Sie muss standhaft und ausdauernd sein und möglichst lange den momentanen Zustand beibehalten. Also eher passive Nehmerqualitäten. Vielleicht würden wir sie gar nicht beachten und uns um sie auch nicht kümmern, wenn wir nicht gerade auf dieser Seite Schmerzen hätten.

Der Schalter für die Schmerzen

Genau da setzt die Geschichte mit dem Ball an. Wir werden an die Wirklichkeit erinnert und dazu ermahnt, endlich etwas zu tun, um diesen länger bestehenden, unerträglichen Zustand zu beenden. Sie sehen, eigentlich ein Problem der Rückkopplung. Das Gehirn erwartet eine Lösung des Problems, gibt aber gleichzeitig zu erkennen, dass auf dieser Seite, wo die Schmerzen sind, eine Lösung gar nicht zu finden ist. Dafür ist alleine die Vorderseite verantwortlich, oder bei uns im konkreten Fall die Overhang Übung.

Braucht aber seine Zeit

Trotzdem gibt es eine Lösung oder zumindest den Versuch, die Schmerzen so schnell wie möglich zu reduzieren. Sie ist nicht perfekt, schon gar nicht korreliert zu den Ereignissen auf der Vorderseite, aber sie hilft, die Situation besser zu überstehen, weil tatsächlich der Schmerz zumindest für eine Zeitlang ausgeschaltet werden kann. Zwar nur Schritt für Schritt und auch nicht für lange, aber immerhin es funktioniert. Die große Stunde des Balls, der die Schmerzen wegdrückt.

Der Knick in der Leiste bringt uns zu Fall

Wie schon so oft betont, ist die problematischste Veränderung des Körpers der Knick zwischen Becken (Hüfte) und Oberschenkel. Der Winkel wird kulturbedingt bei den meisten Menschen mit zunehmendem Alter immer kleiner. Dieser Prozess fällt uns im Alltag bei normalen Menschen nicht auf, weil wir diese Veränderung gewohnt sind, weil sie jeden einzelnen betrifft. Diesen kleinen Knick können wir auch ganz gut kaschieren. Die uns so liebe und angenehme Sitzposition hat es zustande gebracht, alle beteiligten Muskeln an der Vorderseite zu verkürzen. Als Hauptübeltäter hatten wir den Psoas-Muskel ausgemacht. Doch der soll nur symbolisch für all die vielen anderen Muskeln stehen, die ebenfalls diesen Winkel verstärken. Es macht keinen besonderen Sinn, all diese Muskeln mit Namen zu nennen, denn darauf kommt es gar nicht an. Entscheidend ist die Zugrichtung und die ist bei allen Muskeln in unterschiedliche Vektoren aufgeteilt. Diese entsprechen praktisch dem Verlauf der einzelnen Myofibrillen. Je nach Funktion können sie in den einzelnen Muskeln ziemlich vielfältig sein. Das bedeutet: jede Menge Muskeln sind praktisch daran beteiligt, uns nach vorne einknicken zu lassen.

Wer kann uns wiederaufrichten?

Jetzt müssen wir auf die Suche gehen nach all den Typen, die das verhindern wollen, die verantwortlich dafür sind, dass wir aufrecht stehen können und nicht immer gezwungen sind, auf dem Hosenboden herumzurutschen. Man könnte den Verdacht haben, die hintere Oberschenkelmuskulatur, die die

Amerikaner Hamstrings nennen, sei dafür verantwortlich. Bei Tieren, die uns den Schinken liefern, sind diese Muskeln prächtig ausgebildet. Vielleicht führt das zur Vorstellung so manch eines Trainers und Bodybuilders, dass diese Muskulatur auch bei uns eine wichtige Streckrolle spielt.

Die vier hinteren Oberschenkelmuskeln machen zwar subjektiv gesehen bei fast allen Menschen einen verspannten Eindruck, sind aber ganz lockere Gesellen, wenn wir stehen. Erst wenn wir uns übermäßig tief nach vorne beugen, werden sie gestrafft. Bei einem Querschnitt durch den Oberschenkel erkennt man auch, wie dünn diese vier Muskeln sind (eben Strings – englisch Bindfäden), im Vergleich zu den restlichen massiven vorderen und seitlichen Muskelsegmenten.

Welche Muskeln kommen dann in Frage?

Die großen, sexy Po-Muskeln
Wenn Sie auf der Suche Anatomiebücher zu Rate ziehen, kommen Sie auf den Musculus gluteus maximus, den hinteren großen Po-Muskel, den die Damen so sexy und knackig finden, nicht nur bei jungen Athleten. Tatsächlich ist die Erklärung hierfür: solche Männer konnten weiter, schneller und länger laufen und brachten nach der Jagd dementsprechend mehr essbares Fleisch mit in die Höhle. Eine gute Partie also. Eben eine alte Steinzeitvorstellung, die sich bis heute als Selektionsvorteil gehalten hat.

Bei ausladenden Bewegungen, also wenn wir schnell rennen und das Bein weit nach hinten geschleudert wird, spielen sie die große Rolle. Für unser Problem hier sind sie nur manchmal wichtig und sonst eher von untergeordneter Bedeutung (wird gleich unten noch näher ausgeführt). Wir suchen erst einmal Muskeln, die mehr statischer Natur sind und deren Vektoren eher nach oben oder leicht nach vorne weisen.

Die kleinen Muskeln spielen die Hauptrolle
Da kommen nur die Abduktoren in Frage, die Abspreizer. Manche nennen sie Außenrotatoren, weil sie auch dafür zuständig sind, die Beine nach außen zu drehen. Und wo finden wir die? In derselben Region hinten am Po, ein wenig mehr seitlich. Es sind kurze, starke, dreieckige Muskeln, die

zur Spitze des Oberschenkelknochens ziehen, die anderen beiden Gluteal-muskeln, nämlich der Gluteus minimus und der Gluteus medius.

Der Spanner kommt noch dazu

Fehlt nur noch einer, der auch noch eine Rolle spielt und das ist der Muscu-lus tensor fascia lata. Der seitliche Spanner des enorm starken Ligamentum Latum, des harten Bandes an der Seite des Oberschenkels. Jetzt haben wir unser vierblättriges Kleeblatt zusammen, und eins kann man jetzt schon sagen: es bringt uns Glück. Das Kleeblatt.

Diese vier Muskeln sind verantwortlich für Ihre Rückenschmerzen. Der Musculus gluteus minimus ist bei allen betroffen, der Gluteus medius und der Tensor sind es bei vielen und der Gluteus Maximus bei einigen. Wenn Sie die Zusammenhänge verstanden haben und sich nicht irritieren lassen durch unbequeme, manchmal sehr starke Schmerzen während Sie auf dem Ball liegen, dann können Sie die meisten Schmerzen im Rücken innerhalb von kurzer Zeit einfach zum Schweigen bringen. Das Becken ist die zentrale Schaltstelle. Alle Ihre Schmerzen haben damit zu tun, wie das Becken sich zwischen Wirbelsäule und Oberschenkeln ausgerichtet hat. Die im vorde-ren Teil des Buches dargestellte einfache Vorstellung der Muskeldysbalance zwischen vorne und hinten ist natürlich nicht ganz vollständig. Sie ist aber zulässig, da ein Großteil der Patienten alleine mit der Overhang Übung seine Beschwerden loswird. Der Anreiz, durch diese einfache Übung sich wieder in eine gesunde und ausgeglichene Haltung zu bringen, ist offensichtlich für den Körper so groß, dass auch Bereiche, die nicht unmittelbar in der Dehnrichtung stehen, automatisch mit in den Veränderungsplan einbezogen werden.

Jeder muss es selbst machen

Es geht genau genommen nicht nur um das Verhältnis vorne und hinten, sondern die Verhältnisse links und rechts spielen ebenfalls eine nicht un-wesentliche Rolle. Hier beginnt indessen noch nicht die knifflige Feinarbeit, die eine genaue Kenntnis der Wirkung der verschiedenen Muskeln in ihren verschiedenen Stellungen miteinander und gegeneinander voraussetzt. Vielmehr geht es relativ einfach weiter. Und weil das so einfach ist, brauchen wir auch gar keinen Therapeuten. Jeder Patient kann das alleine für sich selbst machen, ja er muss es sogar. Denn nur er oder sie allein kann punktgenau wissen, wo angesetzt werden muss und wie dringlich es ist.

Wie viele waren schon so nah dran?
Mir persönlich ist es völlig unverständlich, wieso das Wissen um diese Punkte nicht Allgemeingut in unserer Kultur ist. Sehr viele sportliche Menschen, die gewohnt sind, ihren Körper zu beobachten und dessen Reaktion genau verfolgen, berichten immer wieder, sie hätten genau dieselbe Idee eigentlich schon vorher gehabt. Es sei erleichternd gewesen, mit dem Po den Ball an die Wand zu drücken und mit wippenden Bewegungen genau diese Stelle zu massieren (obwohl sie in tiefster Überzeugung die Bandscheibe als Ursache für ihre Schmerzen angesehen haben). Sie konnten sich nicht erklären, warum gerade hier so starke Druckpunkte auftreten. Zumindest sei das Gefühl angenehm gewesen und habe zu einer gewissen Erleichterung geführt. So viele Patienten waren so nah an der Lösung und kein Therapeut soll die Frage gestellt haben, was wirklich dahintersteckt? Kaum zu glauben, aber es ist wohl wirklich so. Umso einfacher ist es natürlich für diejenigen, die so nah an der Lösung dran gewesen sind, die neue Interpretation zu verstehen und auch die Wirkung zu fühlen. Wenn man auf dem Schmerzpunkt bleibt und versucht, die Schmerzen mit Geduld auszuschalten, führt dieser Weg tatsächlich zu einem raschen Erfolg. Natürlich nur solange, bis wieder die nächste Verspannung auftritt.

Die Schmerzrezeptoren
In einem so komplizierten Gebilde wie dem Körper, muss es Überwachungszentralen geben, die die Sicherheit des Körpers garantieren können, ganz ähnlich wie in einem Staat. Besonders wichtig sind Grenzwächter. Sie garantieren, dass nicht ungestört jeder hin und her und ein und aus gehen kann. Sie haben Kontrollfunktion und können selbst sofort Entscheidungen treffen, ohne die Zentrale, die die Eigenschaft hat, viel zu lange Überlegungen anzustellen, ob jetzt eine Maßnahme sinnvoll ist oder nicht. Wo sofort

entschieden werden muss, sind Rezeptoren vorhanden. Die Rezeptoren, die uns hier interessieren, liegen im Knochen. Präziser gesagt genau am Übergang zwischen hartem und weichem Gewebe. Es ist die Faszie, die beides miteinander verbindet und die auch in den Knochen quasi »hineinwächst«. Diese Grenzwächter sollen aufpassen, dass zwischen weich und hart keine Komplikationen und Zwischenfällen auftreten. Die Gefahr besteht nämlich, dass es hier zu einer Buchstelle kommt, die beide Gewebe auseinandersprengt und damit den intakten Körper zerstört.

Wie funktioniert eine Bruchstelle?
Der Knochen kann sich nur schwer verändern. Er wird seine Härte und Form beibehalten. Bei den Sehnen und Muskeln ist das anders. Sie können sehr straff und hart werden und auch sehr weich und biegsam. In dem Moment, wo wir unter Stress geraten, müssen alle Alarmfunktionen des Körpers optimal funktionieren. Stresshormone, Adrenalin und Cortison überschwemmen alle Gewebe. Der Kreislauf beschleunigt sich. Alle jetzt unwichtigen Tätigkeiten werden eingestellt (z.B. Verdauung). Der Blick ist konzentriert und fixiert und jede Muskelfaser im Körper spannt sich zunehmend an. Es geht um die Entscheidung: angreifen oder weglaufen (sich nicht bewegen, sich tot stellen kommt auch manchmal in Frage). Das muss möglichst schnell geschehen und dafür sind sämtliche Muskeln in höchster Alarmbereitschaft, also in ziemlicher Spannung.

Ganz selten tritt ein unerwartetes Ereignis ein, wie ein Sturz aus dem Fenster oder ein Autounfall. Bleibt bei dem Aufprall das Gewebe hart, so kann es zu einer ernsten Zerstörung kommen, z.B. einem Muskelabriss oder Knochenbruch. In diesem Fall ist die Aufgabe der Grenzwächter, sofort eine maximale Entspannung (weich und locker) zu garantieren. Weich und nachgiebig zu sein ist jetzt besser. Diesen Effekt nutzen wir für unsere Therapie. Durch den Druck auf die jeweiligen lokalen Rezeptoren werden auch diese veranlasst, weich zu werden und locker zu lassen.

Das ist die mühselige Arbeit, die Sie selbst bei dieser Übung leisten müssen, einen Rezeptor nach dem anderen ausschalten. Je stärker der Schmerz, umso stärker die lokale Verspannung.

Wie findet man die Schmerzpunkte?

Die Schmerzpunkte die wir suchen, sind die Übergänge der Faszie vom weichen Gewebe (Sehnen) zum harten Gewebe (Knochen). Die Schmerzen an diesem Punkt zeigen den Verspannungsgrad der von da ausgehenden Myofibrillen an. Deswegen finden wir verschiedene Schmerzintensitäten auf dieser Bahn. Ich möchte noch einmal betonen, diese Punkte liegen direkt auf dem Knochen. Also da müssen wir hin mit unserem Druck. Alles was zwischen Ball und Knochen liegt, muss möglichst aus dem Weg geräumt werden. Also möglichst wenige Textilien. Die darunter liegenden unterschiedlichen Gewebsschichten, wie Fett und Muskeln, werden so gut es geht einfach zur Seite geschoben durch das Anheben und Abspreizen des Beines. Das muss man ein wenig üben, ist aber gar nicht so schwer.

Eigentlich ist immer der Gluteus medius verspannt und hauptsächlich betroffen. Wichtig ist beim Auffinden der Punkte eine möglichst geringe Distanz zwischen Ball und Ansatzstelle des Muskels. Da der Po bekanntlich rund ist, müssen wir mit unserem Ball dieser Rundung folgen. Druckrichtung ist immer die Senkrechte (das Lot) zur jeweiligen Tangente, der jeweiligen Po-Wölbung. Wie in einem Kugellager folgt der äußere Ball, den Sie in der Hand haben, der inneren Kugel, die dem Becken entspricht, wenn Sie den Ball von der Seite der Hüfte bis nach hinten zur Rückenmitte über die Haut rollen. Das können Sie im Stehen einmal probieren. Von vorne suchen Sie sich den vorderen Darmbeindorn, das ist die Knochenspitze, die an der Hüfte nach vorne raussteht. Wenn Sie vor dem Spiegel stehen, wird dieser Teil ein bis zwei Querfinger unterhalb des Nabels an der Seite vorstehen oder zu tasten sein. Von da aus gehen sie vier bis fünf Zentimeter über Ihre Seite nach hinten, also praktisch parallel zum Boden. Das ist der Punkt, an dem der Ball platziert werden muss, um den Beginn der Muskelstraße zu finden.

Die Punkte von der Seite

Und jetzt das Ganze im Liegen. Als Unterlage eignet sich eine Yogamatte oder einfach ein Teppich. Sie legen sich mit gestreckten Beinen auf die Seite, die Sie am meisten schmerzt. Um jetzt an den oben definierten Punkt zu gelangen, drehen Sie sich noch weiter nach vorne in Richtung Bauch. Mit Ihrer freien oberen Hand fassen Sie den Ball und schieben ihn möglichst exakt an die vorher gefundene und möglicherweise markierte Stelle auf der Seite Ihrer Hüfte. Wenn Sie sich nach hinten auf die Seite wieder zurückdrehen, werden Sie deutlich einen stechenden Schmerz verspüren, sobald der Ball Ihren Knochen berührt. Sollten Sie nichts merken, so ist der Punkt nicht getroffen. Dann verschieben Sie Ihren Körper ein wenig in der Sagittalachse, also von oben nach unten. Probieren Sie es mit hin und her Wackeln. Sie werden den schmerzhaften Punkt plötzlich finden. Jetzt gilt es zu warten, bis der Schmerz nachlässt. Diese Erlösung werden Sie am Anfang nach ca. ein bis anderthalb Minuten erfahren. Aber einen Millimeter daneben, wenn Sie sich nur ein wenig weiter nach hinten in Richtung Rücken drehen, geht es sofort wieder los. Der gleiche Schmerz, vielleicht sogar ein wenig heftiger. Und so geht es voran die nächsten fünf bis sechs Zentimeter. Dann mag er ein bisschen abflauen.

Die Punkte von hinten

Die Schmerzbahn reicht von der Seite, wo wir gerade angefangen haben, bis zu der Stelle, an der sie auf den Knochen in der Mitte trifft. Dieser Bereich ist im Allgemeinen weniger verspannt und damit weniger schmerzhaft. Die Punkte sind auch leichter von der Mitte und von hinten zu erreichen.

Nehmen Sie eine bequeme Rückenlage ein. Ziehen Sie beide Beine an, so dass der Abstand zwischen Füßen und Po circa 40cm beträgt. Jetzt platzieren Sie die rechte Fußsohle auf das gegenüber aufgestellte linke Knie. Die Seite mit dem stärker angewinkelten Bein wollen wir jetzt behandeln, also die rechte. Der Ball wird so mit der Hand dirigiert, dass er neben dem Kreuzbein in eine weiche Muskelnische fällt, ca. acht Zentimeter von der Mittellinie entfernt. Nach einigem hin und her Wackeln wird Ihnen ein leichter Schmerz anzeigen: Sie sind auf der richtigen Bahn gelandet. Durch das Anziehen des oberen Beines haben Sie einen Muskel zur Seite geschoben, und wenn Sie jetzt das Knie noch ein wenig nach außen drücken, strafft sich ein weiterer Muskel und lässt Ihren Ball näher an die gewünschte Schmerzbahn rücken. Sie schweben jetzt praktisch auf dem Ball und können mit kleinen, rhythmischen Bewegungen die Schmerzlokalisation und –intensität selbst bestimmen. Die andere, nun frei schwebende Hälfte des Beckens können Sie abstützen, indem Sie eine Faust machen und sie unter die Beckenschaufel schieben.

Diese erste Phase der Behandlung muss mindestens 3-4 Wochen konsequent so weitergeführt werden, bevor Sie irgendwelche anderen Übungen machen. Das ist ganz wichtig. Bedenken Sie bitte immer, es handelt sich hier um eine langsame Veränderung Ihres gesamten Körpers. Jede einzelne Zelle muss ihren neuen Platz und ihre neue Ausrichtung in Ihrem Körper finden.

In einem lebenden Organismus kann es keinen architektonisch schon vorgefertigten Plan geben. In jeder Millisekunde muss neu reagiert werden können, muss der Körper in der Lage sein, sich einer neuen Situation wieder anzupassen. Das geschieht Tag und Nacht, kompromisslos, unbewusst. Das bedeutet auch, es werden unter Umständen viele Umwege gemacht, da das eigentliche Ziel ja planmäßig nicht definiert ist. Aufgabe ist nur, eine neue bessere Haltung einzurichten. Wie das zu geschehen hat, muss immer wieder neu entschieden werden.

Die zweite Phase der Behandlung (circa 3-4 Wochen später)
Bevor Sie diese zweite Phase der Behandlung beginnen, möchte ich Sie noch einmal eindrücklich darauf aufmerksam machen, wie wichtig es ist, dass der Körper Zeit zur Umstellung erhält. Jeder hektische Aktionismus ist völlig fehl am Platz. Der Grund für diese abwartende Haltung ist einleuchtend. Die einzelnen Muskeln müssen sich in ihrer Funktion und ihrem Aufgabenbereich entsprechend gegenseitig verständigen und ausrichten. Die Hüftregion ist der Teil des Körpers, der die größte Beweglichkeit nach allen Seiten hin verlangt. Außerdem sind die Muskeln dort besonders stark und kräftig, weil sowohl nach oben als auch nach unten eine große Masse bewegt werden muss. Um das alles zu gewährleisten, sind sehr viele kleinere und mittlere Muskeln damit beschäftigt, immer möglichst ein Gleichgewicht herzustellen. Vielleicht ist es gar nicht so schlecht, wenn Sie einen Blick auf die anatomischen Strukturen in einem Anatomiebuch oder auch im Internet werfen. Nicht nur auf den ersten Blick ist die Vielzahl an Muskeln verwirrend. In mehreren Schichten laufen sie kreuz und quer an der Vorderseite

und Hinterseite des Beckens, aber ebenso im Zentrum und an der Becken-innenwand. Da jede Bewegung in drei Dimensionen stattfindet, müssen Sie sich manche Muskeln wie auf eine Kugel geklebt vorstellen. Das bedeutet, je nachdem welcher Teil nun aktiviert wird, ist die Arbeitsrichtung und Funktion genau entgegengesetzt.

Zum Beispiel zieht der vorne ansetzende Teil des Muskels nach vorne, die seitlichen Myofibrillen ziehen nach unten und die hinteren nach hinten. Ein Winkelgrad Veränderung in der Haltung kann also bedeuten, dass derselbe Muskelteil oder das entsprechende Fibrillen-Bündel plötzlich eine völlig entgegengesetzte Funktion einnehmen muss. Wenn das zur selben Zeit bei einem Dutzend Kandidaten ausgeglichen werden muss, können Sie sich vorstellen, dass es zu einigen Diskussionen unter diesen Muskeln kommt. Die Frage ist: welche Lösung ist die beste? Die Möglich-keiten sind rein mathematisch gesehen fast unendlich. Wir haben das in diesem Buch schon ein wenig diskutiert. Sie erinnern sich an die Funk-tion der Gelenke und die Tatsache, dass sich bei der Veränderung eines kleinen Winkels bei einem Gelenk (Triangulation) alle bei dieser Aufgabe dazugehörigen Gelenke und Hebel (Knochen) gleichzeitig verändern, um die bestmögliche Position je nach Funktionslösung und Kraftentfaltung einzunehmen.

Seien Sie Ihr eigener Trainer
Stellen Sie sich vor, Sie wären der Fußballtrainer einer berühmten euro-päischen Mannschaft. Diese tritt demnächst gegen einen wirklich harten Gegner an. Dafür müssen Sie eine neue Taktik für eine schnelle Bewegung nach vorne zum gegnerischen Tor einstudieren. Wie oft muss das trainiert werden? Welcher Spieler hat welche Aufgaben? Wie oft müssen die Laufwege und Positionen eines einzelnen Spielers geändert werden? Wie häufig ändert sich der gesamte Plan? Und was meinen Sie, wie lange es dauert, bis jeder einzelne das wirklich verstanden hat? Denn ausgerechnet in dem Moment, wo alles ideal steht, fällt ein wichtiger Spieler aus, der sich gerade eine Ver-letzung zugezogen hat, und schon muss der ganze Plan geändert werden. Merken Sie es? Sie als Trainer haben ganz eindeutig einen gezielten Plan.

Wie aber die endgültige Lösung aussieht, kann sich von einer Minute auf die andere ändern.

Wenn Sie jetzt als Verantwortlicher auf die Idee kommen sollten, morgens ein Skitraining anzuordnen und abends für ein Radrennen zu trainieren, was würden Sie denken, welchen Einfluss das auf Ihr Fußballspiel hätte? Wäre Ihre Mannschaft immer noch in der Lage, den Gegner so einfach zu bezwingen?

Haben Sie also Verständnis für Ihre »Individualisten« und »Muskelspezialisten«, die Ihnen ermöglichen, jeder für sich so viele verschiedene Lösungswege zu präsentieren, um diese komplizierte, bewegliche, aber doch bewundernswert elegante Säule Ihrer Statur immer im Lot und gesund zu halten. Lassen Sie Ihrer Mannschaft Zeit.

Die Suche nach neuen, weiteren Verspannungen
Ihr Körper hat sich in der Zwischenzeit verändert. Durch die regelmäßigen Overhang Übungen, das Treten auf den Golfball (siehe Übung) und das Lockern der Po-Muskeln hat der Körper neue Bahnkombinationen ausprobiert, wie er Ihre Haltung am besten stabil halten kann. Es mussten immer wieder neue Wege und Kombinationen gefunden werden, um möglichst ein Optimum zu erreichen. Bei dieser Umstellung haben sich mehrere Winkel verändert. Einige Muskeln mussten sich umstellen. Unterschiedliche Kooperationsverträge mussten unter den Muskelgruppen ausprobiert werden. Der Körper hat versucht herauszufinden, welche Kombination die günstigste Lösung für die Zukunft sein wird. Jedes Mal steht er vor demselben Problem. Welche Muskelanteile werden stärker beansprucht, welche entlastet und welche gar nicht mehr gebraucht?

Einige dieser aktivierten Muskeln haben vorher ein ziemlich geruhsames Leben geführt. Jetzt kommt eine überraschende neue Anordnung ins Spiel. Damit muss der Muskel in anderer Weise wieder aktiv werden. Manche Muskeln fühlen sich überstrapaziert und fangen an, sich zu verspannen.

Wenn Sie immer noch Schmerzen haben, gilt es jetzt noch einmal herauszufinden, welche Muskeln nach wie vor Schmerzgeneratoren sind und welche sich neu als solche entwickelt haben. Erwartungsgemäß sind das

Muskeln, die vorher noch gar nicht im Gespräch waren. Identifizieren kann man sie leicht, denn sie schmerzen mehr oder weniger und meistens sind die entsprechenden Triggerpunkte auch leicht zu finden. Gehen wir also auf die Suche. Am besten testen Sie die einzelnen Punkte mit einem Massagestab oder mit einem anderen Gerät, das punktuell den Druck weiterleiten kann. Alle Bereiche, die in der Schmerzskala mehr als vier ausmachen, müssen entsprechend behandelt werden. Wie das geschieht, wissen Sie schon.

Sie nehmen einfach Ihren schwarzen Ball, platzieren Sie ihn über dem Triggerpunkt und lassen sich langsam darauf sinken. Am oberen Rand des Beckens dürfte das nicht schwierig sein. Wenn Sie mit dem Massageknopf die Schmerzposition ausgemacht haben, kann es sein, dass Sie mit dem Ball nicht die gleiche Schmerzintensität auslösen können. In diesem Fall könnten Sie auch versuchen, einen Golfball auf diese Stelle zu drücken. Hier ist der Druckpunkt kleiner. Damit kommt man leichter direkt am Rand des Beckens zum Ansatzpunkt der dortigen Muskulatur. Wir sprechen jetzt von den Punkten, die unmittelbar unterhalb des Beckenkamms an der Außenseite liegen. Hier sind die Muskeln praktisch in einer Rille verborgen, in einem kleinen Graben, dessen Stoßrichtung eher in Richtung Nabel geht. D.h., Sie drücken ein wenig von unten nach oben schräg gegen den Beckenkamm. Die Schmerzen zu lokalisieren, sollte kein Problem darstellen. Die Technik ist immer dieselbe. Sie drücken so lange auf den einzelnen Rezeptor, bis der Schmerz deutlich abgenommen hat.

Ein besonderer Bereich befindet sich um das Hüftgelenk herum. An der Spitze des Oberschenkelknochens, den man ganz gut von außen ertasten kann, sind fast alle Muskeln des Beckens befestigt. Das kann nur über Sehnen erfolgen. Dementsprechend liegen in der Nähe dieses Knochens eine ganze Menge verschiedener Sehnen ziemlich dicht beieinander. Die Prüfung empfiehlt sich wie immer mit einem Massagestick.

Der erste Durchgang erfolgt mit gestreckten Beinen. Sie liegen also auf der Liege, haben die Beine gestreckt und prüfen mit Ihrem Stick vom Beckenrand angefangen strichweise die Region vom Beckenrand bis zum Hüftgelenksknochen. Wenn Sie die Punkte ausgemacht haben, können Sie wieder Ihren Ball benutzen und ihn genau da hinlegen, wo Sie die Schmerzen bei gestrecktem Bein bemerkt haben. Danach machen Sie noch einmal dieselbe Prüfung, indem Sie den Oberschenkel zwischen 30° und 45° anwinkeln. Auch hier wieder dasselbe Vorgehen. Erst prüfen, sich den Punkt merken, dann auf die andere Seite legen und den Ball so platzieren, dass die schmerzhafte Region durch den Wohlfühldruck angenehm wird.

EIN-BEIN-STAND

> *Während der Golfball Fuß und Unterschenkel entspannt, und seine*
> *lockernde Wirkung bis zum Kopf reicht,*
> *ist der Ein-Bein-Stand der große Koordinator aller Beinmuskeln*

Versuchen Sie es selbst. Auch diese Übung wird am besten barfuß oder mit Strümpfen gemacht. Draußen, außerhalb des Hauses, wird das wohl seltener möglich sein. Deswegen lassen Sie sich aber nicht die vielen Trainingsmöglichkeiten in der Öffentlichkeit entgehen. In Schuhen geht es natürlich ebenfalls, wenn auch nicht ganz so gut. Wieder eine einfache Übung, die aber sehr effektiv ist.

Übung ist einfach
Gewicht auf einem Bein. Anderes Bein anheben, die Beine dürfen sich nicht berühren. Möglichst lange so stehen bleiben (circa 2 Minuten). Augen schließen. Das war's.

Haben Sie es einfach mal gemacht? Dann haben Sie möglicherweise auch schon gespürt, worum es geht.

Im selben Moment, in dem Sie das Bein anheben, gibt es z.B. einen Befehl für rechts hinten im Oberschenkel »743 Myofibrillen rechts hinten anspannen« (Myofibrillen sind die kleinsten, haarförmigen Muskeleinheiten). Fast gleichzeitig reagiert eine Muskelgruppe im Fuß und spannt ihrerseits Muskel an und schreit dem Oberschenkel zu: »Viel zu viel Kraft aufgewendet, so geht das nicht«. Und kaum ist dieser Satz raus, meldet sich die Wade zum Wort und brummt, »Du musst gerade etwas sagen. Hast du doch selbst überreagiert«. Und so nimmt die Streiterei zwischen den dreien ihren Lauf. Sie selbst als Zuschauer merken lediglich, wie es überall zuckt und Sie gar nicht richtig nachvollziehen können, was da eigentlich passiert. Wahrscheinlich kippen Sie bald zur Seite und müssen Ihren Versuch abbrechen und wieder neu anfangen.

Das Gehirn hat andere Dinge zu tun

Was ist jetzt da geschehen? Warum konnten Sie Ihr Gleichgewicht nicht halten? Ja, wenn Sie die Augen hätten öffnen dürfen, dann hätten Sie es sicher länger aushalten können. Ihr Auge hätte wie eine Wasserwaage funktioniert und seinerseits den entsprechenden Muskeln dezidiert aus der Hirnzentrale Befehle geben können, um Ihre Haltung stabil zu halten. Aber genau das war ja unsere Absicht, den obersten Computer aus dieser Angelegenheit herauszuhalten. Der ist für wichtigere Dinge da und kann sich nicht damit beschäftigen, die eigentlichen Aufgaben der Beine zu übernehmen. Die müssen auf jeden Fall in der Lage sein, sich jederzeit miteinander zu verständigen und sich zu einigen. Harmonie muss geübt werden, immer wieder und wieder.

Das Ergebnis ist dann ein ruhiger Stand. Das ist die Aufgabe Ihrer Beinmuskeln. Kann ja nicht so schwer sein, denn schließlich haben Sie selbst das mit zwei oder drei Jahren gelernt und perfekt gekonnt. Warum klappt es dann heute nicht mehr?

Träge gewesen, nicht geübt

Sie haben es nicht geübt und deswegen haben Sie diese Fähigkeiten verloren. Offensichtlich glauben wir, wir bräuchten uns nicht mehr so sehr auf unsere Fortbewegungsinstrumente, unsere Beine und Füße, zu verlassen. Wir haben ja Autos und dergleichen. Eine hilflose Zusammenarbeit der verschiedenen zuständigen Muskelgruppen in unseren Armen und Händen, wie wir es im Bein gesehen haben, würde uns praktisch nicht passieren. Die Folge wäre nämlich: Sie könnten keine Tasse Kaffee mehr an den Mund führen, weil Sie dieses komplizierte Muskelspiel nicht mehr anstandslos schaffen könnten. Hier geht es um Feinarbeit, um perfekte neuronale Verknüpfung.

Die neuronale Verknüpfung klappt nicht mehr

Die einzelnen Muskelgruppen und einzelnen Muskeln müssen imstande sein, selbstständig Wege zu finden, wie sie miteinander harmonieren. Bei Kindern nennen wir das Spielen oder Üben, beim Sport verwenden wir den Ausdruck Training, um Muskelabläufe sinnvoll und ohne allzu viele Fehler zu kombinieren.

Von der Natur gibt es auch so eine Art Arbeitsprogramm, in dem festgelegt wird, welche neuronale Verknüpfung wann in der Entwicklung gelernt werden muss. Ist der Zeitpunkt in der Kindheit verpasst, so ist dieses Manko nie wieder richtig aufzuholen. Wir zivilisierte Schuhträger haben wahrscheinlich auch etwas verloren. Ich meine das perfekte Zusammenspiel der 26 kleinen Muskeln, die wir in jedem Fuß haben und die dazu da sind, Unebenheiten am Boden für unser Gehirn zu glätten. Wir brauchen sie nicht mehr. Dachten wir.

Naturvölker im Vorteil?
Könnte dies der Grund sein, dass auffällig viele Athleten, die in ihrer Jugend barfuß gelaufen sind (aus Kenia und Äthiopien), die Langstrecken und immer mehr auch neuerdings die Mittelstrecken im Wettlauf dominieren? Es sind vor allen Dingen die seitlichen Muskelgruppen am Bein, die wir im Alltag mehr und mehr vernachlässigen (wegen unserer Schuhe).

Übungen überall machbar
Einen großen Vorteil hat diese Übung. Man kann sie praktisch überall durchführen. Wie immer ist die erste Schwierigkeit, man muss daran denken. Gelegenheiten haben Sie viele, an der Haltestelle, an der Ladenkasse, vor dem Schaufenster, beim Zähneputzen und so weiter.

Die Beine sind nicht gleich
Bald wird Ihnen auffallen, wie unterschiedlich Ihre beiden Beine die Aufgabe bewältigen können. Ihr Standbein wird besser sein als das Spielbein. Wahrscheinlich sind auch die Winkel der beteiligten Gelenke an jedem Bein unterschiedlich. Sie können das grob kontrollieren, indem Sie sich ansehen, wohin Ihre Fußspitzen zeigen, wenn Sie normal stehen. Wenn Sie vor einem Spiegel stehen, dann stellen Sie sich vor, Ihre Kniescheiben wären Taschenlampen. Wohin leuchten die beiden? In die gleiche Richtung? Die Spannung in den Beinen ist also unterschiedlich. Versuchen Sie, sie anzugleichen.

Übung hilft bei allen Problemen von Bein und Fuß

Egal, welche Beschwerden Sie in den Beinen haben und wie viele Probleme Ihnen Ihr Fuß macht, alles wird verbessert, wenn Sie diese Übung machen. Es geht wie immer um Funktion. Und ist die Funktion wiederhergestellt, dann sorgt der Körper von sich aus dafür, die Ungleichmäßigkeiten zu normalisieren. Das heißt, die »Krankheiten« verschwinden.

Sie werden kein Stuntman, aber doch viel robuster

Wenn Sie sich bei der Übung nicht festhalten und auch nicht Ihre Hände in der Hüfte abstützen, dann ist die obere Hälfte des Körpers in den Balanceprozess einbezogen. Die Rumpf-, Schulter- und Nackenmuskeln müssen sich in das Muskelspiel der Beine einordnen. Jetzt trainieren Sie Koordination und sichere Informationsübertragung für den ganzen Körper.

Warum verletzt sich ein Stuntman nicht in Situationen, in denen sich die meisten Leute mehrere Knochen brechen und manche sicher den Tod finden würden? Weil die Bindegewebsstraßen so perfekt geschaltet sind, dass im Moment des Geschehnisses die einwirkenden Kräfte sofort abgeleitet und verstreut werden. Nach oben, zur Seite, in jede Richtung. Die Tensegritystruktur des geübten und trainierten Gewebes sorgt dafür, dass sich die Kraft verteilt und so möglichst wenig Schaden angerichtet wird. Sie sind weniger unfallgefährdet.

AUGENÜBUNGEN

> *Sie werden Ihren Alltag spannungsfreier machen und sind überhaupt jedem regelmäßig zu empfehlen. Sie können die Sehkraft verbessern und die Leistungsfähigkeit und Konzentration deutlich steigern.*

Augen auf Horizont

Sobald Sie sich im Freien aufhalten, bitte die Augen auf den Horizont ausrichten. Das verändert die Haltung unverzüglich. Der Kopf muss gehoben werden und damit strafft sich der gesamte Körper, da durch einen fast reflexhaften Mechanismus die Rückenmuskulatur sofort koordiniert und ausgerichtet wird.

Häufiger Wechsel von Nah- und Fernsicht

Immer mal wieder vom Computer oder Fernsehapparat aufschauen und in die nächste Ecke gucken. Zur gleichzeitigen Nackenentspannung Kopf nach hinten und an die Decke blicken. Dabei werden auch kurz die vorderen, verspannten Halsmuskeln gedehnt.

Augengymnastik

Morgens, wenn Sie wach werden, noch mit geschlossenen Augen, bietet sich eine gute Trainingsmöglichkeit. Jetzt nehmen Sie Ihre drei mittleren Finger jeder Hand und legen Sie leicht auf die geschlossenen Augen. Damit entspannen Sie die Augenlider, aber gleichzeitig können Sie auch gut die Bewegung des Augapfels verfolgen. Sie spüren praktisch mit den sensiblen Fingern wie sich Ihr Augapfel bewegt. Damit können Sie die Augenmuskeln deutlich besser dirigieren. Den kleinen Finger können Sie auf der Nase absetzen. Alle Übungen machen Sie erst einmal mit geschlossenen Augen.

Mit geschlossenen Augen stellen Sie sich eine Uhr mit Zifferblatt vor.

1. Sie drehen die Augen nach oben und fixieren die 12. Dann ziehen mit den Augen einen Strich zur 6. Danach von 9 zu 3. Nachdem Sie 5x dieses

Kreuz gemacht haben, wechseln Sie die Richtung und ziehen die Striche von 6 zu 12 und von 3 zu 9. Ebenfalls 5x.

2. Bei der nächsten Übung verwenden Sie das gesamte Zifferblatt. Sie beginnen wieder bei 12-6, dann aber 1-7; 2-8; 3-9; 4-10; 5-11; 6-12 usw. im Uhrzeigersinn. Noch zweimal das Ganze in entgegengesetzter Richtung, gegen den Uhrzeigersinn.

3. Für diese Übungen stellen Sie sich am besten ein viereckiges Blatt Papier vor. Soweit es geht ziehen Sie Ihre Augen links oben in die Ecke und fangen hier an zu »lesen«, eine Zeile nach der anderen, also von links nach rechts, dann nächste Zeile links nach rechts, dann wieder nächste Zeile links nach rechts. Versuchen Sie bitte, den Augapfel bis in die seitlichen Ecken hinein zu drücken. Nachdem Sie zehn Zeilen so gelesen haben, bleiben Sie bei Ihrem Stück Papier. Jetzt wechseln Sie die Bewegungsrichtung von oben nach unten. Augen ganz links oben, dann runterziehen und wieder nach oben, runterziehen und so weiter.

Vielleicht werden Sie merken, wenn Sie die Übung langsam machen, die Bewegung von rechts nach links geht holpriger als die Bewegung von links nach rechts. Das mag damit zu tun haben, dass wir immer gewohnt sind, von links nach rechts zu lesen und dadurch die Muskeln entsprechend besser neurologisch verknüpft sind.

Die Raster Brille, eine interessante Erfahrung

Mit einer Rasterbrille (anstelle durch ein Glas sieht man durch eine schwarze Metallscheibe mit kleinen, ausgestanzten Löchern) kann man sowohl die Augenmuskeln trainieren, als auch das dazugehörige Gehirn. Die Muskeln müssen sich entscheiden, durch welches Loch sie denn jetzt blicken wollen, dasjenige hier rechts oder doch lieber das weiter links. Das bedeutet, laufend kurz bewegen und wieder anhalten, um zu fixieren. Bewegen – Halt, Bewegen – Halt. Ein gutes Training für die sonst so starre und ungeübte äußere Augenmuskulatur.

Das Gehirn ist gleichzeitig gezwungen, eine Vielzahl von ähnlichen Abbildungen durch die Löcher zu verarbeiten und zuzuordnen. Da die Winkel ein wenig differieren, ist das zusammengesetzte Bild schärfer und klarer. Außerdem fallen Streustrahlen weg. Wir können sowohl nah als auch fern klarer sehen. Außerdem trainieren wir automatisch, die Neuronen besser zu verknüpfen.

Eine Spaltbrille, in Schneelandschaften früher unerlässlich, wirkt ähnlich.

MOTIVATIONS-TIPPS

Was bei diesen Übungen von jedem von uns verlangt wird, ist viel. Wir sind nicht dazu geschaffen oder gar ausgerüstet, uns selbst Schmerzen zuzufügen. Im Gegenteil. Wir haben einen ausgeprägten Hemmmechanismus in uns, der uns davor bewahrt. Ein ausgeklügeltes System von Bremsmuskeln ist dazu programmiert, die gerade aktiven Muskeln so abzubremsen, dass uns nicht einmal durch Zufall ein Schaden entsteht. Dessen müssen wir uns vorher bewusst werden und unseren Körper möglichst liebevoll darauf vorbereiten. Reden Sie mit ihm, er wird Sie verstehen. Durch Fremdeinwirkung Schmerzen zu erfahren, daran sind wir gewöhnt, und unsere Abwehrmechanismen funktionieren in dieser Richtung perfekt. Wir zucken zusammen, rollen uns ein und versuchen, alle unsere verletzlichen Teile möglichst zu schützen.

Also reden Sie mit Ihrem Körper. Bereiten Sie ihn auf diese unangenehme Situation vor. Erklären Sie ihm, dass dieser Prozess wichtig ist und dem gesamten Organismus nur hilft, wieder intakt und gesund zu werden. Sagen Sie es ruhig, bestimmt, inbrünstig, laut und mit Überzeugung.

Während der Übung versuchen Sie, vorsichtig mit sich selbst zu sein. Sie sollten nicht zu schnell Schmerz erzeugen. Wenn Sie sukzessive den Druck auf die Rezeptoren erhöhen, indem Sie sich langsam auf den Ball setzen, wird der Schmerz weniger und leichter zu ertragen sein. Sanfte, schaukelnde Bewegungen können durch die wellenartigen Impulse ein wenig dazu beitragen, den Schmerz zu lindern. Schließen Sie die Augen und konzentrieren Sie sich. Atmen Sie tief ein und aus in einem möglichst regelmäßigen Rhythmus. Versuchen Sie einmal, ein Lied zu summen. Das muntert auf. Lächeln Sie. Vielleicht sind Sie sogar in der Lage, irgendwelche positiven glücklichen Momente Ihres Lebens abzurufen und in einem kleinen Videofilm vor Ihrem inneren Auge abspielen zu lassen. Jede Form von psychischer Konzentration kann hier helfen. Sie können beginnen, jeden Atemzug zu zählen. Zum Beispiel beim Einatmen laut bis fünf und ebenso beim Ausatmen bis fünf. Achten Sie auf Ihren Herzschlag und versuchen Sie, die Zahlen mit Ihrem Herzschlag zu koppeln. Sie hören jetzt Ihr Herz lauter.

»Heilung, in Liebe, geschieht im Hier und Jetzt«

Das ist ein ganz einfaches Mantra. Es ist sehr mächtig. Es ist klar und eindeutig. Man kann es sich gut merken. Es enthält die wichtigsten Elemente, die in Fleisch und Blut übergehen. Sie wollen »heil« werden. Sie verlangen nach Heilung. Sie wollen von diesem Schmerz und offensichtlich auch von dessen Ursache erlöst werden. Das ist das oberste Ziel. Wie kann man das erreichen? Durch die einzige universelle Kraft oder Energie in unserem Universum, die Liebe! Nur sie ist in der Lage, immer und überall zu wirken. Sie richtet nicht. Sie ändert sich nicht. Sie ist neutral. Sie wirkt immer und überall. Durch Liebe werden »Sie« Heilung erfahren. Das soll aber nicht irgendwann in Zukunft geschehen. Sondern im Hier und Jetzt. Sofort und unabdingbar. Also überwinden Sie sich. Sagen Sie dieses Mantra laut auf und wiederholen Sie es während der Ballbehandlung. Lassen Sie sich von Ihrer Umgebung nicht beeinflussen. Schalten Sie alles andere aus und konzentrieren Sie sich auf Ihr Ziel, dann werden Sie die verblüffende Wirkung selbst erfahren.

Probieren Sie es gleich einmal aus und versuchen Sie, das Mantra ein paarmal hintereinander laut zu sagen. Haben Sie es gemerkt? In ihm steckt auch Musik. Ein eindrucksvoller Rhythmus. Nicht nur die Worte, sondern auch die Pausen sind wichtig und haben ihre Bedeutung.

Heilung, ___, in Liebe, ___, geschieht im Hier und Jetzt! Sie haben die Wellenbewegung sicherlich selbst gespürt. Die beiden kurzen Worte »Heilung und Liebe« hallen wie in einem Echo in den vom Rhythmus geforderten Pausen nach. Diesen beiden Zweier-Rhythmen folgt dann ein Dreier-Rhythmus mit einer finalen Betonung. Nacheinander also: ein Wunsch (Heilung), eine Bitte (Liebe), eine Feststellung (geschieht) und ein unbedingter Befehl (Hier und Jetzt).

»Heilung, ___, in Liebe, ___, geschieht im Hier und Jetzt!« – Pause – und weiter »Heilung … ….« Usw.usw.

Haben Sie es realisiert? Es ist der Rhythmus, den Sie auch beim Wandern oder einfach beim Gehen haben. Gewöhnen Sie sich an, auch bei diesen Gelegenheiten entweder laut oder leise Ihren Rhythmus zu finden. Es wird Ihnen helfen.

Epilog

Die von Isaak Newton eingeführte naturwissenschaftliche und philosophische Sicht, die im Verlaufe der letzten 300 Jahre zur Evidenz basierten Medizin geführt hat, ist praktisch zu Ende. Sars-CoV-2 zwingt uns in eine neue Ära wissenschaftlichen Denkens. Nur wenige medizinische, wissenschaftliche Arbeiten haben bisher mit mehr als 1000 Fällen gearbeitet. Die im Kreise von Fachleuten diskutierten Ergebnisse wurden weiter von Peers (Fachkollegen) kontrolliert und in ähnlichen Versuchen wiederholt. Waren die Ergebnisse gleich oder in etwa übereinstimmend so hat man das als offensichtliche Wahrheit genommen (Evidenz basiert). Darauf ist das ganze Medizinsystem aufgebaut worden. In der Folge wurden Indikationen formuliert, Grenzwerte festgelegt und Medikamente entwickelt.

Jetzt lernen wir eine neue Wirklichkeit kennen. Die seit Monaten täglich wechselnden Vermutungen und die nicht erklärbaren Unterschiede in den verschiedensten Populationen und Erdteilen lähmen die politischen Entscheidungsträger und erzeugen Zukunftsängste und Unsicherheit bei jedem Menschen rund um die Welt. Wir wissen jetzt, um die »Wahrheit« zu finden, brauchen wir ungeheuer große Datenmengen aus den unterschiedlichsten Bereichen. Dieses Sammeln wird möglicherweise noch Jahre dauern. Und das nur, um eines der primitivsten Wesen dieser Welt zu verstehen, einen Virus.

Bisher hat die Auswahl der Quellen jeweils die eigene Meinung unterstützt. Ab jetzt müssen wir selbst entscheiden, welche Meinung ein Fake ist oder gar eine Verschwörungstheorie. Hier, in diesem Buch, habe ich mich bemüht, nur nachprüfbare Fakten anzuführen, alles andere sind meine eigenen Gedanken. Ich möchte mit meinen Ausführungen Anregungen zum Nachdenken geben. Sie, liebe Leserin, lieber Leser, sind heute in der Lage, Ihre eigene Meinung zu bilden. Zu jeder Frage, die Sie haben, zu jedem Zweifel, der Ihnen in den Sinn kommt, können Sie Internetseiten oder YouTube Kanäle aufrufen, die Ihnen die unterschiedlichsten Möglichkeiten der Interpretation bieten. Sie sind ein freier Mensch und können sich selbst entscheiden. Wenn Sie eine andere Meinung vertreten, wenn Sie unsicher sind, und auch wenn Sie mehr Informationen benötigen, so benutzen Sie das schon recht große Wissen unserer Datenbanken dieser Welt. Meine Sicht ist naturgemäß eine subjektive.

Seit 50 Jahren bin ich im Medizin Business tätig und kenne natürlich eine ganze Menge Schliche und ebenso auch die Möglichkeiten, wie man Fälschungen tarnen kann. Ihr Kontrollmechanismus ist der vernünftige Menschenverstand und ein möglichst großes Quantum an Logik. Wie hier auch in diesem Buch gezeigt, sind Statistiken besonders gefährlich. Mit ihnen lässt sich alles ausdrücken und beweisen. Besonders Bilder oder auch Grafiken, die in verschiedenen Korrelationssystemen gezeigt werden können, haben eine enorme Kraft. Allerdings stellen sie in der Regel nur dar, was der Autor beweisen möchte. In einer anderen, diesmal auch mathematisch vollkommen korrekten Darstellung, würde das präsentierte Bild sogar auf Sie lächerlich wirken und jeder würde diesen Unsinn sofort erkennen. Seien Sie also skeptisch und aufmerksam.

Autor

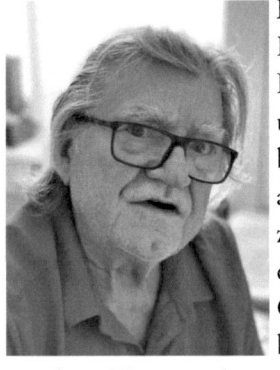

Dr. med. Jörg A. Stuckensen
Die Neugier auf alle Facetten des menschlichen Körpers und Geistes hat den Arzt, Wissenschaftler und Philosophen das ganze Leben lang angetrieben. Nach dem Medizin- und Psychologiestudium arbeitete er als Gynäkologe, Reproduktionsmediziner und Geburtshelfer. Darüber hinaus erwarb er sich internationale Erfahrung in kosmetischer Chirurgie, Anästhesie, Labormedizin, Strahlenbehandlung und Umgang mit radioaktiven Materialien. Hypnosetherapien und Motivationscoaching runden sein breites Spektrum an Wissen und 50-jähriger Erfahrung ab.

Seit 2010 widmet er sich in seiner Privatpraxis in Zürich vollumfänglich der Alternativen Schmerztherapie. Mit der von ihm entwickelten Methode lassen sich chronische Schmerzen im Bewegungsapparat auf einfache Weise, zeitsparend und kostengünstig beseitigen und vermeiden.
www.schmerztherapeut-zuerich.ch

Redaktionelle Mitarbeit

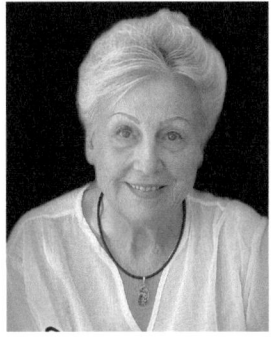

Christa Arnet ist Journalistin/Redaktorin und seit Jahrzehnten hauptsächlich im Bereich Gesundheit und Reisen als feste Mitarbeiterin für namhafte Schweizer und deutsche Zeitungen und Zeitschriften tätig. Zudem ist sie Autorin und Co-Autorin mehrerer Bücher. Sie lebt in der Nähe von Zürich.

Illustrationen

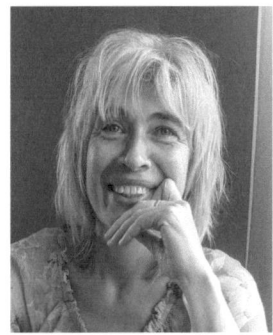

Järvi Kotkas hat Malerei an der Kunstakademie Estland, Jura in Tallinn und Finanzwesen in Frankfurt studiert und war unter anderem Dekorationsmalerin am Operntheater Tallinn. Derzeit arbeitet sie bei der Europäischen Zentralbank in Frankfurt als Sprachjuristin und baut ihre künstlerische Tätigkeit aus.

Warum jetzt ein solches Buch?

Der plötzliche Wandel auf unserem Planeten wurde allein durch die Erkenntnis hervorgerufen, dass ein Virus, das sich mit seinen Fähigkeiten und Wandlungseigenschaften schon seit Milliarden Jahren auf dieser Erde befindet, plötzlich in der Lage ist, grundsätzlich die gesamte Welt und unsere Gesellschaft zu verändern. Vieles wird gleich bleiben, doch im zwischenmenschlichen Verhalten und der Rolle des Menschen in der Natur und auf unserem Planeten wird unverkennbar eine neue Melodie gespielt. Das ist jetzt mehr oder minder von jedem verstanden worden. Es ist das erste Mal in der Geschichte der Menschheit, dass alle in etwa dasselbe Gefühl entwickeln. Das bedeutet nicht, dass die Lösungsversuche oder Vorstellungen für die Bewältigung der Schäden gleich oder auch nur ähnlich sein werden. Dafür war die Ausgangssituation viel zu unterschiedlich. Aber es wird sich etwas ändern. Wohin die Entwicklung geht, wissen wir noch nicht genau. Wir haben jedoch die Möglichkeit zu extrapolieren und uns auf eine hoffentlich friedlichere und gerechtere Welt vorzubereiten.

Einen Beitrag hierzu sollen diese Bücher leisten.
Es ist nur ein kleiner Ausschnitt aus unserem Leben,
aber ein äußerst wichtiger,
der uns alle mehr oder minder betrifft, nämlich unsere Einstellung zu unserem Körper und unserer Gesundheit.
Ein wesentlicher Teil unseres zukünftigen
gesellschaftlichen und sozialen Verhaltens!

Weitere Bücher von Dr. med. Jörg A. Stuckensen
mit unterschiedlichen Schwerpunkten zum selben Thema

Chronischer Schmerz ist nur Verspannung
Chronische Schmerzen im Bewegungsapparat sind von der Natur nicht vorgesehen und unsinnig. Wer heute Schmerzen hat, wird das kaum seiner Haltung zuschreiben. Aber genau da kommen die Schmerzen her. Der Grund dafür ist der: Die sich gegenüber liegenden faszialen Belastungsstraßen sind bei jedem mehr oder weniger verspannt und überlastet. Die Veränderung der Füße und der Beinmuskulatur sowie unsere moderne Sitzkultur sind dafür verantwortlich. Im Sitzen werden unsere durchgehenden Faszienbahnen in der Hüfte durchschnitten. Rumpf und Beine entwickeln sich verschieden. Hier wird nur ein Ausgleich das Schmerzproblem lösen.
ISBN 978-3-7386-6148-4, erhältlich im BoD Buchshop, auch als E-Book.

Du und dein Schmerz, Teil 1: Ein Aufruf zum Umdenken
Warum gibt es Schmerzen, wie entstehen Sie und welche Möglichkeiten haben wir darauf zu reagieren? Warum ist der Schmerz immer missverstanden worden und warum gibt es so viele verschiedene Diagnosen für dasselbe Symptom? Das Gesundheitssystem muss sich eine eingehende Prüfung gefallen lassen und wir müssen lernen, die richtigen Fragen zu stellen, um die passende Therapie für uns zu finden. Fangen Sie an, integrativ zu denken.
ISBN 978-3-7494-1897-8, erhältlich im BoD Buchshop, auch als E-Book.

Du und Dein Schmerz, Teil 3: – Balance von Body und Mind
Die Tiefen der Faszie werden ausgeleuchtet. Welche Art von Informationen aus dem All und auf der Erde können und müssen wir nutzen und verarbeiten? Wie kann unser Gehirn, unser Wille, unser Bauchgefühl unseren Körper beeinflussen? Das wichtige Zusammenspiel von Kopf, Geist und Körper wird erklärt, eine Mischung aus Psychologie, Weltraumphysik und Quantenmechanik mit alltagstauglichen Tipps. Ein wesentlicher Teil ist die Selbsterkenntnis. Als besonderen Bonbon gibt es die einzige, komplexe Universalübung, die alle Faszien zugleich ausrichtet, das Gehen. Gar nicht so einfach, was man alles beachten muss.
ISBN 978–3–7494–1894-7, erhältlich im BoD Buchshop, auch als E-Book.